The Alzheimer's Prevention & Treatment Diet

アルツハイマー病を防ぐ食事

最先端の手引き

リチャード・イサクソン
Richard S. Isaacson
クリストファー・オクナー [著]
Christopher N. Ochner

諸治隆嗣 [訳]

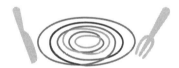

食事が証明する、脳の健康を保つ
最先端プログラム

法研

本書に記載されている情報や助言は、著者たちの研究と専門的な経験に基づいており、ヘルスケア専門家の意見に代わるものではありません。出版社と著者たちは、読者がこの本で紹介する提案のいずれかを使用することによって生ずるいかなる悪影響や転帰の責任を負いません。例えば、あなたの食生活に関するすべての事柄は、個々のニーズに適応した医学的ケアを提供できるヘルスケア専門家によって指導されるべきです。

Reprinted by special arrangement with Square One Publishers,
Garden City Park, New York, U.S.A.,
Copyright© 2016 by Square One Publishers, Inc.

Japanese translation rights arranged with
Square One Publishers, Garden City Park, New York
through Tuttle-Mori Agency, Inc., Tokyo

目　次

謝　辞　8
序　文　11
はじめに　14

第1章　アルツハイマー病を理解する……………………………………19

アルツハイマー病のステージと症状　21
ステージ1　発症前のアルツハイマー病　23
ステージ2　アルツハイマー病による軽度認知障害　31
ステージ3　アルツハイマー病による認知症　36
　軽度のアルツハイマー病による認知症　36／
　中等度のアルツハイマー病による認知症　38／
　重度のアルツハイマー病による認知症　39
アルツハイマー病の原因　40
リスクファクター　42
　年齢　43／家族歴　43／遺伝的特性　46／性別（ジェンダー）47／
　人種と民族性　48／循環器疾患とその関連疾患　48／
　高コレステロール　50／中年期における肥満　52／糖尿病　53／
　血圧の問題　54／運動不足　55／喫煙　56／頭部外傷　56／
　重金属曝露　57／殺虫剤（または農薬）への曝露　58／睡眠障害　58／
　他のリスクファクター　59／
保護因子　60
アルツハイマー病の診断　62
アルツハイマー病の治療　65
アルツハイマー病の予防　67
まとめ　68

第2章　食生活がどうして大切なのでしょう？……………………69

あなたの脳を養う　71
栄養摂取と関係する疾患とアルツハイマー病　72

過剰な体脂肪 73 ／ 糖尿病 79

　アルツハイマー病の治療における新しい食事に関するコンセプト　83
　　カロリー制限 84 ／ ケトン体――脳の代替燃料 86 ／
　　栄養ゲノム情報科学 89 ／ マイクロバイオーム（微生物叢）91

　まとめ　93

第3章　摂取するべき栄養・成分 95

　炭水化物　96
　　炭水化物の摂取量を最小限にする 97 ／ 炭水化物の質を上げる 98

　タンパク質　106
　　タンパク質を選択する 107

　脂肪　111
　　トランス脂肪酸を避ける 112 ／ 飽和脂肪酸を制限する 114 ／
　　不飽和脂肪酸からの恩恵を受ける 116

　まとめ　119

第4章　脳の健康を改善する食事 121

　地中海風の食事　123
　ケトン食　124
　マインド（MIND）食　127
　カロリー制限食　128
　フィンガー研究　129
　APT 食生活　133
　まとめ　134

第5章　（アルツハイマー病予防と治療のための）APT 食生活 135

　食事をカスタマイズして進捗状況を追跡する　137
　APT 食生活の概要　140
　最終的な食生活の目標　147
　あなたのライフスタイルの目標　154
　　定期的に身体的アクティビティに参加しましょう 154 ／

良い睡眠衛生を実践しましょう 155 ／ 脳に刺激を与え続ける 156 ／
楽器の演奏を学びましょう 156 ／ ストレスを解消する 156 ／
継続的に開催されている勉強会に参加しましょう 157

9 週間の食生活プラン　158
第 1 週 159 ／ 第 2 週 166 ／ 第 3 週 175 ／ 第 4 週 179 ／ 第 5 週 184
／ 第 6 週 188 ／ 第 7 週 192 ／ 第 8 週 196 ／ 第 9 週 200

APT 食生活のためのサンプルメニュー　205

第 9 週を過ぎて　217

第 6 章　アルツハイマー病予防のためのその他の戦略 219

脳を健康に保つサプリメント（栄養補助食品）　221

ビタミン　223
総合ビタミン剤 223 ／ ビタミン B 群 224 ／ ビタミン D_3 228

その他のサプリメント 230
オメガ -3 脂肪酸 230 ／ ココアパウダー 232 ／ クルクミン 235 ／
レスベラトロール 236

エクササイズ　239

知的活動　246

社会的活動　248

ストレス解消のための技法　251

まとめ　252

第 7 章　アルツハイマー病の難問にうまく対処する 255

アルツハイマー病に関連する食事の問題　257
アルツハイマー病の人の摂食困難を最小限にする 259 ／
好ましくない体重減少に対応する 262 ／
好ましくない体重増加に対処する 265

医薬品　266
アルツハイマー病のための医薬品 268 ／
コリンエステラーゼ阻害剤 269 ／ NMDA 拮抗薬 272 ／
アルツハイマー病薬をいつまで服用するのか？ 273 ／
アルツハイマー病の人に使用されるその他の薬剤 273

介護する家族に対する助言　277
　　　まとめ　280

おわりに　283

用語集　285
情報源　299
　　　補遺　わが国における「認知症」に関わる社会資源　301
栄養摂取と活動日誌　305
参考文献　332
著者のプロフィール　340
索　引　342

アルツハイマー病との闘いに全力を尽くし、
またその過程で多くのことを私に教えてくれた
私の患者たち、また彼らの家族に。
あなた方の勇気が、毎日わたしを鼓舞してくれます。
さらにロバート・クリコリアン博士とサム・ヘンダスン博士、
アルツハイマー病の栄養研究におけるパイオニアに。
──リチャード・S・イサクソン

ロンとメイに。
誰もが恩恵を受けることができる
協力的で、思いやる心を持つ、愛情にあふれる両親に。
ありがとう。
──クリストファー・N・オクナー

謝　辞

　本書は多くの人たちの助けと協力なしに上梓することは不可能だったでしょう。一人の人間として、また医師として成長するのに重要な役割を果たしてくれた家族全員にとくに感謝します。父は私にとって偉大な模範的な人であり、また、母には愛情、レジリエンス、さらに校正する技能に対して感謝しなければ私は思慮に欠けた人間ということになるでしょう。私は、妹のSuzee-Q、弟のStewie、義弟のMike、姪たち、とりわけBrielle、甥たち、また従兄のStacyに感謝します。

　私は良き先輩、上司、同僚に感謝します。Chris Papasian、Clifford Saper、Michael Ronthal、Louis Caplan、Ralph Sacco、Matt Fink、Laurie Glimcher、Joe Safdieh、Dan Cohen、Cindy Zadikoff、Sean Savitz、Michael Benatar、Ralph Józefowicz、Alon Seifan、Ranee Niles 博士たち。

　Helfner家のJack McGrath、Ron Vale、Doug博士、Susan Dreilingerをはじめとするコマック高校の全ての先生/アドバイザーのChristine Greer、Mimi、Grey、Rach、そしてBon Bon、Liz GreerとOma、Sara Fusco。親友のDave Acevedo、Reza Khan、Brett Helfner、Chris Ochner、Justin Berger、Mike Haff、Harold Levy、Brandon Suedekum、Tonnie markley、Janie Fossner-Pashman、Brian Martin、Wilfried Baudouin、Andy Tarulli博士、H. Ron Davidson、そしてIslon Woolf博士、Dale Atkins博士に感謝の意を表します。

　「APT食生活」（アルツハイマー病の予防と治療のための食生活）の章で提供されているサンプルメニューの作成と栄養学情報に関する貴重な意見を提供し、相談に乗ってくれたSuzanne Summer（理学修士、RD）に心から感謝します。Square One 出版社のRudy Shur、Joanne Abrams、Miye Brombergにも感謝します。CarolとGary Rosenberg、Max Lugavere、APTチーム（Alon Seifan博

謝辞

士、Mary Montgomery、Roberta Marongiu、Randy Cohen 博士、Jaclyn Chen、Katherine Hackett、Jeannette Hogg、Chefi Meléndez-Cabrero、Cindy Shih)、Ciara Gaglio、Mark McInnis、Genevieve LaBelle、Jason Goldstein と AlzU.org のチーム全員、Christina Stolfo-Rupolo、Ashley Paskalis;Janice Void、Anthony Galindez、Lewis Cruz、Tom Horton;Greta Strong 博士、Larry Newman 博士、JHC の Mary Hopkins と Kathy Bradley、Edmond Mukamal 博士、the Regenerates、モナコ公国、そしてニューヨークヤンキース。

—リチャード S. イサクソン

　私をいつも元気づけてくれていた両親に感謝の気持ちを捧げたいと思います。両親の無条件の愛と支援は、私が今日ある全てと、さらに将来あるであろう私のすべてを作ってくれました。彼らはとっても素晴らしい両親であるだけでなく、偉大な編集者であることにも感謝しています。Robert Scott Ochner 博士は、この本を何度も読まなくてはならないただ一人の家族でした。Bobby、私はあなたがいなくて残念です。私の兄弟 Ricky と姉妹 Cheryl、あなたがた2人は私にとっての兄弟姉妹、両親、最愛の友人でした。この本を手伝ってくれただけでなく、私の人生を通じて私を指導してくれることでもあなた方に感謝します。

　John Spychalski に。あなたは、私の成長、つまり個人的にまた学問的な成長両面でもっとも影響力のあった一人であり、また常に親しい友人です。Micheal Lowe 博士。あなたの指導、支援、友情、さらに公正と誠実が、私が成功するのに必要不可欠な人であることを証明してくれていることに。Stephen Bono 博士に。あなたは常に私の先輩であり、そして友人でもあり続けてくれています。あなたの支援と指導は決して当たり前のことではありません。

　Eric Stice 博士。私にとっては手本となる方で、人生において中庸に生きること、そして一人の人間がどれだけの事柄を成し遂げられるかを示してくれたことに。Xavier Pi-Sunyer 博士。あなたの絶えることの

ない支援と助言に。

　私たちの研究を支援してくれたアーヴィング臨床トランスレーショナルリサーチ研究所、ニューヨーク肥満栄養学リサーチセンター、マウント・サイナイ思春期ヘルスセンター、NIH（アメリカ国立衛生研究所）に。コロンビア大学人間栄養学研究所から参加した、きわめて優秀な大学院生には、優れた医師としてのあなた方の助けと将来の貢献に対して感謝します。

　私の共著者、同僚、そして友人であるリチャード・イサクソン博士に。眠れなかったすべての夜、「合宿」「活発な議論」のあとで、私たちが成し遂げた事柄を非常に誇りに思っています。私たちがこうした過程においてさまざまな流儀をとったことは結果的にとても特別なものとなり、親しい友人と同時に他の人たちを助ける資料を作成できたことは、実にまたとない名誉です。

　最後に、私の愛する妻、エンジェルに。毎日、あなたは私がより良い人間であるよう元気付けてくれました。そのことに対する私の感謝はやみません。私がいっしょにいることができなかったときにも理解を示し、私があなたを必要とするときにはいつもそばにいてくれたことをありがたく思っています。どんなことも、私はあなたなしではできなかったでしょうし、またしたくもありません。私はあなたを愛しています。

クリストファー・N・オクナー

序　文

　アルツハイマー病の患者、介護者、家族、医師たちは、長年にわたってアルツハイマー病に対処するための新たなアプローチを積極的に探し求めてきました。最近、この病気の予防と治療に対する栄養学的介入に関わる研究が急増しています。食事療法は、歴史的には、糖尿病、高血圧、高コレステロールなどの多くの他の慢性疾患に対する治療計画の一つの重要な構成要素でしたが、科学者たちが脳の健康に対する食生活の影響の研究を始めたのはこの十数年にすぎません。しかし、その成果は期待できるものです。最新の研究は、食生活が認知力をサポートし、向上までもさせる一つの有効な手段になり得る数多くの科学的エビデンスを提示しているので、物忘れを心配する人たちに新たな希望を与えています。潮流は疑いもなく「脳を健康に保つ食事療法」の方向に向きを変え、アルツハイマー病のマネージメントの不可欠な要素として認識され始めています。

　イサクソン博士は、アルツハイマー病を専門とする神経学者です。オクナー博士は、栄養学に重点的に取り組んでいるクリニカルサイエンティストです。私たちは現在、重点的に教育、研究、患者ケアの3つの領域に取り組んでいます。私たちは、アメリカで非常に高く評価されている医療センターにおいて、医学生や大学院生だけでなく、医師や研究者を指導しています。私たちは、医師、科学者、心理学者、看護師、ナースプラクショナー[訳者注1]、研修生、その他のヘルスケアチームのメンバーと仕事をしています。私たちは、アルツハイマー病に関する研究を国際的に認められている医学雑誌に報告し、また世界各地で業績を発表してきました。さらに私たちは、患者さんたちとも緊密に連携していま

（訳者注1）ナースプラクショナー：わが国にはない資格で、修士レベルで診断・処方などができる上級看護師資格の一つ。

す。彼らの多くは認知に関して良好な状態にあり、アルツハイマー病の発症を避けたいと願っています。

　他方、アルツハイマー病初期のステージ（病期）にあって病気の進行を是非とも遅くしたいと望んでいる人たちもいます。私たちは、実際に何千人もの患者にただ単に脳の健康に最適な食事を提供するだけでなく、人びとが脳を健康に保つ栄養摂取の原理を理解するのを、手助けする必要があると考えています。彼らの毎日の食事から認知に関わるウェルビーイング（Well-beig）を守り、さらに健康を向上させる食事プランへと少しずつでも移行してもらいたいのです。また、脳の健康を保つ包括的なライフスタイルを作るために、エクササイズのような食生活以外の活動を組み込む必要があるとの思いに至りました。「APT食生活」（The Alzheimer's Prevention and Treatment Diet：アルツハイマー病の予防と治療のための食生活）は、私たちの成果を積み重ねた結果です。

　本書の特徴は、何といっても、特定の栄養素、食べ物、食習慣、さらにライフスタイルの実践が脳の健康を守るのに役立つ可能性のあることを明らかにしている研究に基づいていることです。そして、それだけでなく、長い期間にわたる患者さんとの連携から得た経験にも基づいています。人びとが数週間の食生活に終わらず、残りの人生をずっと一つの食生活スタイルで過ごそうとすれば、脳と身体の両方にとって満足のいくプランを作成する必要のあることを学びました。そこで私たちは、実践を通じて成功間違いないと立証された戦略と戦術を具体化しました。私たちは、食生活プランが現実に生活している人たちによって実践される可能性のあることを誇りに思います。

　食生活のアルツハイマー病への影響を明らかにした数多くのエビデンスがあるにもかかわらず、栄養学がもたらす恩恵はいまだ広く認識されていません。私たちは、この本によって脳を最適な健康状態にする食生活の重要性が、深く認識されることを願っています。あなたは、健康のあらゆる側面をコントロールできませんが、聡明で鋭敏な知性をもって生活の質を向上させるために実行しなければならない事柄が、数多く存

在しています。あなたの食習慣を少しずつ整え、そしていくつかの簡単なライフスタイルを修正することによって、あなたはこの先ずっと脳と身体に対して良い影響をもたらすことができるのです。

はじめに

　アルツハイマー病の増加は、今日、私たちの世界が直面する最大の公衆衛生上の危機かもしれません。アルツハイマー病のアメリカ人は500万人を超えており、何百万人もの人がカナダ、ヨーロッパ、オーストラリアなどの国々でこの病気に冒されています。65歳以上の人たちの9人に1人が、また85歳以上の人たちの3人に1人以上が認知症を患っています。アルツハイマー病の罹病率が増加し続ける原因の一つは人口の高齢化です。加齢は、アルツハイマー病の第一のリスクファクターであり、65歳に達するベビーブーマー世代の人たちは年々増えており、アルツハイマー病の症例数が2050年までには3倍以上になると推測されています。

　高齢になることがアルツハイマー病患者の増加の背後にあるもっとも大きな要因ですが、唯一のものではありません。健康に良くない食習慣もまた重要な役割を果たしています。あなたが口にする食べ物がアルツハイマー病のリスクに甚大な影響を持つことがわかっています。健康に悪い食生活は、認知症のリスクを増大すると思われている肥満、糖尿病、循環器疾患、メタボリックシンドロームなど全ての病気の要因になっているだけでなく、脳の機能にも直接影響を及ぼす可能性があります。運動不足のような不健康なライフスタイルもまたアルツハイマー病の高いリスクと関連しています。

　朗報は、食生活とその他のライフスタイルの実践が、あなたが十分に実行できることです。最新の科学研究に基づいた、そして患者と連携して私たちが実際に行ってきたAPT食生活（アルツハイマー病の予防と治療のための食生活）は、健康を増進させ、脳の健康を強化し、アルツハイマー病と闘うための力を向上させてくれるでしょう。私たちはこれらの戦略を患者や私たち自身の家族と共有してきました。そして今度は、それらの戦略をあなたと共有したいのです。それは、29歳であろうと

90歳であろうと年齢性別を問わず、より好ましい健康と知力を生むライフスタイルだからです。私たちの目標は、あなたの健康状態を向上させるだけでなく、あなたが脳を守ると決断する際の指針を示すことなのです。

　APT食生活の1〜4章は、アルツハイマー病、アルツハイマー病と栄養摂取の関係、あなたがAPT食生活のプログラムを理解するのに必要な情報を提供します。第1章は、アルツハイマー病のステージと症状を詳しく述べ、加齢に関係する認知低下とアルツハイマー病による認知低下の違いを説明し、さらにアルツハイマー病の原因とリスクファクターについて考察することによって、アルツハイマー病の包括的な概要を紹介しています。この章は、アルツハイマー病の診断と研究への取り組みについての簡単な解説で締めくくります。

　第2章は「食事がなぜ大切なのか？」という問いに答えることで、本書の核心である食生活による予防に焦点を当てます。この章では、最初に食べ物がさまざまな方法で脳に影響を与えることについて考察します。次いで、栄養摂取と関連する2つの健康問題、つまり過剰な体脂肪と糖尿病に関しての検討を行い、アルツハイマー病とそれらとの関連を説明します。最後に、アルツハイマー病の予防と治療の将来を左右する鍵となる新しい食事に関するコンセプトを紹介します。

　APT食生活の基礎となる食事に関する戦略と指針は、主要栄養素である炭水化物、タンパク質、脂質が、一般的にいう健康、とりわけ脳の健康に対する影響に基づいて作られています。第3章は、これらの食品成分についての基本的な情報を提供し、摂取する炭水化物、タンパク質、脂質の質と量を注意深く選ぶことが、どのように脳と記憶機能を守るのかを説明します。

　過去20〜30年にわたって、脳の健康を高め、さらにアルツハイマー病のような神経疾患を防ぐ、あるいはアルツハイマー病に対処するため、栄養学が持つ効用への関心が高まってきました。認知低下を阻止することや、または治療することの潜在力を有するさまざまな栄養素、特

定の食品、食生活、その他のアプローチに関しての研究が行われてきました。第4章は、これらの研究の中でもっとも重要なもの、例えば地中海食、ケトン食、マインド（MIND）食、カロリー制限食、フィンガー（FINGER）研究に注目します。次いで、第4章で紹介される研究を含め、アルツハイマー病に関する最新のエビデンスをすべて考慮に入れながら、その有効性と利用可能性に寄与する優れた要因を統合しているAPT食生活に目を向けることにします。

　第5、6、7章では、アルツハイマー病を予防し、発症を遅らせる、あるいは進行をゆっくりさせる食生活と、そのためのライフスタイルに修正するための実際に役に立つ指針を紹介し、それまでの章で得た知識を実践に移します。あなたは、認知に関わる健康を保護・増進させるために知っておくべき事柄をここで手に入れることになるでしょう。

　第5章は、段階的に進むAPT食生活の9週間の食事プランに関する手引きです。この章は、APT食生活の食事に関わる目標を説明することから始まります。次いで、私たちは各々の週の食事と、あなたのライフスタイルを修正するための計画と準備を説明し、特定の食事に関する詳細な指針を提供します。さらにあなたの認知力をよりいっそう増進する可能性のあるエクササイズ（運動）と活動（アクティビティ）を提案します。認知への有効性が証明されたこれらのアプローチは、あなたの生活に段階的な変化をもたらします。また、外出先での食事法から、外食する際の課題に対しても、上手に立ち向かうことができるようにします。推奨される食べ物と脳を健康に保つ軽食のリスト、食事に代わる代替食品に関する項目、さらに献立表の実例は、あなたが脳を健康に保つライフスタイルへと移行するのを容易にします。

　食生活は、アルツハイマー病と闘う際に手にするもっとも重要な武器の一つですが、それが唯一の武器ではありません。アルツハイマー病を予防し、治療するための最良の方法は、特定のサプリメント（栄養補助食品）、身体的エクササイズ、良い刺激になる知的活動や社会的活動、ストレス解消のテクニックを含めた多角的なアプローチを活用すること

です。第6章は、脳を守るだけでなく、毎日の生活の質を高めるためにこれらのアプローチをあなたが上手に使用する方法について説明します。

　APT食生活は、認知に関わる病気の発症の予防と、すでにアルツハイマー病と診断を受けている人の、認知機能のさらなる低下をゆっくりさせるために考案されています。しかし、アルツハイマー病は進行する病気なので、やがて最適な食生活の維持が困難になります。第7章はアルツハイマー病を患っている人が可能な限り最良の食事を摂るために、アルツハイマー病の症状の発現に伴って生ずる問題を検討し、そうした問題に上手に対処するための有益な助言を提案します。食生活は、良い面にも悪い面にも、薬による影響を受けるので、この章はアルツハイマー病の症状に対して処方される薬について考察し、食生活と薬物療法が手を携え一体となって働くように、食事と薬物療法の時間を決めることに関しても説明します。最後に、第7章は介護者とアルツハイマー病を患う人たちを抱える家族のためになる助言と戦略を提供します。

　私たちは、情報を理解しやすくし、また医学と栄養学に関連した専門用語の使用を最小限に抑えるよう努めました。私たちの食事プログラムを理解するためには、医学の専門知識は必要ありません。しかし、いくつかの専門用語は、脳機能と、食べ物とその成分が体に与える影響を説明するために必要です。この点を考慮して、私たちは本書で使用される用語を定義した用語集（285ページ）を作成しました。馴染みのない単語や熟語の意味を再確認したいときには、いつでも参照してください。

　本書の全体を通して、私たちは、あなたができる限り最善の食事を選択するために、栄養が脳に与える影響の可能性だけでなく、アルツハイマー病を理解することの重要性を力説しています。本書は確かな基礎知識を提供していますが、あなたが生涯を通じて健康に良い食生活を守り続けるためには、さらなる情報を入手することが大切です。そのために、私たちは詳細な栄養に関するデータを提供するウェブサイトだけでなく、アルツハイマー病、そのリスクファクター、そのステージ、その

対処法やその他の話題に関するさまざまな情報を提案する団体やサイトの総合的な情報源（リソースリスト）を掲載しました。アルツハイマー病の人を介護する家族の助けとなる組織された団体も収録されています。

　最後に、私たちはあなたが脳の健康を保つ食生活をどれだけ身に付けたかを調べるのに役立つ活動日誌（ログシート）を収載しました。あなたはこの記録用紙に摂取した食物を記録します。APT食生活にとってとても重要な炭水化物の総量を手早くメモできます。さらに、あなたが好ましい変更を完全に成し遂げるのを助ける全てのリスト、つまり好みの軽食、脳を健康に保つ軽食などのリストを作成しましょう。「Alzheimer's Universe」（アルツハイマー病の世界）のウェブサイト（300ページの情報源を参照）から入手できるAD-NTS（Alzheimer's Disease-Nutrition Tracking System：アルツハイマー病-栄養摂取追跡システム）を利用して、食生活改善の進捗状況をオンラインで記録することができます。

　誰もが脳を健康に保つ生活を送る潜在能力を持っており、私たちが提案する食生活とライフスタイルへ段階的に変更するアプローチは、あなたが成功する可能性を最大にします。あなたがAPT食生活を実行するにあたっては、「ローマは一日にして成らず」の言葉が示すように、脳を健康に保つライフスタイルもまた一日にして成らないことを忘れないでください。あなたが今日実行し始めた小さな変更は、長い期間をかけて必ず効果をもたらします。健康のために行う投資ほど、大切なものはありません。

第1章

アルツハイマー病を理解する

APT食生活（アルツハイマー病の予防と治療のための食生活）について細部にまで立ち入ってお話しする前に、アルツハイマー病そのものについて少しくわしく説明しておきましょう。アルツハイマー病は神経変性疾患で、脳のニューロン（神経細胞）に進行性損傷を引き起こす病気です。ニューロンが死滅していくにつれて、脳は正常に働く能力を失い、その結果、記憶やその他の認知に関わる能力が少しずつ低下します。アルツハイマー病はもっとも頻度の高い認知症の原因であり、診断された全症例の少なくとも3分の2を占めています。

　アルツハイマー病は、今日全世界でますます増加しているので、多くの人たちにとって、すでにある程度馴染み深いものになっています。この病気には、介護者、家族、またアルツハイマー病と診断された人たちにとって固有の課題を持ついくつかの異なったステージ（病期）とフェーズ（段階）があります。教育、すなわち知識と理解は、私たちがアルツハイマー病と闘うための最良のツールの一つです。この病気と慣れ親しむことによって、あなたはこの病気に最も上手に対処する方法を学ぶ第一歩を踏み出すことになります。

　この章は、アルツハイマー病の概要を解説します。最新の情報をもとに、この病気の症状とリスクファクターの詳細と、その特徴的な脳の病変のあらましを述べ、さらに診断に至るプロセスと利用可能な治療について説明します。また、アルツハイマー病が、正常な加齢と関連する認知低下とどのように違っているかも説明します。

　アルツハイマー病に関するこのような基礎知識を持つことで、この病気を予防し、進行を遅らせる対策をすぐにでも講ずることの重要性を深く理解することになります。そして、私たちのアルツハイマー病に対する取り組みの合理性を納得できることでしょう。

アルツハイマー病のステージと症状

　大多数の人たちは、アルツハイマー病について思いを巡らすとき、この病気を物忘れや記憶障害と関連付けます。しかし、アルツハイマー病には、その他の多くの症状が存在します。時として、最初に気が付く兆候は記憶障害ではなく、うつ病、楽しい活動に対する関心の喪失、人格変化、募る不安、睡眠パターンの変化、あるいは嗅覚喪失あるいは低下であったりします。アルツハイマー病は、さまざまな重症度を有する進行性の病気です。実際、これから述べるように、最初に発症するときは目立った症状は全く存在しません。しかし、病気が進行するにつれて、例えば失見当識^(訳者注2)、意思疎通の困難、行動変化、判断力の低下といった症状が増え、そして顕著になります。

　通常よく見られる症状と関連付けてアルツハイマー病を理解することは役に立ちます。長年にわたって、科学者たちはアルツハイマー病の進行を把握するために数多くの方法を提案してきましたが、私たちが診療で使用しているモデルは2011年にアメリカ国立老化研究所とアルツハイマー病協会によって提案されたものです。このモデルは、研究分野での新しい知見を反映しており、科学者が現在この病気を理解しているのと同じ程度に、この病気の実態により即しています。このモデルは、最新の革新的な臨床的検査、画像診断、さらに検体検査を考慮に入れています。

　この新しい、より正確なモデルによれば、アルツハイマー病には3つの基本的なステージ(病期)があります：

- ステージ1：発症前のアルツハイマー病
- ステージ2：アルツハイマー病による軽度認知障害（MCI; mild

（訳者注2）失見当識：見当識とは日付や場所、現在自分の置かれている状況、周囲との関係を結びつけて考えることのできる機能のこと。こうした機能が障害された状態を失見当識(あるいは見当識障害)という。

イサクソン博士の叔父ボブ、29歳

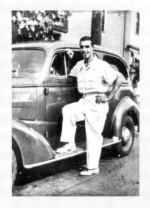

叔父のボブが29歳の時の写真です。ボブ叔父さんは私にとってとりわけ大切な人でした。今日の私があるのは、彼が私の両親を引き合わせ、また私がよちよち歩きの幼児のときに私の命を救ってくれたということだけでなく、彼が、私がアルツハイマー病の分野に関心を持つようになった火付け役となったからです。

私がボブ叔父さんを思い出すとき、心に浮かぶ最初の言葉は、「何て楽しいパーティーなんだ！」です。ボブ叔父さんはいつも幸せでした。ニコニコと笑顔が絶えず、冗談を言い、パーティーの主役でした。彼は、私が高校に在学していた1990年代前半に記憶障害を起こし始めました。私がカレッジを卒業してまさに医科大学に進学しようとしていたとき、彼は正式にアルツハイマー病と診断されました。私が勉学を続けるにつれ、医学がこれほどまでに大きな進歩を遂げたにもかかわらず、アルツハイマー病の真の治療がいまだに存在しないのに失望しました。アルツハイマー病はまずボブ叔父さんから短期記憶を、それから自分自身をケアする能力を奪い去りました。しかし、彼の病気が、彼が信じられないほど素晴らしい人物であるという私の記憶を曇らせることはありませんでした。こうした個人的な体験は、このもっとも困難ではあるがやりがいある病気との闘いに、私の職業上のキャリアを献げる思い入れとモチベーションを植え付けました。

cognitive impairment）
● ステージ３：アルツハイマー病による認知症

　私たちはステージ０という用語も使用しています。ステージ０の人では記憶障害はありませんし、アルツハイマー病の形跡は脳の中にも存在していません。ステージ０では、その人が将来発症するかどうかはっきりしません。私たちはこのステージに相当する通常20代、30代、40代、50代の人たちに、この病気の発症を予防したり、または遅らせたりするのに役立つであろう脳を健康に保つ食事とライフスタイルを選択するよう勧めています。
　以下のページでは、各ステージの定義を説明し、それぞれのステージと関連する通常よく見られる症状を詳しく述べ、アルツハイマー病自体の基本的な３つのステージを概説することにします。

ステージ１　発症前のアルツハイマー病

　最初のステージでは、この病気の外的兆候は示されません。記憶と認知に関わるスキルは損なわれていないように見えます。それでも、その人の脳は、すでにアルツハイマー病の発症と関連する特定の変化を現し始めています。この病気が持つ「典型的に見られる特徴」は、死後にアルツハイマー病患者の脳で観察される特有な異常です。つまり、長い期間をかけて脳細胞の死滅または機能不全の一因になると考えられている異常です。
　科学者たちは長年にわたって典型的に見られる２つの特徴に重点的に取り組んできました。ベータアミロイドプラークとタウタングル（あるいは神経原線維変化）です。ベータアミロイドプラークは、脳細胞の外側に張り付くベータアミロイドと呼ばれているタンパク質の塊で、おそらく脳細胞が互いに情報をやり取りするのを邪魔するのでしょう。同じく、タウタングルは、タウと呼ばれているタンパク質がもつれたもので

診断のためのその他のモデル

　あなたの主治医が、私たちがアルツハイマー病のさまざまなステージを説明したものと違った用語を使用しても驚かないでください。医師や科学者たちは、この30年間でアルツハイマー病のステージを理解し、診断するために役立つ数多くのさまざまなモデルを開発してきました。いくつかのモデルには3つのステージがあります。7つものステージのあるモデルもあります。最近まで、もっとも一般的に使用されてきたモデルは、DSM（精神疾患の診断と統計のマニュアル）で提示されたものでした。DSMによると、アルツハイマー病と診断されるためには、新しい短期記憶障害の兆候に加えて、少なくとも次にあげる症状のうち1つを示す必要がありました。

- 失語症：言語または発話技能に関する障害。
- 失行症：髪をとく、歯を磨く、あるいは車を運転するといった行為や作業を遂行するのが困難。
- 失認症：ごくありふれた物（リモコン、鉛筆、コーヒーのマグカップなど）を認識することが困難。
- 実行機能の喪失：日常の活動に必要とされる判断力、問題を解決する能力、または思考能力の障害（食料品の買い物リストの案を練るなど）。

　ある人がアルツハイマー病と診断されるには、こうした障害が日常生活の正常な活動を妨げ、以前に持っていた機能の低下を示し、そしてその他の病気（パーキンソン病、甲状腺機能不全、うつ病による仮性認知症、物質によって引き起こされる病気など）によって説明できない、徐々に発症してゆっくりと進行する経過をたどる必要があります。
　DMSのモデルには、3つのステージがあり、「軽度」から「中等度」を経て「重度」へと進行すると考えられていました。主要な問題は、これらのステージを適用する時期について、医師たちの間で明確な合

第1章　アルツハイマー病を理解する

> 意がなかったことでした。ある医師たちはステージを決めるために認知テストを使用し、また他の医師たちは患者の日常的な機能の能力に基づいてこの病気の重症度を決めていました。さらに、このモデルは、この病気がいかなる症状も出現しない段階から発症し始めているという事実を認めておらず、また医師がより早期に病気を識別できる、より進歩した検査（62ページ参照）を把握していませんでした。
>
> 　これらの欠点に対処するために、2011年、アメリカ国立老化研究所とアルツハイマー病協会によって召集された医師と科学者たちは、この章で説明される3つステージモデルを開発しました。私たちは、このモデルがこの病気に関する最新の理解をもっとも正確に反映していると判断しているので、アルツハイマー病の診断にこのモデルを使用しています。

す。通常、これらのタンパク質は脳細胞の中で栄養素とその他の物質を運ぶのに一役買っています。アルツハイマー病の脳内では、それらは細胞が機能する能力を損なわせ、混乱に巻き込みます。そして、脳細胞はさまざまな理由で適切に機能できず、最後には死滅します。

　しかし、アミロイドプラークとタウタングルの蓄積はアルツハイマー病の発症と関連する唯一の特有な変化ではありません。過去数十年間にわたって、科学者たちはその他の多くの変化が起こっていることを発見してきました。これらの変化は、今日、多くの注目を集め始めています。例えば、科学者たちは、アルツハイマー病の人たちでは、主要な脳の燃料源である糖類の一種であるブドウ糖を代謝する（利用する）能力が低下していることに注目しています。正常なブドウ糖代謝が低下するブドウ糖代謝低下は、脳細胞が主要な燃料源を奪われるので、脳細胞は適切に機能することが困難になり、最後には障害されてしまうという重大な意味を持っています。

　科学者たちは、これらの典型的な特徴を有する脳の変化は、アルツハイマー病の何らかの症状が一目瞭然となる20年以上も前から始まって

イサクソン博士の叔父ボブ、31 歳

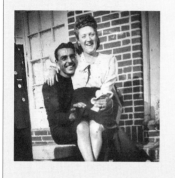

ボブ叔父さんは海軍に入隊して、第二次世界大戦の間、南太平洋で護衛駆逐艦オスマスの軍務に就きました。護衛駆逐艦オスマスでは対空砲射撃手と船上理容師でした。彼は、終戦前に名誉除隊したあとニューヨークのブルックリンで菓子屋を開業しました。ものごとは良い方向に進み、彼とイディー叔母さんは1948年に彼らの最初の子供、私の従姉妹になるシンシアを授かりました。

数十年後、ボブ叔父さんの海軍での訓練が私の命を救ってくれることになりました。私は3歳のとき、キャロル叔母さんの家でプールに落ちて溺れかけましたが、ボブ叔父さんは私を助け出すために直ちに飛び込みました。彼が私の今日あるのを可能にしてくれたことに心から感謝しています！

いると考えています。幸いにも、臨床検査と画像診断の進歩は、記憶障害が始まる前にこれらの脳の変化を見つけ出すのを可能にしました。新たな検査は、これらの重要な変化が起こっていることを示唆する測定可能な生理学的、生化学的並びに解剖学的エビデンスとなるバイオマーカー^(訳者注3)を探し求めています。バイオマーカーは、ある人が病気を患っているか、または将来病気を発症するかどうかを予知するのに役立ちます。例えば、信頼できるバイオマーカーは、アミロイドプラークの

（訳者注3）バイオマーカー：病気の存在または結果を意味する体内の測定可能な物質、構造、または疾病経過の予測指標。

脳の「正常な」加齢とは一体何なのでしょう？

　年を取るにつれ、私たちの脳は通常ある種の生理学的ならびに化学的変化を受けます。これらの変化の重症度は、私たちが生きている間に受けるさまざまな遺伝学的な、また環境と関連するリスクファクターによって決まります。脳細胞はさまざまな速度で老化し、脳のある部位は萎縮し、またニューロンが情報を伝達するのに一役買う化学物質は増加したり、また減少したりします。当然のことですが、脳が変化するにつれて、私たちの認知能力もまた変化します。

　問題は、これらの脳の変化が、本当は「正常」つまり老化のプロセスの一環なのか、またどの変化が他の加齢による慢性症状あるいはアルツハイマー病のような病気の結果として生じているのかに関して、科学者たちの間で意見が一致していないことです。なぜなら、研究によって、例外的な存在が次々と見つかっているからです。アルツハイマー病に関連する脳変化を持つ患者であっても、認知低下の兆候を示さない人がいたり、認知機能が低下しているのにアルツハイマー病に関係する脳変化のない患者が存在するのです。

　アルツハイマー病で典型的に見られる特徴の一つであるベータアミロイドプラークを考えてみましょう。カリフォルニア大学アーバイン校で現在進行中の研究では、クラウディア・カワス博士と彼女の同僚は、90歳以上まで生きられる要因を検討しています。この研究では、平均して、被験者の３分の１が認知症を患っており、３分の１は認知症はないがある種の認知障害を持ち、残りの３分の１は正常でした。研究者たちは、研究に参加した被験者の脳を調べたところ、全体の50パーセントにアミロイドプラークが存在するのを見いだしました。つまり、アルツハイマー病の証拠の一つとして考えられている物質が存在しているにもかかわらず、多くの人たちがアルツハイマー病になるのを免れて、高いレベルの認知機能を維持できていたのです。このことは、ベータアミロイド（あるいはアミロイドプラーク）が以前考え

> られていたように、必ずしもアルツハイマー病の診断にとって重要ではないこと、また他の要因が認知機能の低下を速める、あるいはアルツハイマー病から脳を守るという両面に関与している可能性を示唆しています。
>
> 　手短に言えば、脳の「正常な」老化と、もっと根深い病気に由来する脳の変化を区別できるようになるまでには、科学者たちにとって長い道のりが必要です。認知力、つまり記憶または思考能力が変化することなく上手に年を取ることを実感している人がいる一方で、他の人たちがどうしてアルツハイマー病を発症するのかが、いまだに全くわかっていないのです。これらの知見は、医師がアルツハイマー病をより早く、より正確に診断、予防、治療できるようにする可能性を秘めていることから、計り知れない価値があり、現在も研究が続けられています。

存在を指摘し、別のバイオマーカーは、アルツハイマー病の発症と関連する脳、血流、目、皮膚、脳を取り巻く脳脊髄液の中の変化を知らせてくれます。検査がこれらのバイオマーカーが存在することを示せば、アルツハイマー病を発症するリスクが高いことになります。

　一方、侵襲(体への負担)が大きく、しかもしばしば高額になる臨床検査や放射線検査の代わりに、多くの医師たちは「認知に関わるバイオマーカー」を探るために、非常に特殊なタイプの記憶テストを使用することがとみに増えています。ある記憶テストで基準を下回るスコアは、アルツハイマー病の初期の兆候と見なすことができます。最近、これらのテストが血液に基づくバイオマーカーよりも優れ、そしてより正確であると考える医師たちがいます。これらのきめ細かな記憶テストは、高感度のコンピュータープログラムを使用する神経内科医たちによって頻繁に実施されるようになっています。あなたがこうした種類のいくつかのテストを試したければ、www.alzu.orgにアクセスし、無料のユーザー登録をしてください。サンプルは「アクティビティ（Activities)」

アルツハイマー病の予防、それとも治療？

　アルツハイマー病研究の将来は、発症前のステージの患者を特定できるかどうかにかかっています。このステージが、アルツハイマー病のリスクを減らす、また発症を遅らせ、脳を健康に保つような選択を提案する最適な時点であることについて、医師たちの見解は一致しています。しかし、こうした医学的介入を予防と見るか、治療と見なすかについては見解が異なっています。この病気の第1番目のステージの患者は、認知障害の症状を持っていないように見えるので、多くの医師たちは、治療ではなく、病気の予防のために彼らが推奨するライフスタイルへの変更を検討します。

　しかし、これは必ずしも正しいわけではありません。結局のところ、バイオマーカーの検査で、症状のあるなしにかかわらず、病気がすでに存在しているかどうかを明らかにできるからです。したがって、私たちはこのステージで行われるいかなる介入も治療と見なすほうがより正しいと考えています。言い換えると、バイオマーカーの検査がこの病気の存在を明らかにする頃には、この病気を実質的に完全に予防するには遅すぎますが、病気の進行を遅らせてステージ2や3へと進行しないようにするには遅くはありません。私たちは、記憶障害の症状がなく、またバイオマーカーによる証拠も存在していない発症前の人たち、つまりステージ0の人たちのために、予防という用語を取っておきます。これらの人びとは一般に正常と分類されています。

タブを開いて入手できます（62ページの診断テストの解説も参照）。
　バイオマーカーテストは、アルツハイマー病を調べる方法に変化をもたらしました。検査の技法が正確で精緻になってきたので、医師たちはこれまでよりもはるかに早期に、この病気を確認できるようになっています。病気が早く確認されれば、患者はそれだけ早く脳の健康状態を改

イサクソン博士の叔父ボブ、45歳

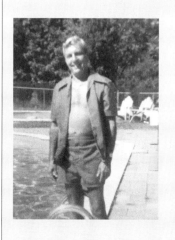

　お菓子屋を経営していたとき、ボブ叔父さんはモリス叔父さんの家の塗装を手伝い、そのことが、後に楽しく過ごすことになった別の商売を学ぶきっかけとなりました。彼はキャンディーを売るよりも塗装業のほうが少ない時間で多くのお金を儲けることができるのに気付き、塗装、壁紙の張替え、一般建築業を始めました。彼は毎朝アイロンのかかったスラックスと襟のあるシャツを着て出かける「礼儀正しいペンキ屋さん」でした。彼は現場で塗装工用のオーバーオールに着替えますが、彼はその日の朝家を出たときと同じパリッとした格好のいい衣服を身につけて帰宅したものでした。彼は、それはもうプライドの高い堂々とした男性でした。

　ボブ叔父さんが事業を発展させている時期に、私の従弟妹のフランクとガイが生まれました。家族はブルックリンの大きなアパートに引っ越しました。ものごとはすべてうまく運んでいました。しかし、誰も気付かなかったことは、アルツハイマー病と関連する最初のプロセスが45歳までに彼の脳の中で始まっていたのでした。外目には、彼は正常な脳機能と思考力を持ち、健康で、活動的で、そして社会的に成功を収めているように見えました。けれども内側では、発症前のアルツハイマー病（ステージ0）がまさに根を下ろし始めていたのでした。

善するための対策を講ずることができるので、バイオマーカーテストは、とても意義深いのです。

ステージ2　アルツハイマー病による軽度認知障害

　アルツハイマー病の第2のステージは、アルツハイマー病による軽度認知障害（MCI）と呼ばれています。軽度認知障害は、患者の日常生活に影響を与えない程度の思考能力の変化を特徴とします。軽度認知障害の人は、記憶力、言語、思考能力、判断力に関わる目に見える障害を持っていますが、これらの障害は通常の活動を制約することはありません。このことは、軽度認知障害の人たちがこれまでと同じくらいに仕事ができ、運転ができ、食事の準備ができ、買い物ができることを意味します。
　一般に、軽度認知障害は必ずしもアルツハイマー病によって引き起こされるとはかぎりません。例えば、うつ病、甲状腺機能不全、ビタミンB_{12}欠乏、また頭部外傷などのさまざまな基礎疾患によって引き起こされることがあります。軽度認知障害がアルツハイマー病によるものかどうか診断することが難しい場合、より詳細な認知テストが役立つことがあります。通常は、短期記憶障害がテストによって確認できる言語または実行機能（意思決定）に関する障害のような、他の認知障害と一緒に出現します。
　正式に軽度認知障害と診断されると、記憶障害がさらに進んだ、認知症と呼ばれるステージへ進行する危険性が毎年10〜15パーセントずつ高くなります。認知症に関しては、数多くの潜在的病因が存在しますが、はるかに一般的なものはアルツハイマー病です。多くの軽度認知障害の人たちは、最終的にアルツハイマー病による認知症を発症しますが、そうであっても半数以上の人はアルツハイマー病による認知症を発症しないことも記憶に留めておくことが大切です。ある人たちは別のタイプの認知症を発症し、また他の人たち、例えば軽度認知障害の原因が明らかでない人たちは、正常な記憶力を取り戻すことがあります。

イサクソン博士の叔父ボブ、66歳

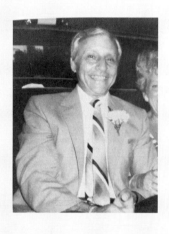

　家族と共に過ごし、ビジネスは繁盛して数多くの契約が入ってくることから、ボブ叔父さんとイディー叔母さんはカナーシーと呼ばれるブルックリンの新たに開発された地区に真新しい2世帯住宅を購入しました。健康についても真剣に考えようと、彼は喫煙するのをやめました。しかし、53歳のとき、ボブ叔父さんは近所の家で仕事をしている最中にひどい心臓発作を起こしました。彼は胸をグッとつかみ、汗を流し、吐きながらどうにか家に向かいました。息子のフランクは死に物狂いで街を駆け下りました。ボブ叔父さんは、病院に搬送される救急車の中でほとんど死にかけていたのですが、救急救命士によって蘇生しました。私たちは、現在でもなお担当した医師と救急救命士に感謝しています。

　その時以来、ボブ叔父さんの世界は変わりました。食生活を変え、薬物治療を続け、小規模のプロジェクトで忙しく働き、愛犬のセントバーナードのブルータスの散歩を続けました。ボブ叔父さんは、66歳までは田舎で家族と夏の週末を過ごしていました。生活はおおむねうまくいってました。それにもかかわらず、ボブ叔父さんに近しい何人かの人たちは、彼が物を置き忘れたり、約束を忘れたり、繰り返し同じことを尋ねるという2〜3の「年寄りの物忘れ」があるのに気付き始めました。これはまさに、ただの老化現象によるものであろうと、ボブ叔父さんはかかりつけ医の診察を求めませんでした。しかし、ボブ叔父さんはすでにステージ2のアルツハイマー病による軽度認知障害の段階に進んでいたのでした。

加齢に伴う認知低下と
アルツハイマー病による軽度認知障害との違い

　脳は自然な老化過程の一部として避けられない生理学的ならびに化学的変化を受けます。私たちの脳が変化するにつれて、私たちの認知能力もまた変化します。これは、例えば子供が持っている、新しい言語を大学生や高齢者よりもはるかにたやすく覚える能力の裏返しといえます。高齢者が健常な若者よりもデータの処理がうまくできないことを明らかにしている研究があります。データの処理能力が良くないのは、一つには、高齢者では多くの脳細胞がゆっくりと時間をかけて損傷を受けているという事実があるからです。

　ただし、学習能力が低下しているからといって、認知症を患っていることを意味しません。一般に、私たちは老化の過程で生じる自然な一連の深刻でない認知に伴う変化を「加齢に伴う認知低下」と呼んでいます。加齢に関連する認知低下の症状には、断続的な記憶障害、喚語困難^(訳者注4)、思考速度の遅延などがあります。認知の変化が記憶に関する障害に限定されているとき、この状態は「加齢と関係する記憶障害」と呼ばれることがあります。

　私たちは、ちょっとした過ちや年寄りの物忘れが、正常な「加齢に伴う認知低下」であり、軽度認知障害やアルツハイマー病の兆候ではないことをどのようにして見分けるのでしょうか？　物を置き忘れるとか、約束を忘れるとかは初期のアルツハイマー病でも普通に見られる症状です。しかし、それらはアルツハイマー病でない人たちにも起こります。

　私たちが物忘れと考えていることは、多くの場合、そもそもが注意を払っていないことの結果なのです。絶え間なく気を散らすもの（電話の鳴る音、携帯メール、後方にいる子供の叫び声など）と共に慌ただしい生活を送っている私たちにとって、ものごとから注意がそれたり、友人、パートナー、親が話していることを頭の中に取り込み損ね

ることはよくあります。しかし、ある人が立て続けに物を置き忘れたり、連続して物を本当に失くしたりするとき、あるいはその人が続けて作り話をするとか、何度も繰り返し尋ねているのにそれを覚えてない、あるいは認識していないとき、それは初期のアルツハイマー病のような、もっと深刻な何かの兆候かもしれません。

　正常な「老化に伴う認知障害」（または単なる不注意）とアルツハイマー病を区別するのが困難なことは明らかです。正常な脳の老化と認知の変化について、医師たちの意見が必ずしも一致を見ていないことも、この問題をよりいっそう複雑にしています。結果として、その症状が老化による自然な兆候と見なされるので、多くのアルツハイマー病の症例は、早期に診断できないままに経過します。それでも、記憶障害が重大な意味を持っているのかどうかを見分ける方法がいくつかあります。例えば、あなたが30歳以上であれば、何年も会ってない知人の名前を忘れているのは普通にあり得ることです。名前は舌の先まで出かかっているのです。そしてすぐあとで思い出します。しかしアルツハイマー病の人には、多くの場合、その瞬間はやってきません。また、睡眠不足、ストレスの多い生活上の出来事、薬の副作用、重篤な内科的な病気が、アルツハイマー病と似通った兆候と症状を呈すると知っていることは大切です。

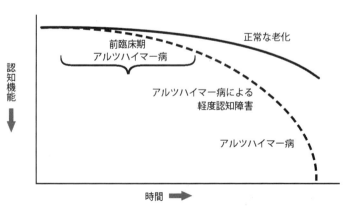

図1.1 アルツハイマー病と正常な老化における認知低下の経過

> 図1.1は、正常な「加齢と関連する認知低下」とアルツハイマー病による認知低下の違いを示しています。実線は認知機能が正常な老化でゆっくりと徐々に低下する様子を示し、点線は認知機能がアルツハイマー病の3つの段階を通じてどのように低下するかを示しています。最初はゆっくりと、その後はより急速です。詳細な認知テストはちょっとした変化を明らかにすることがありますが、発症前における認知低下は必ずしも明確でないことに留意することが大切です。図が示しているように、認知低下はアルツハイマー病のステージ1と2との間で検出されやすくなる傾向があります。

軽度認知障害は、アルツハイマー病の最初に見られるステージなので、多くの場合、医師がアルツハイマー病と診断することができるのはこのステージなのです。軽度認知障害の一般的症状には、

- 本人、家族、および／あるいは医療従事者たちによって見分けがつく記憶障害。
- ある仕事を達成するための正しい一連の手順がわからない。
- 以前の高機能の意思決定を利用できない。
- 最近読んだ資料を記憶に留めておくのが困難である。
- 時折、動作や行為の目的を見失う。
- ものごとをまとめる能力が次第に低下する。

があります。

病気の進行過程のこの時点では、バイオマーカーの変化はより深刻になり、見つけるのが容易になりますが、それらは発症前のアルツハイマー病で見いだされる変化と似通っています。患者は多くのアミロイドプラークを蓄積し、糖代謝の低下も増大します。これらのバイオマーカーの変化は、放射線医学（例えばPET(訳者注5)）などさまざまな方法を

（訳者注4）喚語困難：喚語とは言いたい語を思い出すことを指す用語。喚語できないという症状は失語症でみられ、これを喚語困難という。

用いることによって、やがて調べることが可能になります。しかし、検査はまだ一般的ではなく、また通常は典型的なアルツハイマー病の診断の目的では行われていません。現段階では、バイオマーカーの変化は一般に研究試験でのみ調べられています。

ステージ3　アルツハイマー病による認知症

ステージ3はアルツハイマー病による認知症と呼ばれ、日常生活の活動を妨げる記憶障害とその他の認知障害を特徴とします。アルツハイマー病による認知症の人は、調理、入浴、身支度のような日常的な活動に援助を必要とします。アルツハイマー病による認知症の症状は緩徐に悪化するので、今日、医師たちは、このステージを特徴的な3つの段階、すなわち軽度、中等度、重度に分類しています。

軽度のアルツハイマー病による認知症
多くの人たちは、彼らが認知症のこのもっとも初期の段階にすでに達してしまったあとで、初めてアルツハイマー病と診断されます。認知障害の症状は、友人、家族、医療専門家たちの目に明らかで、また紛れもないものになっています。

アルツハイマー病による軽度の認知症の一般的症状には、
- 最近の出来事を忘れる（日常生活を妨げるのに足りるほどの重度の記憶障害）。
- 同じ話を何度も繰り返し話す。
- 小切手帳の差引き勘定をするとか、大がかりなディナーパーティー

（訳者注5）PET（Positron Emission Tomography）：陽電子を放出する放射性同位元素を目印としてつけた検査薬を投与して、陽電子が体内の電子と結合するときに放出される消滅放射線をカメラで検出し、コンピューターで断層画像を合成する方法。投与した検査薬の体内分布は、代謝や血流の状態を反映するため、細胞の活動状態を調べることができる。

イサクソン博士の叔父ボブ、72歳

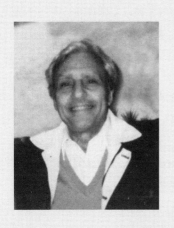

　1987年、ボブ叔父さんとイディー叔母さんはカナーシーにあった彼らの家を売却して、家を離れて独立していた子供たち全員と一緒に、南フロリダに隠居することにしました。転居して間もなく、イディー叔母さんは乳がんと診断され、ボブ叔父さんと私たち家族はショックを受けました。つらい道のりのあとで、彼らにとっての最初の孫娘のシアラが生まれました。彼女の誕生は、イディー叔母さんに新たな力を与えました。それでも、イディー叔母さんの健康が衰えるにつれて、ボブ叔父さんの精神状態も下り坂になりました。イディー叔母さんが亡くなったあと、ボブ叔父さんは、当時そのように呼ばれていた「ストレスと関連する認知症」の兆候を示し始めました。

　ボブ叔父さんは、数年間、1人でマンション暮らしをしていたのですが、彼の精神状態が悪化し始め、そして彼の記憶が悪くなったので、介護付き住宅に移ることになりました。実際、ボブ叔父さんは新しい住居の社会環境を高く評価していて、そこでは順調にいっていました。事実、彼はしばしば他の入居者の面倒を看ていました。彼はショー、歌の集い、すぐ近くに住んでいて彼をちょくちょくショッピングやビーチ、ディナーにに連れ出してくれた娘のシンシアの頻繁な訪問を楽しんでいました。彼の認知力の低下にもかかわらず、彼は大好きな歌の歌詞、とりわけフランク・シナトラの歌詞を決して忘れることはありませんでした。

　ボブ叔父さんは、最終的に私たちがアルツハイマー病のステージ3と呼び、そして彼の4人兄弟全員の命を奪う原因にもなったアルツハ

> イマー病と診断されました。ボブ叔父さんは人生を愛し、あたかもその時が彼の最後でもあるかのように一瞬一瞬を楽しみ、精一杯人生を生きました。彼は子供たちに生きる力を与え続けた家長でした。彼は2002年4月21日、自宅で亡くなりました。

を計画するとか、さらに家計を管理するというような複雑で込み入った仕事をするのが次第に困難になる。
- 軽度のうつ病。
- 大勢が集まる懇親会のような興味のそそられる場面で、いつもイライラが悪化するとか、引っ込み思案な態度をとったりする。
- 考えを筋道を立てて説明したり、話したりするのが困難になる。

があります。

中等度のアルツハイマー病による認知症

　認知力が低下するので、このステージの認知症の人たちは日常活動とセルフケアに援助が必要になり始めます。
　中等度のアルツハイマー病による認知症の一般的な症状には、
- 記憶と思考の両方が悪化して、欠落がますます顕著になる。
- 住所または電話番号のような簡単な情報を思い起こすのが困難になる。
- 日付けまたは現在の環境に関する見当識障害や混同が生じる（道に迷うかもしれないなど）。
- きちんとした格好をする（季節に見合った服を選ぶ、着衣する）のが困難になる。
- 人格と行動における変化がさらに著しくなる。
- 自分史を思い起こすのがいくらか困難になる。
- 名前（近親者、物、地名、自分の名前など）を思い出せない。
- 睡眠パターンの障害（夜間の不穏または不眠、昼間の過眠など）。

- 方向がわからなくなることが多くなる（徘徊することがある）。
- トイレを使うような日常的行為に支援が必要となる。

があります。

重度のアルツハイマー病による認知症

　アルツハイマー病による認知症の末期においては、認知力は著しく低下し、自力による正常な活動がますます難しくなり、加えて身体の障害や制約が生ずることがあります。

　重症のアルツハイマー病による認知症の一般的症状には、
- 個人の日常生活おけるニーズのほとんどに援助が必要となる。
- 意思疎通が困難になる。
- 嚥下が障害されることがある。
- 人格や行動の変化がより顕著になる。疑り深くなったり、攻撃的になったり、衝動的行動を繰り返し起こす。

があります。

　診断の項で説明するように、その人に該当する正しいアルツハイマー病のステージまたは段階を確定する標準化された方法は存在しません。アルツハイマー病による認知症の軽度、中等度、重度という言葉を使用するタイミングについても、医師たちの間で意見の一致を見ていません。認知症のテスト結果を使用している医師たちもいれば、患者が日常生活でどのように活動しているかに基づいて重症度を確定している医師たちもいます。いずれにしても可能な限り早期に診断されることがもっとも大切です。私たちは早期診断の強力な支持者であって、症状が最初に始まったときに病院で診察を受けるように助言しています。またそれ以前であっても、脳を健康に保つために受診は有効です。先に述べたように、アルツハイマー病の診断が早ければ、それだけ早く治療されることになります。さらに、早期に治療されれば、患者はそれだけ良くなります。

アルツハイマー病の原因

　科学者たちは、何がアルツハイマー病を引き起こすのかいまだにわかっていません。アルツハイマー病は非常に複雑であって、遺伝的要因、ライフスタイル、さらに環境などのさまざまな要因によって引き起こされるのであろうと示唆している研究があります。アルツハイマー病の全症例のおよそ5パーセントは、アミロイド前駆蛋白（APP）、プレセニリン-1（PS-1）、プレセニリン-2（PS-2）の3つの遺伝子のうちの1つの変異によって直接引き起こされます。これらの「原因遺伝子」の変異を遺伝で受け継いだ人たちがアルツハイマー病を発症するのはほぼ確かであって、通常は65歳以前の人生の早い時期、さらには30代あるいは40代という若さで診断されます。このアルツハイマー病の稀なタイプは、「家族性」または「早期発症アルツハイマー病」と名付けられています。

　晩期に発症する大部分のアルツハイマー病症例が、何によって引き起こされるのかはいまだに明らかにされていません。アルツハイマー病発症の原因解明を目指す中で、先に述べたこの病気の2つの顕著な特徴、つまりベータアミロイドプラークとタウタングルによって引き起こされるのではないかと考えた研究者たちがいます。すでに説明したように、アルツハイマー病患者においては、一般にこれら2つのタンパク質形成が過剰に生じ、記憶に関与する脳部位に蓄積し、おそらくは損傷を引き起こすのでしょう。

　これら2つの顕著な特徴は確かにアルツハイマー病の進行と大きく関連しています。しかし、プラークとタングルは、この病気ではむしろ間接的に関与している、もっと言えば、それらの形成に先立つ他の疾病過程の結果である可能性があると示唆する研究が次第に増えています。事実、アルツハイマー病の発症がアミロイド蛋白の蓄積と関係なく起こっていると理解している科学者たちがいます。彼らは、アルツハイマー病の進行が本当のところブドウ糖代謝の低下と関係しているかもしれない

第1章　アルツハイマー病を理解する

と提言しています。そして、ブドウ糖の代謝低下は、ミトコンドリアの機能不全、つまり、ミトコンドリア（または脳細胞の「バッテリー」）のエネルギー処理が困難になっているという問題によって引き起こされるのかもしれません。まだ明らかではないのですが、ミトコンドリアの機能不全はブドウ糖代謝の低下だけでなく、酸化的ストレス（訳者注6）の一因になっている可能性があります。十分なエネルギーを与えられない細胞は酸化的ストレスの下では解毒するのが困難になって、細胞の損傷と障害を引き起こす可能性があります。後に説明するように、ミトコンドリアの機能を改善し、酸化的ストレスを軽減するもっとも効果的な治療のいくつかは、偶然にも一番手っ取り早い方法、つまりあなたの食生活やライフスタイルを修正することによって、あなたは脳を守ることができるのです。

　重要なのは、アルツハイマー病の症状を示さない若者や65歳以上の健康な成人の両方の人たちの脳内でも、ベータアミロイド蛋白が見いだされることを指摘した研究があることでした。これらの人たちがアルツハイマー病の発症へと移行するかどうかは明らかではありませんが、ベータアミロイド蛋白が健常人とアルツハイマー病を患っている人の脳の両方で見つかるという事実は、このタンパク質が病気を引き起こすのではなく、むしろ副産物かもっと根深いところにある原因の徴候である可能性を示唆しています。

　科学者たちは、現在のところアルツハイマー病の確かな原因を指摘できませんが、彼らはこの病気を発症する可能性を高めるいくつかのリスクファクターを特定できるようになっています。

（訳者注6）酸化的ストレス（あるいは酸化ストレス）：生体内において、活性酸素などによる酸化反応が抗酸化作用を上回り、細胞などに有害な作用を及ぼすこと。

リスクファクター

　リスクファクターとは、ある人が特定の病気を発症する可能性を高める遺伝形質、特性、性状、曝露、または条件を意味します。リスクファクターには、「修正可能なリスクファクター」と「修正不可能なリスクファクター」の2つのタイプがあります。「修正可能なリスクファクター」とは、あなたが自身で変えるとか、断ち切ることのできるリスクファクターです。例えば、喫煙は肺がんのリスクファクターの一つですが、あなたがやめる決意ができ、あなたがやめれば、あなたが肺がんを発症するリスクは劇的に低下します。それに対して、「修正不可能なリスクファクター」は、例えば遺伝的特徴や家族歴のように、あなたの意思によってコントロールできません。あなたの両親が2人共、若年のときに心臓病を発症していたとすれば、あなたも若い頃に心臓病を発症する可能性が高いのです。それは、リスクを低下させるためにあらゆる措置を講じても、家族が持つリスクファクターを少なくするために、あなたができることは何もないからです。

　幸いにも、過去10年間にアルツハイマー病の発症と関わりのある修正可能な、または修正不可能な数多くのリスクファクターを特定する研究に長足の進歩がありました。アルツハイマー病に関わるすべてのリスクファクターの詳細な解説は本書のテーマから外れていますが、この章で主要なリスクファクターの概要を説明します。あなたがもっと知りたければ、私たちはアルツハイマー病に関わるすべてのリスクファクターの最新の情報を総合的に取材した内容を頻繁に更新しているウェブサイトAlzRisk AD Epidemiology Databaseを検索することをお勧めします（情報源の299ページを参照）。

　私たちは、リスクファクターがアルツハイマー病を発症する可能性を高めるけれど、それが間違いなくこの病気を発症させることを意味しているのでないことを明確にしていきたいのです。本書の目的は、アルツ

ハイマー病を発症するリスクを少なくし、この先何年も正常な記憶力と認知力に恵まれるために、講ずることができる数多くの対策が存在することをはっきり示すことです。そして、リスクを少なくするためにあなたができる最初の対策は、あなたにとってリスクファクターが何であるかを知ることです。

年齢

　年齢はアルツハイマー病の第一に挙げられるリスクファクターです。一般的に言えば、年を取るにつれて、アルツハイマー病を発症する可能性は高くなります。アルツハイマー病協会によれば、アルツハイマー病を発症するリスクは65歳以降ほぼ5年ごとに倍増します。アルツハイマー病を発症するリスクは85歳までに優に35パーセントを超します。年齢がなぜ重要なのでしょうか？　先に説明したように、脳細胞は老化の過程の一環として必然的に長い時間をかけてゆっくりと損傷を受けます。長生きすればするほど、脳細胞はそれだけ多く損傷を受け、さらに多くの脳細胞は次々に機能不全に陥ります。老化は循環障害のリスクの増加とも関連します。私たちは、脳細胞に酸素と栄養素を送り届けるうえで心臓血管系に依存しています。心臓血管系が衰弱したり、損傷を受けたり、または十分に機能を果たさなかったりすると、脳細胞はこれらの必須物質を調達できず、その結果死滅します。

　そうは言っても、年を重ねるだけでアルツハイマー病を発症するわけではありません。わずかな認知力の低下で、あるいはまったく認知力の低下をきたすことなく90歳を超えて生きている人が大勢います。記憶力を維持する、また守る対策を講ずることによって、一生を通じて知的に健康でいられる機会を大いに増やすことができるのです。

家族歴

　アルツハイマー病についてもっともよくある質問の一つは、「アルツハイマー病の家族歴を持っていたら、私自身がアルツハイマー病を発症

アルツハイマー病予防クリニックにおける
アルツハイマー病のリスク評価

　2013年、イサクソン博士はアルツハイマー病予防クリニック（APC）をウイルコーネル医学研究所とニューヨーク・プレストン病院^(訳者注7)に開設しました。アルツハイマー病予防を専門とするアメリカで最初のヘルスセンターです。このクリニックの主な目的は、症状が明らかになる前の患者が、アルツハイマー病の予防に役立つ手段に取り組むため、またすでに軽度認知障害やアルツハイマー病と診断された人たちが認知症へと進行するのを遅らせることを意図したエビデンスに基づく治療を提案することです。患者は27歳から91歳までと幅広く、アルツハイマー病の予防を考えるには決して若すぎるとか、遅すぎるとかということはありません。私たちの患者の大半は「認知力が正常」と考えられる人たちです。つまり、彼らは認知障害の症状を持っていませんが、多くの場合、少なくともアルツハイマー病と診断された家族がいます。

　私たちは老化に関係する認知低下、ステージ1または2のアルツハイマー病あるいは、他の健康状態によって引き起こされた認知に関わる問題を持つ患者も診ます。最新の研究と利用可能な最新の診断ツールを用いて、イサクソン博士と彼の同僚は、患者がアルツハイマー病を発症する可能性を少なくするために一人一人に個別化した効果的な行動計画を策定します。

　これを実施するために、私たちはまずさまざまな方法を用いてアルツハイマ病のリスクを評価します。非常に詳細な質問表を用いて、包括的な既往歴と個人史を調べます。例えば、私たちは過去にかかった内科的な病気、高等教育を受けた年数、食生活、運動、睡眠パターンについて、患者一人一人に尋ねます。また、私たちは何人の家族がアルツハイマー病と診断され、何歳で発症したかも尋ねます。

　患者には最初の質問表のすべての項目に記入してもらったあとで、

私たちのチームが開発した「Alzheimer's Universe」(アルツハイマー病の世界：www.alzu.org) というウェブサイトに接続してもらい、そこに掲載されているアルツハイマー病の予防に関するオンラインコースの教材の全ての項目にも記入してもらいます。このサイトには、一般の人も無料で接続できます。

　次いで、私たちは綿密な身体的検査を実施します。バイタルサインと、例えば体脂肪率や腹囲、その他の基礎的な項目を計測します。これらの初回で得られたすべての情報に基づいて、さまざまなアルツハイマー病リスクスコアを確定するために、以前に確立したアルゴリズム(段階的な手順)を用いることが可能になります。さらに、コレステロール、血糖、インスリン、ビタミン類、オメガ-3脂肪酸の濃度などのアルツハイマー病に関連する多くの炎症性、代謝性、栄養学的、その他のバイオマーカーを綿密に検討するために臨床検査(血液検査など)を行います。また、認知機能を評価するための一連のテストも実施します。クリニックの患者では、遺伝子検査の選択肢もあります。医師たちは、通常はアルツハイマー病のリスク評価のために遺伝子検査を利用しませんが、この高度に専門化したクリニックでは、患者ごとに、より個別化した治療と予防の戦略を立てる一助としてこれらのテストを用いています。

　治療に当たる神経科医は、これらのさまざまなファクターのすべてを考慮に入れて、個人のリスクに対処する包括的な治療プログラムを組み立てます。

　患者がこのプログラムを続ける限り、このプログラムが目的通りに機能しているかを評価するために、これらのテストは定期的に繰り返し実施されます。患者は進捗状況を評価するために、私たちのAD-NTS(アルツハイマー病の栄養摂取追跡システム)を利用します。

する可能性は高くなるのでしょうか？」です。この答えに先立ち、私たちはいつもアルツハイマー病が家族歴に関係なく非常によく見られる病気であることを思い起こしてもらいます。誰もが年を取るとともに、アルツハイマー病の発症リスクは高くなります。そうはいっても、アルツハイマー病を発症する可能性を高める特異遺伝子が存在するので、家族歴はアルツハイマー病のリスクファクターと考えられます。あなたにアルツハイマー病を発症した1人以上の二親等以内の血縁者、例えば親、子、兄弟、姉妹がいて、しかも60歳以前にこの病気を発症したとすれば、あなたもおそらく発症する可能性は高くなりす。

遺伝的特性

　遺伝的特性は間違いなくアルツハイマー病の重大なリスクファクターです。先に説明したように（40ページを参照）、少数ではありますが、少なくとも3つの遺伝子変異のうちの一つを保有する人たちは、早期発症アルツハイマー病を発症することがほぼ確実といえます。しかし、研究者たちは晩期発症アルツハイマー病を発症する高いリスクと関連する遺伝子も特定しています。この遺伝子は、アポリポプロテインイプシロン、またはAPOEと名づけられ、その主な仕事は、コレステロールの輸送と代謝の調節に関わっていると考えられています。

　APOE遺伝子には、APOE2、APOE3、APOE4の3つの異なったタイプがあります。手短かにいえば、あなたは母親からAPOE遺伝子の1つのコピーを受け取り、父親からは別のコピーを受け取ります。大多数の人たち、つまり全アメリカ人の最大60パーセントの人たちは両親からAPOE3型の遺伝子を受け取ります。比較的少数の人たちはAPOE2

（訳者注7）ウイルコーネル医学研究所とニューヨーク・プレストン病院：コーネル大学の生物医学研究部門と医学部である。1998年、コーネル大学医学部の関連病院であるニューヨーク病院はプレストン病院（コロンビア大学医学部外科の関連病院）と合併した。合併した施設は、現在ニューヨーク州立大学プレストン病院として運営されている。

型とAPOE4型の遺伝子を受け取ります。全アメリカ人の20〜30パーセントの人たちはAPOE4型遺伝子の一つ、または複数のコピーを遺伝で受け継ぐようです。これらの人たちは、アルツハイマー病を発症するリスクがより高いことを明らかにしている研究があります。全アルツハイマー病患者の40〜65パーセントがAPOE4型遺伝子を少なくとも1つ保有していると指摘している研究があります。反対に、APOE2型遺伝子を1つまたは複数受け継いでいるアメリカ人の20〜30パーセントは、アルツハイマー病を発症するリスクが低い可能性があります。

　これらの遺伝子の存在は、アルツハイマー病を発症する（またはしない）かどうかを確実に予知するわけではありません。APOE4型遺伝子を保有していても、アルツハイマー病を発症しない人は多く存在し、APOE4型遺伝子を保有していなくても、アルツハイマー病を発症する人が大勢います。したがって、大多数の医師は、患者がAPOEの遺伝学的検査を受けるのを勧めていません。この類のデータに関しては、結果の重要性は今もって明らかではないので、通常の医療行為において有用であるとはいえません。

　遺伝子との綱引きで勝利を勝ち取るためにライフスタイルを修正して、アルツハイマー病の発症リスクへの悪影響を軽減する数多くの方法が存在します。例えば、APOE4型遺伝子を保有する人たちが定期的なエクササイズを行うと、脳内アミロイド蛋白の沈着を少なくすることができ、その結果、その人たちのアミロイド沈着レベルがAPOE4型遺伝子を保有しない人たちのレベルと同等となったと指摘している研究があります（エクササイズとアルツハイマー病についてもっと知るためには239ページを参照）。

性別（ジェンダー）
　女性は男性よりもアルツハイマー病を発症する可能性が高いようです。女性はアメリカにおける全アルツハイマー病患者のおよそ3分の2を占めています。この数字は、女性が一般的に長生きする傾向があると

いう事実によってある程度説明できるでしょう。長生きすれば、それだけアルツハイマー病を発症する可能性が高くなります。実際、性別はアルツハイマー病のリスクと関連があります。最近の研究は、APOE4型遺伝子を保有する女性は、同じ遺伝子を保有する男性に比べてアルツハイマー病を発症する可能性が高いことを示唆しています。性別が、APOE4を保有しない人たちのアルツハイマー病発症リスクに影響を及ぼすかどうかは、これからも議論のあるところです。さらに、ホルモン濃度が男女間で違っていることも、アルツハイマー病のリスクを決定づける要因であると考える研究者たちがいます。

人種と民族性

　アフリカ系アメリカ人とラテンアメリカ系アメリカ人は、同年代の白人に比べてアルツハイマー病を発症する可能性が高く、また、彼らは人生における早い時期に発症する可能性が高いことを指摘するいくつかの研究があります。ある試算によると、アフリカ系アメリカ人は、白人の２倍、ラテンアメリカ系アメリカ人は、1.5倍アルツハイマー病を発症する可能性が高くなっています。しかし、この違いは、高血圧、心臓病、糖尿病のような健康状態の割合によって説明できるかもしれません。あなたが推察する通り、これらの疾患はアルツハイマー病の独立したリスクファクターであり、アフリカ系アメリカ人とラテンアメリカ系アメリカ人はこれらの疾患に患っている比率が高いのです。

　人種集団間におけるアルツハイマー病発症率の違いに遺伝的基盤が存在するしないにかかわらず、すべての人たちがアルツハイマー病のリスクと症状に配慮することは大切です。文化的背景が何であれ、もっと脳を健康にするために、リスクを最小限に抑えるライフスタイル上の対策を講ずることはできるし、またすべきなのです。

循環器疾患とその関連疾患

　循環器系の病気はアメリカにおける死因の第１位であり、それ自体が

破壊的な状態を引き起こします。さらに、科学者たちは、今日、循環器疾患はアルツハイマー病の発症にも大きな意味を持っているかもしれないと考えています。簡単に言えば、あなたの脳の健康はあなたの心臓の健康と関係しているのです！　脳が正常に機能するためには酸素と栄養素を必要とし、脳はこれらの必須物質を心臓から血管を通って送りこまれる血液によって確保します。心臓と血管が健全でなければ、例えば心臓が弱っていたり、あるいは血管が詰まっていたりすれば、血液はスムーズにそして迅速に流れず、脳が要求する十分な量の酸素と栄養素を供給できません。生命の維持に必要不可欠なこれらの物質が供給されないと、脳細胞は死に始め、認知能力は危険にさらされ、認知症がゆっくり時間をかけて発症します。

　心臓の健康と脳の健康との間には密接な繋がりがあるので、循環器疾患のリスクを高める多くのファクターもまたアルツハイマー病とその他の認知症のリスクを高めます。先に述べたように、循環器疾患の高い罹病率を持つアフリカ系アメリカ人とラテンアメリカ系アメリカ人の２つの住民は、とりわけアルツハイマー病にかかりやすいのです。幸いにも、これらのリスクファクターのほとんどは修正可能です。50ページ以降で説明された何らかの心臓血管系のリスクがあれば、心臓の健康を回復させる治療計画の作成を主治医と相談するとよいでしょう。予防心臓学を専門とする医師たちは、通常、心臓発作やその他の命に関わる発作の発現リスクを少なくする、より包括的なアプローチをとることができます。

　心臓血管系の健康と、認知との関連性は確立されています。「北マンハッタン研究」において、神経学研究所のラルフ・サッコ博士と彼のチームは、ニューヨーク在住の異なる人種と民族の心臓発作のリスクファクターを20年間以上にわたって調査してきました。彼らの研究の一部として、サッコ博士のチームは心臓発作のリスクファクターと認知低下との関連性も詳しく調査しました。

　サッコ博士と彼のチームは、GVRS（Global Vascular Risk Score；グローバル血管リスクスコア）というモデルを開発しました。GVRSは、

肥満、高血圧、アルコール消費(量)などの主要な脳の中の血管を損傷する原因となるファクターを考慮したうえで、心臓発作の起こりやすさを評価する方法の一つと見なされています。しかし、血管の損傷はそれ自体が脳の萎縮と認知低下に関わる主要なリスクファクターなので、GVRSは医師が脳に悪影響を与える心臓血管系リスクを特定し修正するために利用する有用なツールになりえます。自分自身のGVRSを知るためには、http://neurology.med.maiami.edu/gvr にアクセスすれば、誰でもGVRSを知ることができます。結果については、主治医と相談する必要があります。ただし、GVRSのスコアは、認知低下またはアルツハイマー病の発症の有無を正確に予知しているのではないことを心に留めておくべきです。「北マンハッタン研究」は、血管損傷を患った全被験者の5分の1の人が、医師が注意を喚起しなければならないほどの認知障害の症状は持っていなかったことを見いだしています。循環器疾患とそれに関連する病気は、アルツハイマー病のリスクを見つけだすのに重要な役割を果たしているのは明らかですが、それらは唯一のファクターではありません。

　以下に述べる考察は、アルツハイマー病を発症する機会も高めることになる心臓血管系のリスクファクターに関する詳細な情報を提供しています。これらの修正可能なリスクファクターには、例えばライフスタイルの修正、薬物療法、さらにとりわけ食習慣の改善などさまざまな方法によって上手に対処することができます。

高コレステロール

　コレステロールはそれ自体必ずしも有害なものではありません。コレステロールは、脳内で多くの重要な役割を果たしています。何より、コレステロールは脳細胞の構造と機能を維持するのに役立っています。

　高コレステロール値、とりわけLDL（低比重リポ蛋白）、いわゆる「悪玉」コレステロールの高値は、心臓病とアルツハイマー病の両方の発症リスクと深く関係します。LDLコレステロールのレベルが高い人たちは、

アルツハイマー病の顕著な特徴の一つであるベータアミロイドが、多量に脳内に沈着している可能性の高いことを明らかにした研究があります。しかし、コレステロールの高値がベータアミロイドプラークの過剰な形成を引き起こすのか、コレステロールが高いことがアルツハイマー病から脳を守るために体が挑戦した結果なのかは明らかではありません。

さらに、LDLコレステロールの高いことは、アテローム性動脈硬化症(訳者注8)、つまり動脈の狭窄や硬化と関係しています。アテローム性動脈硬化症は血液循環を阻害するので、酸素と栄養素を運ぶ血管に依存している脳が適切に機能するのを損なう可能性があります。

コレステロールとアルツハイマー病との関係性を説明するためには、さらなる研究が必要です。個々人の遺伝的特性が、コレステロールに対する反応に影響を及ぼし、問題をより複雑にしている可能性があることを示唆する新しい研究があります。LDLコレステロールの高い人と、「善玉」コレステロールと呼ばれているHDL（高比重リポ蛋白）コレステロールの低い人は、治療プログラムを開始するに当たって主治医と相談するように勧めています。

イサクソン博士は、LDLとHDLコレステロールの両方を診療の場面で綿密にフォローしています。彼はこれらのコレステロール分子の粒径も測定しています。非常に小さくて高密度のLDL粒子は（大きくて軽い

(訳者注8) アテローム性動脈硬化症：動脈の内側に粥状（アテローム性）のプラーク（隆起）が発生する状態である。プラークは長い時間をかけて成長し血液を流れにくくする。プラークが破れて血管内で血液が固まり（血栓の形成）動脈の内腔を塞いだり、血栓が飛んで細い動脈に詰まる（塞栓）ことによって血流を遮断し、重要臓器への酸素や栄養成分の輸送に障害を来すことがある。このような状態は発生した臓器ごとに脳梗塞、心筋梗塞などといい、心臓の場合、完全に血流が遮断されていない狭心症という状態も存在するため、心筋梗塞と併せて虚血性心疾患という病名が用いられることもある。

アテローム性プラーク（粥腫）は、LDLコレステロール（悪玉コレステロール）が酸化され、マクロファージに取り込まれて血管内膜下に蓄積されて形成される。好発部位は血液の流れの遅い部位であるが、その詳しい仕組みについてはまだよくわかっていない。

柔らかな粒子とは対照的に）炎症を増大させ、血栓形成の一因となることで循環器疾患のリスクを高めます。スタチン系薬剤の使用に関してはいくつかの意見の相違がありますが、あなたの主治医は、血中コレステロール値をより正常なレベルに到達させるために、これらの薬剤またはその他の薬剤、ナイアシン（ビタミンBの一種；一般にはニコチン酸）、さらにはオメガ-3脂肪酸のようなサプリメント、食習慣とエクササイズのようなライフスタイルの修正を勧めるかもしれません。

中年期における肥満

　最新の研究のほとんどは、中年期以降の肥満度指数（BMI）(訳者注9)が30を超えている肥満、とりわけ40代から50代の太り過ぎがアルツハイマー病とその他の認知症や認知低下のリスクを高めると指摘しています。この関係は間接的です。つまり、太った人では、独立したアルツハイマー病のリスクを高める因子である高LDLコレステロール、糖尿病、運動不足、循環器疾患の割合が高くなる傾向があるからです。しかし、肥満が直接アルツハイマー病の一因になると指摘する新しい研究があります。一例を挙げると、体脂肪量と肥満関連遺伝子（fat mass and obesity-associated gene：FTO遺伝子）の変異を有する人たちは、とりわけAPOE4遺伝子を保有していると、アルツハイマー病を発症する可能性が高くなります。さらに、FTO遺伝子は脳容積の減少とも関係するようです。言い換えれば、肥満関連遺伝子を保有する人たちは、この遺伝子を保有していない人たちと比べて、特定の脳部位が著しく萎縮している、または減少している傾向にあります。機能する脳実質が少ないために、認知機能が損なわれます。

　他方、最近の大規模研究は、肥満体の人たちが認知症を発症する傾向

（訳者注9）肥満度指数（BMI）：BMIは体格指数とも肥満度指数とも訳されていますが、本文では「肥満」という表現が使用されているので「肥満度指数」と訳します。（肥満度指数BMI＝体重[kg]÷(身長[m]×身長[m])で求められ、20～24が標準的とされています。

が低いと指摘しています。さらに低体重（BMIが18.5未満）の高齢者は、正常な体重の人や少し太り気味の人よりもアルツハイマー病を発症する可能性の高いことを示唆する研究があります。高齢者の体重減少がアルツハイマー病の症状の一つと考えられるというエビデンスもあります。このことは、この病気と関連するある種の代謝障害と関係している可能性があります。

　体重とアルツハイマー病との関連性を解明するために現在も多くの研究が行われていますが、大多数の研究は、健康的で正常な体重を維持することの重要性を指摘しています。次章以降で紹介するように、健康的な体重、また健全な精神の鍵は食生活なのです。

糖尿病

　糖尿病、とりわけ２型糖尿病はアルツハイマー病のよりいっそう高いリスクと関連しています。いくつかの推測によれば、糖尿病患者は非糖尿病者よりもアルツハイマー病を発症する可能性が２倍高いと言われています。科学者たちは、糖尿病との相互関係を明確にするための研究を続けており、いくつかの仮説が立てられています。もっとも重要な学説は、インスリン抵抗性を特徴とする２型糖尿病との関係です。インスリンの主な働きは、細胞が体の一次エネルギー源であるもっとも単純な糖、つまり単糖類を取り込み、必要とするだけ吸収したのち、血液中の余ったブドウ糖を取り除く手助けをすることです。インスリン抵抗性とは、体がインスリンと名付けられているホルモンを産生しても、それに適切に反応できない状態のことです。インスリン抵抗性によって生ずる持続したブドウ糖レベルの上昇は、循環器疾患、神経疾患、感染に対する抵抗力の低下などを直接引き起こします。それと同時に、体はブドウ糖を取り除くためにますます多くのインスリンを産生し、そのことが潜在的に脳への有害な炎症性の影響を引き起こすことになります。

　インスリンは、脳が持つ数多くの一連のプロセスにとって絶対に必要であり、記憶の形成と、脳細胞が互いにコミュニケーションできるよう

にするアセチルコリンと呼ばれている神経伝達物質の調節に関与しています。インスリンは脳を養う血管を維持し、酸素と栄養素の循環をサポートします。しかし、インスリン抵抗性によってこれらの機能は徐々に損なわれ、認知低下と記憶障害を引き起こします。興味深いことに、脳の特定の領域は他の領域よりもインスリンに対する抵抗が高くなる可能性があるようです。脳における記憶中枢である海馬はとくにインスリンに対する抵抗が高くなる傾向があることを示唆する研究があります。さらに、インスリン抵抗性がアルツハイマー病の顕著な特徴の一つであるベータアミロイドプラークの高い増加率と関連することを指摘している研究があります。

　糖尿病、インスリン抵抗性、そしてアルツハイマー病の関係性を明らかにするためには、さらに多くの研究が行われる必要がありますが、そうした関連性を支持するエビデンスには説得力があります。幸いにも、糖尿病の多くの症例は、またアルツハイマー病についてもある程度言えることですが、食生活とライフスタイルに対する細心の注意によって上手に管理できることから、症状の発現を先延ばしにしたり、場合によっては予防したりできます。あなたがすでに糖尿病にかかっていたり、糖尿病予備群であったり、あるいは糖尿病を発症するリスクが高かったりするのであれば、主治医と相談してください。

血圧の問題

　アルツハイマー病の発症における高血圧と低血圧の役割に関しては、相反するエビデンスがあります。中年期(40代～50代)における高血圧は、アルツハイマー病と他のタイプの認知症の高いリスクと関連します。高コレステロールや糖尿病と同じように、高血圧は血管を損傷して脳への血流を阻害することによってアルツハイマー病のリスクを高めます。血液によって運ばれる酸素と栄養素が十分でなければ、脳細胞は死滅し、認知低下やアルツハイマー病が発症する状態に進んでいきます。

　一方、高齢期（70歳以上）における低血圧もまた、認知低下あるいは

アルツハイマー病を発症する可能性を高めます。2003年、カリフォルニア大学アーバイン校の研究者たちは、どのようなファクターが90歳を超える長寿を可能にするかを見つけだすための長期研究を開始しました。現在進行中のこの「90プラス研究」の結果によれば、認知障害または認知症のない良好な高齢化の一因になるファクターの一つが、実のところ高血圧だったのです。高血圧がどうして認知症のリスクを減らすのかに関して２つの解釈が可能です。一つは、低血圧のもとでは、脳が十分な酸素と栄養素を受け取るのを困難にし、脳が少しずつ劣化する一因になるということです。もう一方の可能性は、アルツハイマー病から身を守るのが高血圧ではないということです。どちらかと言えば、高血圧を治療するのに使用される薬剤（カルシウム拮抗剤、アンジオテンシン受容体阻害剤、ACE阻害剤）が脳に恩恵をもたらしていることです。

よくコントロールされた正常な血圧を維持することによって、脳の老化を先延ばしにし、メモリー機能を温存する可能性があります。私たちは、血圧測定値を長い期間にわたって記録することをお勧めします。参考までに、私たちはwww.alzheimersdiet.com/alzuにいくつかの有用なツールを用意しました。大多数の医師たちは、血圧をコントロールするために、さまざまなライフスタイルの改善を勧めます。あなたが高血圧症を患っているのであれば、この本の中に用意されている食事に関する指針を守ることに加え、減塩や降圧剤の服用について主治医と相談してください。あなたの体と心はあなたに感謝することでしょう。

運動不足

運動不足が、アルツハイマー病をはじめとする認知症の発症リスクが高いことを指摘しているいくつかの研究があります。一般的に、運動がアルツハイマー病にとってこのうえない保護因子の一つであって、心臓血管系の健康を維持するのに間接的に役立ち、脳に栄養素と酸素を送り届ける良好な血液循環を確保することによって、認知症のリスクを減らすという意見の一致をみています。

重要なことは、運動もまた脳内のアミロイド濃度を直接減らし、脳細胞の成長と脳細胞間の新たな接続の発達を促す可能性のあることです。このような理由から、運動不足は脳の健康にとって有害である可能性があります。

　アルツハイマー病に対するこの特有なリスクファクターを取り除く簡単な方法があります。もっと運動しましょう！　あなたの脳を良い状態に保つためには、あなたが今のまま身体的に活発に過ごすか、あるいは身体的に活発になるように努めることが不可欠です。アルツハイマー病を予防するためのエクササイズについては、239ページを参照してください。

喫煙

　驚くほどのことではありませんが、多くの他の重篤な病気と全く同じように、喫煙はアルツハイマー病のリスクファクターと考えられています。喫煙は心臓と血管に損傷を与え、血液が脳に到達するのを困難にします。あなたがタバコを吸っているのであればやめる努力をしましょう。喫煙習慣をやめるのを手助けする多くの組織や支援グループがあります。もしもあなたが現在タバコを吸っていなのであれば、始めないでください。

頭部外傷

　意識喪失を伴う頭部外傷（例えば脳震とう）が、アルツハイマー病のリスクを高めることがあると指摘するエビデンスがあります。とりわけ、外傷が重篤で、高齢期に受けるとき、またはAPOE4遺伝子を保有する人で頭部外傷が起こったときです。科学者たちは、重篤な脳外傷が直接脳細胞を損傷したり、脳細胞を死滅させたりして認知障害を引き起こすと考えています。こうした外傷は炎症も引き起こし、タウタングルのような脳病理を助長することがあります。

　自転車に乗るような特定の行動をしようとするときには、頭部外傷の影響を軽減するために、常に保護用ヘルメットを身に付けることが推奨

されます。フットボール、アイスホッケー、レスリングのようなフルコンタクトスポーツ^(訳者注10)は、参加するアスリートたちの脳に危険な影響を及ぼす可能性のあることが明らかなので、頭部外傷の可能性を減らす努力の一環として、スポーツの実習とイベントのための厳しいルールを実行に移し始めた大学があります。例えば、ある学校はフルコンタクトの実戦回数と時間を制限しています。他の学校はフルコンタクトのフットボールを制限し始めました。またアスリートたちが何らかの頭部外傷を受けると、彼らは直ちに受診させられ、有資格者の医療専門家によって問題ないと証明されるまでは活動を避けるように勧告され、それが確実に実行されるようなルールが運用されています。

重金属曝露

　重金属がアルツハイマー病を引き起こす可能性があることを調査した科学者たちがいます。重金属とは、環境に天然に存在するものであり、人間の活動によって濃縮され、潜在的に有害になる金属で、水銀、銅、亜鉛、鉄、鉛があります。私たちは食物や空気、水を介してこれらの金属と接触します。製造業で働く人たちも、職業上重金属にさらされている可能性があります。これらの金属は少量では有害ではなく、ある重金属は良好な健康状態にとって必要不可欠であるとさえ考えられています。しかし大量の接触は、慢性の健康障害や病気と関係します。過去には、鉛（1978年以前に製造されたガソリンや塗料に含まれていた）、水銀（歯の充填物に含まれていた）、さらに必ずしも体が必要としない金属のアルミニウム（調理用品、ソーダ缶、発汗抑制剤に含まれていた）がアルツハイマー病を引き起すという仮説が取り上げられていました。しかし、これまでのところ、これらの金属とアルツハイマー病との明確な関連を見いだした研究者はいません。

（訳者注10）フルコンタクトスポーツ：相手の体に直接攻撃することが許されているスポーツ。

銅に対する過剰な曝露(通常食物や水を介して)は、軽度認知障害からアルツハイマー病による認知症への進行を促進するというエビデンスがあります。遊離銅（タンパク質と結合していない銅）の血中濃度が高いと、ベータアミロイド蛋白の蓄積の増大、あるいはベータアミロイド蛋白プラークを処理して除去する能力の低下の、いずれかをが引き起こされると考えられています。高い遊離銅レベルが、アルツハイマー病のリスクファクターである脳の炎症の一因になる可能性もあります。

　他方、銅が実際にアルツハイマー病を予防する可能性のあることを指摘する研究があります。銅がアルツハイマー病に直接的な関係を持つかどうかを解明するために、さらなる研究が必要とされます。

殺虫剤（または農薬）への曝露

　殺虫剤DDTへの曝露が、ある特定の集団でアルツハイマー病のリスクを高めている可能性があるというエビデンスがあります。アルツハイマー病患者、とりわけAPOE4遺伝子型(46ページを参照)を保有する患者では、DDTの副生成物の一つであるDDEの血中濃度が、アルツハイマー病にかかっていない人たちと比べてほぼ4倍だったことを見いだした研究があります。さらに、DDTとDDEの両方がアルツハイマー病患者の脳内ベータアミロイド蛋白を増加させることが見いだされました。DDTを農業用に使用することは、大多数の先進国において1970年代以降禁止されてきましたが、その他の国々はこの物質の使用を続けていて、旅行やこれらの地域が原産の食物の摂取を通して接触する可能性があります。さらなる研究が必要とされますが、この間にも、この化学物質の使用を禁止されていない国々で生産された非有機的な果物や野菜を避けることによって、DDTへの曝露を制限することは賢明といえます。

睡眠障害

　睡眠不足と睡眠時無呼吸などのさまざまな睡眠障害が、認知低下と記憶障害の一因になる可能性があると指摘しているエビデンスが増えてい

ます。これらの問題が、とくにアルツハイマー病の一因になるかどうかは明確ではありません。記憶に関する睡眠の重要性は広い意味で十分に確立されています。記憶は睡眠中に脳内で強固にされる（強化される）ので、睡眠不足は、記憶の形成や維持を妨げる可能性があります。さらに睡眠は、脳がアミロイド沈着を取り除く、また取り除くことができるようにするためにきわめて大切です。十分に睡眠を取らないと、脳はこれらの有害な物質をどんどん蓄積します。さまざまな提言がありますが、大多数の研究は、睡眠を毎晩7～8時間取るように努めるべきであると勧めています。

　脳が睡眠－覚醒サイクルを制御するのを手助けするホルモンの一つであるメラトニンと名付けられた物質について耳にしたことがあるかもしれません。脳によって自然に産生されるメラトニンは、年を取るにつれて減少し、眠りにつくのを知らず知らずに困難にします。アルツハイマー病患者では、メラトニンの産生はさらに減少します。メラトニン不足または産生の変化が、アルツハイマー病のリスクの上昇と関連するのか、あるいはもっと厳密にいえば、病気の過程そのものの一部であるのかどうかは、まだ手探りの状態です。意見の一致を見ていませんが、ある研究では、アルツハイマー病のリスクがあって、眠りに入るのが困難な人たちでは、メラトニンのサプリメントの摂取が睡眠、認知機能、生活の質を改善させる可能性があると指摘しています。さらなる研究は、これらの論点を解明するのに役立つことでしょう（不眠治療にメラトニンを使用することに関する情報は276ページを参照）。

他のリスクファクター
　アルツハイマー病の発症に関連する可能性のあるリスクファクターは、他にも数多くあります。
　それには、
- 低学歴（高等教育を受けていない、あるいは生涯教育に参加していない）

- うつ病
- 甲状腺機能低下
- ホモシステイン濃度の上昇（血中の炎症マーカー）
- 歩行障害
- 慢性腎不全
- ストレス

があります。

あなたがこれらのファクターのいずれかにあてはまる、あるいはあてはまる可能性があると疑われれば、かかりつけ医に相談しましょう。かかりつけ医はあなたの難問を改善するための適切な対策を助言してくれるでしょう。

保護因子

保護因子は、リスクファクターとは対照的に、アルツハイマー病を発症する可能性を減らします。これらのファクターは、脳を損傷から守るだけでなく、脳が老化する速度を実際に遅くする可能性があります。本書では、非常に効果のある一つの保護因子、食生活に焦点を当てていますが、他にもいくつかあります。例えば、

- APOE2 遺伝子
- 定期的な運動
- 知的活動や社会的活動への参加
- 教育または職業における高度な達成
- 生涯にわたる音楽活動

などです。

上に述べた保護因子のいくつかは、認知予備力^(訳者注11)に寄与することで機能します。認知予備力とは、損傷、または記憶障害と認知低下に対する脳の抵抗力を意味します。この概念は、次のような研究から生まれました。死後に、脳がアルツハイマー病に顕著な特徴（ベータアミロ

イドプラークとタウタングル）を持っていた人のおよそ40パーセントが正常な老化の枠を超えた認知症あるいは認知低下の症状を一つも示していませんでした。認知予備力の考え方は、このような事実を説明しようと試みた研究に端を発しています。認知予備力とは、要するに一種の脳のバックアップシステム、認識能力の余分な貯え、自然な老化過程を超えて生ずる脳損傷あるいは萎縮を代償する知性の手段のようなものと考えられます。したがって、より高いレベルの認知予備力を持つ人たちは、年を取ってもアルツハイマー病を発症する可能性が低いのです。また、彼らは良好な集中力、記憶力、全般的な思考能力を持っていて、高いレベルの認知機能を高齢期の長い間維持することができます。

　この認知予備力の発達は、出生時に始まり、幼児期から思春期にかけて促進され、青年期から中年期を通して継続します。認知予備力は、遺伝子によって決定づけられる可能性がありますが、人生経験もまた要因になると科学者たちは考えています。知性をかき立てる人たち、とりわけ年少期にそうした経験をする人は、より高いレベルの認知予備力を持つ傾向があることを指摘している研究があります。２カ国以上の言語を学ぶ、歌や楽器の演奏、幅広い社会的ネットワークを持つことなどのすべてが認知予備力を高めます。同じく、良好な認知予備力は、高い学業上の達成（高校卒業以降の正規の教育）や職業上の達成（職業における高いレベルの成功）とも関連します。

　これらの行動様式が、どのようにあなたの脳を守るのかはわかっていませんが、一部の研究者は、これらの経験によって脳細胞間の新しい結合を促す、または、細胞間の結合の既存のネットワークをより効率良くする、あるいは柔軟にすることによって、認識能力が改善すると考えている研究者たちがいます。いずれにせよ、活発な精神が脳をより良くよ

（訳者注11）認知予備力：「知的経験の蓄積」とも呼ばれ、長期間、知的刺激を受けてきた人は認知症の発症が遅いが、発症してしまうと進行は速いという仮説で使われる概念である。

り長く機能させる要因であることは明らかなようです（アルツハイマー病の予防のために運動、知的活動、社会参加を利用することについては第7章を参照）。

アルツハイマー病の診断

　生きているうちにアルツハイマー病にかかっているか否かを100パーセントの正確さで証明できるテストは一つもありません。現在のところ、患者が亡くなり、解剖によって、特徴的なベータアミロイドプラークとタウタングルの存在を脳内に確認して、初めてその患者がアルツハイマー病にかかっていたと確信をもって言うことができるのです。しかし、近年のバイオマーカー検査の進歩は診断をさらに改善し、もっと正確に診断できるようになっています。私たちは早く正確に診断できるときが来ることを願っていますが、それは数年先になるでしょう。
　あなたが軽度認知障害またはアルツハイマー病にかかっているのではないかとうすうす感じているとか、あるいはそのリスクがあると考えているのであれば、いろいろな分野の医師たち、例えばかかりつけ医（内科医あるいは家庭医）、神経内科医、老年精神科医（年齢が65歳以上の患者を専門とする精神科医）、または老年病専門医（65歳以上の患者のケアを専門とする医師）があなたを診察することができます。私たちは、症状を経験し始めたらすぐに、あるいはその前であっても、医師に診てもらうことを勧めます。リスクを心配している人は誰もがそれを減らす方策を講ずるべきです。この病気がより早く発見されれば、それだけ早く治療を受けることができます。
　アルツハイマー病の存在とそのステージを診断するためのさまざまな方法が数多くあります。あなたの主治医は、おそらくは診断にたどり着くまでにいろいろな手法を用いるでしょう。主治医は、少なくとも包括的な病歴を聴取し、そして綿密な体の診察を行うことでしょう。MMSE（ミニメンタルステート検査）^{（訳者注12）}のような簡単なテストを

用いて認知に関する能力を診断します。MMSEは、患者の見当識（時間と場所の認識力）、記憶、さらに注意力、言語能力と視空間能力（例えば、紙上に描くことによって一つのイメージを加工処理して書き写す能力）を評価する30点満点のテストです。

　主治医は、例えば、甲状腺疾患やビタミン欠乏症のような認知症と類似した症状を引き起こす可能性のある他の疾患を除外するために、血液検査と脳画像も利用するでしょう。CT（コンピュータ断層撮影）とMRI（磁気共鳴画像）の2つの脳画像検査も、脳の記憶センターである海馬が小さくなっているかどうかを確定するために使用されることがあります。あなたが神経内科医に診てもらっているのであれば、医師は腱反射、筋緊張、協調運動、平衡感覚もテストするでしょう。

　あなたの感覚が十分に機能しているかをテストする医師もいます。最近の研究は、ある種の臭いを識別する能力の低下が、アルツハイマー病による認知障害の非常に早期の症状であると提唱しています。同じように、最先端の眼－皮膚－評価技法は、網膜上または皮膚の血管内にアルツハイマー病特有のベータアミロイドの蓄積を可視化できます。ただし、これらの革新的な技法を利用するうえでの研究とテクノロジーは新しく、医師たちは日常の臨床においてこれらのテストは行いません。

　アルツハイマー病または認知症の一因となる他の疾患の存在を示すバイオマーカー（26ページを参照）のためのテストは、通常、かかりつけ医は一般には使用しませんが、専門のクリニックや研究目的の試験において、時に専門医によって使用されることがあります。とても新しいテクノロジーなので、テストを使用する最適な時期や誰に使用すべきをかをはっきりさせるために、さらに多くの研究が行われる必要があります。これらのテストを選択し実施しても、その意義についての科学的なコンセンサスが得られていないので、結果を解釈するのが困難な可能性

（訳者注12）MMSE（ミニメンタルステート検査）：Mini Mental State Examination。1975年、アメリカでフォルスタインらが認知症の診断用に開発した質問セット。わが国には長谷川式簡易知能評価テストなどがある。

があります。例えば、2012年にFDA（米食品医薬品局）は、認知障害の患者で特定のタイプの認知症の診断に役立つ可能性がある一つのタイプのPETを承認しました。しかし、このPET検査の結果が「陽性」であっても、残念ながら他の認知障害と区別し、特定のアルツハイマー病の存在を立証するというわけではありません。最後に、その使用がまだ標準化されていないという理由から、保険会社の適用を受けておらず、このバイオマーカーテストにはかなりの費用がかかります。

現時点では、新しいバイオマーカーテストは、若年者が、確実なアルツハイマー病のリスクファクターや家族歴が存在しないのに認知症の症状を呈していて、診断が不確実な場合に実施されます。こうした場合には、臨床医は、アルツハイマー病の顕著な特徴やバイオマーカーを探すために数多くの先進技術を用います。PETと脳脊髄液（CSF）分析は、ベータアミロイドプラークの存在、ブドウ糖代謝の問題、さらにアルツハイマー病と関連する他の脳変化を突きとめるのに役立つ可能性があり、診断をより確実にはっきりさせるのに役立ちます。

バイオマーカーテストは、実に発展途上にある分野なので、アルツハイマー病の早期発見が非常に期待できる分野の一つです。バイオマーカーを検出する新しいテクノロジーと手法、例えば脳イメージング、脳波スキャン、精度の高い神経心理学的テストなどは非常に磨きがかけられています。いつの日か、簡単な血液検査で、アルツハイマー病にかかっているか、また将来発症するかどうかを間違いなく教えてくれることが可能になるでしょう。現在のところ、アルツハイマー病の診断にとって、どのバイオマーカーテストがもっとも正確で、安全で、費用に対する効果が高いかを明確にするために、さらに多くの研究が実施される必要があります。

遺伝子検査が、早期に発症するアルツハイマー病が、将来発症するかどうかを正確に予測できることを覚えておくことは大切です。前に説明したように、早期発症アルツハイマー病は稀であり、多くの場合、遺伝子によって引き起こされます。遺伝子検査は、原因となる特定の突然変

異を同定するのに役立ち、患者は遺伝子のプロファイルを対象とする臨床試験研究に参加できます。しかし、これらのテストを受ける決断はとても複雑です。治療する医師や遺伝子カウンセラーは、これらのテストがあなたに適したものであるかどうかを判断するにあたって、助言することができます。

　遅発性に発症するアルツハイマー病のリスクを決定する場合は、通常、私たちは遺伝子検査を推奨していません。APOE4遺伝子を保有しているかどうかを知ることは、必ずしもあなたの利益になるとは限りません。すでに説明したように、多くの人がその遺伝子を保有しており、そのすべての人がアルツハイマー病を発症するとは限りません。さらに、APOE4のような遺伝子検査は、アルツハイマー病のリスクという大きくてかなり複雑な情報のわずか一片を臨床医に伝えるだけなのです。アルツハイマー病予防クリニックでは遺伝子検査を実施しますが、私たちは患者一人一人に見合った治療にするために役立たせ、さらに試験研究に参加している患者のデータを精緻にするために行うのであって、決してリスクを確定するためではありません。むしろ、私たちはすべての人たちがこの本の中で詳しく述べられているような、健康的なライフスタイルのためのプランを身に付けることに重点的に取り組むことを勧めます。

アルツハイマー病の治療

　現在のところ、アルツハイマー病の治療法はありません。アルツハイマー病にすでにかかっている患者では、治療はこの病気の症状に上手に対処するとか、進行を遅らせることを対象としています。薬剤、サプリメント、そしてその他としてライフスタイルの変更が、一般に包括的な治療プログラムの構成要素と考えられており、その取り組み方は医師と患者の双方に準じていろいろです。私たちは、この本を通じて食事とライフスタイルの変更（あるいは修正）について説明し、第7章ではアルツ

アルツハイマー病の臨床研究から目を離さない

　アルツハイマー病への関心は年を追うごとに高まっており、試験研究の数は増加してきました。何百もの試験が、いったいどういった薬剤、治療、そして介入が、アルツハイマー病の治療や予防にもっとも効果的で、かつ安全であるかを確定するために常に実施されています。試験研究にはいくつかの異なる段階（フェーズ）があり、それぞれのフェーズは、研究者が特定の質問に回答するのに役立ちます。

- フェーズⅠ（第Ⅰ相試験）は、少人数の被験者グループで治療の安全性と副作用を評価します。
- フェーズⅡ（第Ⅱ相試験）は、より多人数の被験者グループ（100〜3,000人）で治療の安全性と副作用を評価します。
- フェーズⅢ（第Ⅲ相試験）は、非常に大勢の被験者グループでその治療を標準的治療と比較します。安全性と副作用も追跡調査されます。
- フェーズⅣ（第Ⅳ相試験）は、FDAによって承認された薬剤の長期の安全性、効果、そして最適な使用法を追跡調査します。

　有意義な治療として医師による処方が可能になるフェーズⅢ試験の結果が出るには、平均して5〜7年の年月を要することがあります。私たちは可能性のある治療を開発するためのとてつもない作業を行っていますが、これらの治療が人々の手に届く前にさらに多くの研究が行われなければなりません。

　現在、アルツハイマー病の研究者たちは多岐にわたる治療を研究しています。とくにアミロイドやタウを標的とする薬剤を探究する研究があります。また、他の病気に使用されている薬剤がアルツハイマー病にも使うことが可能かどうかの研究もしています。さらに、その他の研究では、単一の栄養素から一般に入手可能なサプリメントを含む配合剤まで、栄養学に基礎を置いた治療も検討されています。新しい

> 研究の傾向は、アルツハイマー病のより早い段階の患者を対象としていることです。
>
> 　多くの試験研究の結果、私たちは可能性のある試験研究が病気の進行過程の早い段階で試みられるほど、それだけ患者にとって恩恵をもたらす可能性が高いことを知りました。

ハイマー病の症状を軽減するためと認知機能を一定に保つために現在使用されているいろいろな医薬品を解説しています(266ページを参照)。

　アルツハイマー病に対する決定的な、そしてきわめて有効な治療法は今現在一つも存在しませんが、科学者たちは日々この病気について多くの事柄を学んでいます。胸を踊らせるような臨床試験研究が進行していて、この何年間のうちにより良い治療の選択肢にできると、私たちは確信しています。あなたが試験研究のどれかに参加したいのであれば、私たちは最新の研究に関するアメリカ国立老化研究所のウェブサイト(http://www.nia.nih.gov/alzheimers/clinical-trials)にアクセスすることを勧めます。その他の役に立つウェブサイトとしてwww.alzu.org/trialsがあります。あなたが住む地域で行われる新しい試験研究に関する情報を、これらのウェブサイトから入手できるでしょう。

アルツハイマー病の予防

　アルツハイマー病の発症を防ぐ保証付きの方法はありません。それよりむしろ、医師たちは、主に彼らの患者がアルツハイマー病にかかりやすくするリスクファクターに上手に対処するとか、リスクファクターを減らすことで、この病気を発症する可能性を最小限に抑えることに重点的に取り組みます。あなたの主治医は、例えば、コレステロールあるいは血圧を下げる薬剤を処方するとか、ライフスタイルを変更することによって心臓疾患のリスクを減少させることに取り組みます。

私たちは、リスクの削減が、物忘れを心配しているすべての人にとってきわめて大切であると確信しています。これは、一つにはある人にとって、一度でもアルツハイマー病の症状があれば、記憶機能を取り戻すことがきわめて困難だからです。私たちがこの本の中で勧めている食生活は、アルツハイマー病の人たちが記憶を一定に保ったり、あるいは改善したりするのに役立ちますが、この病気の診断を未だ受けていない人たちにこそもっとも適しているのです。アルツハイマー病は、症状の出現に先立つ数十年も前から脳内で発症している可能性があるので、私たちは、この病気のリスクがより高い人たちだけでなく、すべての人に脳を健康に保つ食事を取り入れることを勧めます。

　科学者たちはこの病気を研究し続けているので、その真の原因に関してもっと多くのことがわかるようになることでしょう。また、私たちがアルツハイマー病の原因について深く知ることになれば、私たちはこの病気に対する予防の態勢を、それだけ早く整えることができるでしょう。

まとめ

　私たちはこの章でアルツハイマー病の幅広い概要を提供し、私たちのこの病気についての理解が長い年月をかけてどのように展開してきたかを示しました。

　科学者たちは、この先ずっと明敏で賢い状態を維持するために、あなたが実行できる数多くの事柄が存在すると、少しずつ確信するようになりました。食生活がアルツハイマー病の治療と予防の両面にとって、何よりも重要なファクターであると指摘する研究がますます多くなっています。良い食生活は、この病気をいまだ患っていない人たちが病気を回避するのに役立ち、診断をすでに受けている人たちでは病気の進行を遅らせる可能性があります。私たちにとってこの本を執筆させる動機となったのはこの事実です。あなたはアルツハイマー病の予防と治療においてなぜ食生活が重要であるかを次の章で学ぶことになります。

第2章

食生活がどうして大切なのでしょう？

アルツハイマー病が重要な公衆衛生上の危機として認識されてから10年の間に、私たちがこの病気を理解するうえで特筆すべき進展がありました。研究者たちは、アルツハイマー病の予防と治療にとって将来が期待できると思われる特定の研究領域に的を絞ることができるようになりました。その一つが栄養学でした。

　近年、食生活の脳機能に及ぼす影響に焦点を当てた研究が急速に増えています。アルツハイマー病の有病率が過去20～30年間に増大した一因が、劣悪な食事と栄養摂取の偏りである可能性を指摘する研究がいくつかあります。一つは、科学者たちは、アルツハイマー病の増大が食生活と関連する糖尿病のような病気の増加と関係すると考えています。第1章で述べたように、これらの病気は、それ自体が循環器疾患のリスクを高めますが、循環器疾患はそれ自体がアルツハイマー病のリスクファクターなのです。さらに、より新しい研究では、劣悪な食生活が単にアルツハイマー病と関係しているだけでなく、アルツハイマー病の発症と直接的な因果関係にある可能性を示しています。さらに今日では、科学者たちは、食生活の改良が病気を予防する、あるいは進行を遅らせるためにきわめて重要であると確信しています。

　この章では、食生活がアルツハイマー病に対してどうしてそんなに大きな影響を及ぼすかについて説明します。まず初めに、あなたが口にする食べ物が脳の働き方にどのような影響を及ぼすかを説明します。次いで、2つの主な栄養素と関係する疾患と、それらがどのようにしてアルツハイマー病の一因になるかを解説します。最後に、食生活とアルツハイマー病に関する最新の研究を検証して、食べ物と個人の遺伝子発現との関係を研究する学問分野である栄養ゲノム情報科学 (訳者注13) の概要を紹介します。発展途上にあるこの研究領域は、アルツハイマー病を含む数多くのさまざまな疾患に対して、より的を絞った個別化された治療の

(訳者注13) 栄養ゲノム情報科学：食品や栄養素の安全性・機能性を遺伝子発現分析を利用して解析する学問。

可能性という、将来に対する希望を私たちにもたらしてくれます。

　食生活が脳にどのような影響を及ぼすかを知るには、さらに多くの事柄が解明される必要があります。しかし、予備的研究のエビデンスは、食事の摂取がアルツハイマー病に対処するうえでもっとも重要な要因の一つであることを明らかにしています。この考え方は非常に新しいものなので、多くの人たちはまだそれに気付いていません。私たちは、いつの日か認知機能に対する栄養摂取の重要性が広く知られ、人びとがそれを当たり前のように受け入れ、脳を正しく養うために食べ物を選択するようになることを願っています。

　その一方で、この章の内容が、あなたの脳機能と身体的な健康の両方にとって、最良の食べ物を選択する指針として役立ってくれることを期待しています。

あなたの脳を養う

　ご存じのように、脳は私たちの行動をコントロールしています。とりわけ、脳はあなたが食べる物を決定します。しかし最近まで、食べ物が脳機能に重要な影響を持つことは、ほとんど見過ごされてきました。もっとも基本的なレベルでは、食べ物はまずあなたの脳に栄養を供給します。あなたの脳を、精緻に調整された車のエンジンと考えてみましょう。あなたが劣悪な燃料を車に供給すれば、エンジンは機能を発揮する前に故障するかもしれません。反対に良質な燃料を車に供給すれば、エンジンはその先ずっと最高の性能で機能を発揮します。

　食べ物はさまざまな方法で脳に影響を及ぼします。一部の栄養素は、科学者たちが「血液-脳関門」と呼んでいるものを通過することができるので、脳に直接影響を及ぼします。血液-脳関門とは、脳に栄養分を与え、そして脳を取り囲む組織液から、全身を循環する血液を切り離す特殊な細胞で構成されている複雑なネットワークです。この関門は脳の門番として機能し、有害な物質が脳に入るのを防ぎ、脳の主要な燃料源

であるブドウ糖のような必須物質が、脳の中に入るのを許可します。例えば、水はこの防護壁を容易に通過できますが、有害な細菌は通り抜けることができません。

　食べ物は、ある時には脳機能に影響を及ぼすある種の化学物質、厳密に言えば、脳細胞が情報のやり取りするのを可能にするホルモンと神経伝達物質の放出を促します。例えば、チョコレート（とりわけダークチョコレート）は、少量の神経伝達物質のセロトニンと、脳がセロトニンをより多く生成できるようにするセロトニンの前駆物質L-トリプトファンと呼ばれている物質の両方を含有しています（L-トリプトファンからセロトニンが生成されます）。セロトニンは幸せ感をもたらす化学物質といわれ、セロトニンレベルが高いと良い気分になれるので、セロトニンはある種の抗うつ薬の標的となっています。チョコレートを食べることによって、あなたは脳のセロトニンレベルを上昇させ、その結果、気分も高まります。

　食べ物の種類、質、量は、脳の働き方にこうした重要な影響を及ぼすことから、精神が最大の能力を発揮し、持続的に機能するためには、食生活を良好な状態に保つことが大切なのです。先のエンジンの例えに戻ると、劣悪な燃料を生涯にわたって摂ることは、機能が低下する一因となる可能性があります。しかし、たとえ良質な燃料を摂取してこなくても、修正を加えるのに遅すぎることはありません！　実際、わずか6週間だけでも、より健康的な食生活を実践すれば、脳と身体機能に、注目に値する恩恵をもたらすことが可能なのです。この本の残りの部分で紹介する戦略を用いることによって、あなたはただちに脳がフル回転するのを体験することでしょう。

栄養摂取と関係する疾患とアルツハイマー病

　過去30年間、アメリカをはじめとする先進国は、劣悪な食生活や栄養摂取と直接関係する健康障害が、驚くほど増加してきました。肥満、

糖尿病、メタボリックシンドローム（一群の心臓病とその他の疾患のリスクを高める状態）の割合が、ファーストフードチェーン店の急成長、1回の食事量の増大、加工食品と砂糖が添加された食品の普及によって飛躍的に増大しました。人びとは以前よりも過食になっており、砂糖と脂肪の摂取を劇的に増加させました。しかし一方で、果物と野菜の摂取量は減っています。

　これらの栄養摂取と関係する疾患が増加したのと同時期に、アルツハイマー病の罹病率も上昇しました。これは偶然な一致ではありません。一つの理由は、これまで述べたように、糖尿病とメタボリックシンドロームは心臓病のリスクファクターであり、心臓病それ自体がアルツハイマー病のリスクファクターだからです。また糖尿病は単独でアルツハイマー病発症の上昇と関係しています。私たちは、この章においてもっとも頻繁に遭遇する2つの問題を検討し、それらがどのようにして認知機能障害の一因になるかを説明します。

過剰な体脂肪

　アメリカは肥満のまん延に悩まされています。過去35年の間に、アメリカにおける肥満率は倍増しています。ある試算によると、平均的なアメリカ人の体重は、1960年と比較すると約12キロ増えています。今日、全アメリカ人の3分の1以上、つまりおおよそ7,900万人が肥満度指数（body mass index：BMI）30以上の肥満の状態です（76ページの囲みを参照）。世界で肥満の割合がこれより高い国はメキシコ1カ国だけです。

　私たちは、この国家的な体重増加をどのように説明したらよいのでしょうか？　一言で言えば、アメリカ人は以前よりもたくさん食べているのです。彼らは頻繁に外食し、家庭以外で調理された食事に多額のお金を使っています。レストランでの1回の食事量、テイクアウト店舗、ファーストフード店が、年々大幅に増えてきたのが問題なのです。レストランでの平均的な食事量は、今日、1950年代のおおよそ4倍です。

同時に、数多くの食品会社は、比較的少額の値上げをし、その割には多くの量の評判の良い品を提供しています。あなたは、1ドル1リットルのソーダにわずか数セントちょっと追加でするだけで、2リットルのソーダを買えるのです。私たちの多くは、安くて得したように見える買い物にはすぐ飛び付きます。
　しかし結局のところ、安い買い物はためになりません。数多くの研究が指摘していますが、1人分の量が多ければ過食するようになります。しかも、もっと悪いことには人びとは外食することが常習化したので、彼らはこうした1人前の分量が多いことにも慣れてしまいました。栄養学者たちは、この誤解を「1人分の量の歪み」(portion distortion)と名

BMI	判定
18.5未満	低体重
18.5～25未満	普通体重
25～30未満	肥満(1度)
30～35未満	肥満(2度)
35～40未満	肥満(3度)
40以上	肥満(4度)

日本肥満学会 2011年9月より

世界保健機関(WHO)での 評価

BMI	判定		
16未満	痩せすぎ	Severe thinness	低体重
16～17未満	痩せ	Moderate thinness	Underweight
18.5未満	痩せぎみ	Mild thinness	標準
18.5～25未満	普通体重	Nomal range	Normal range
25～30未満	過体重	Overweight	肥満
30～35未満	肥満(1度)	Obese class Ⅰ	Obese
35～40未満	肥満(2度)	Obese class Ⅱ	
40以上	肥満(3度)	Obese class Ⅲ	

WHO: Global Database on Body Mass Index より

付けています。結果として、アメリカ人は家で調理して食べるときでも、健康的な体重を維持するのに必要な量よりも多く摂取します。

　こうした食習慣の変化は、少なくとも、私たちが今日遭遇している肥満の危機の一つの原因になっています。肥満は深刻な健康状態であって、心臓病、脳卒中、糖尿病、メタボリックシンドローム、婦人科疾患、またある種のがんの発症リスクを著しく高めます。肥満は、脳と関係する数多くのさまざまな問題とも関連します。BMIとウエスト・ヒップ比の高い人たちは、加齢とともに全脳容積の減少と海馬（脳の記憶センター）の萎縮が大きい傾向にあることを明らかにした研究があります。利用可能な脳細胞が少なくなると、認知機能は打撃を受けます。体重、とりわけ体脂肪と記憶機能との間の反比例関係を報告している研究があります。言い換えれば、より多くの体脂肪を有していることはより貧困な記憶力と関連しています。一般的に、皮下および/あるいは内臓脂肪の腹部領域に多く蓄積された高水準の「中心性肥満」または「ビール腹」の持ち主であることも、認知障害の大きなリスクと関連します。

　第1章で述べたように、肥満はアルツハイマー病の一つの特異的なリスクファクターです。40歳から45歳の男女一万人を平均36年間追跡した研究結果が、医学雑誌「Current Alzheimer Research」に発表されました。その結果は、肥満の人たちは正常な体重の人たちよりもアルツハイマー病を発症する可能性が3倍以上高かったことを指摘しています。別の研究では、肥満になる可能性が高いことに関係する脂肪塊と肥満関連遺伝子（fat mass and obesity-associated gene; FTO遺伝子）いわゆる「脂肪遺伝子」を保有する人たちは、アルツハイマー病を発症する可能性が高いことを指摘しています。とくに彼らがAPOE4遺伝子（46ページを参照）を保有している場合は、さらにアルツハイマー病を発症する可能性が高いことが示されました。さらに、肥満関連遺伝子自体が高齢期における脳容積の減少と関連しているようです。

　一方で、肥満が認知症のリスクを高めるかどうかついては、相反するエビデンスが存在します。約200万人が参加した英国における研究は、

肥満度指数と体脂肪率

　医師たちは、ある人が低体重、正常体重、太りすぎ、または肥満であるかを確定するために、肥満度指数(BMI)と名付けられた測定基準を使用します。基本的には、BMIは簡単な公式を用いて、ある人の体重と身長を比較します。

$$BMI = \frac{体重(キログラム)}{身長(メートル)の2乗}$$

　インターネット上に肥満度指数の自動計算サイトを見つけることができます。アメリカ疾病対策センター（CDC：Centers for Disease Control and Prevention）とアメリカ国立心肺血液研究所（NHLBI：National Heart, Lung, and Blood Institute）の両方のサイトで、体重と身長を入力すると、即時に結果を得られます。(連絡先の情報源は300ページを参照)。

BMI	分類
18.5 以下	低体重
18.5～24.9	正常体重
25.0～29.9	過体重
30.0以上	肥満

　上の表は計算されたBMI値に基づいた4つの体重カテゴリーを示しています。

　BMIは、健康上のリスクを確証するのにより有用と考えられている体脂肪率が考慮されていません。しかし、体重状態の一つの指標として、BMIはさまざまな重篤な病気や健康上の問題を発症する確率を予測するのに役立ちます。過体重または肥満の人たちは、高血圧、冠動脈性心疾患、高コレステロール、糖尿病、そして少なくとも10種類のがんを発症するリスクがより高いと考えられています。

さらに、これらの病気は長期にわたり脳に影響を及ぼす可能性があり、アルツハイマー病や血管性認知症（脳への血液供給の障害によって引き起こされる認知症）のリスクを高めます。

もう一つ別の重要な測定は、体の中の脂肪量と除脂肪体重^{（訳者注14）}の割合を調べる「体組成分析」です。この測定は、例えば皮膚カリパス（皮下脂肪測定器）、特殊なスケール、また、他のもっと最新式の装置など、さまざまなツールを用いて行われます。家庭で使用できる体重や体脂肪を測定するスケールもありますが、それらは必ずしも正確ではありません。

体脂肪率は健康に重大な影響を持つことがあります。脂肪は体の代謝をコントロールするある種のホルモンを放出します。重要な脂肪細胞ホルモンの一つは、体がインスリンに効果的に反応するのに役立つ「アディポネクチン」です。過剰な脂肪は、代謝機能不全、循環器疾患、インスリン抵抗性、さらに脂肪肝のような多くの病気の一因になるアディポネクチンの産生低下を引き起こすことがあります。第1章で述べたように、循環器疾患とインスリン抵抗性は、共に脳の健康に悪影響を及ぼすことがあります。

目標とする体脂肪率は、性別や筋骨たくましいかそうでないか、といったようなさまざまなファクターによって異なっています。例えばアメリカ運動協議会によれば、平均的な成人男性は18～24パーセントの体脂肪を持っていなければならず、平均的な成人女性は25～31パーセントの体脂肪率を持つ必要があります。運動競技選手にとっては、目標は著しく低くなります。男性の運動選手の脂肪率は6～13パーセント、女性の脂肪率は14～20パーセントです。年を取ると、これらの数値は通常、ある程度まで高くなります。

体脂肪率に加えて、体脂肪の種類と分布もまた、代謝と全身の健康にとってきわめて重要です。脂肪は体の中のさまざまな部位に蓄積されます。「皮下脂肪」は皮膚の下に、「筋肉内脂肪」は筋肉の間に、「内臓脂肪」は胃や肝臓のような内臓の中とその周囲に蓄積されます。

> 理解しにくいテーマですが、簡単に言えば、内臓脂肪は皮下脂肪や筋肉内脂肪よりもはるかに有害です。内臓脂肪は特定の有害化学物質を排出することが発見されているので、過剰な内臓脂肪は心臓病、高コレステロール、さらにインスリン抵抗性のような健康への良くない影響を引き起こす可能性があります。内臓脂肪を算出したいと望む研究者たちにとって、精密な手段を使わなくても、簡単な腹囲の測定だけで疾患のリスクについての有益な情報を得ることができます。例えば、ある男性が直径で100センチを超えるウエストサイズを持っているとすれば、その男性は小さなウエストサイズ（74～86センチ）の男性よりも、アルツハイマー病に多大な影響を与えるリスクファクターの一つである糖尿病を発症する可能性が12倍も高いのです（内臓脂肪のおよその数値を求めることに関する情報については、139ページの囲みを参照）。体脂肪率、体脂肪分布、アルツハイマー病の関係は明確にされつつありますが、これらの複雑な関係を完全に理解するためにはさらなる研究が必要です。

臨床的に重度の肥満（BMIが40以上）の人たちが実際には健全な体重の人たちよりも認知症のリスクが29パーセント低かったことを指摘しました。それに反して、低体重（BMIが18.5以下）の人たちでは認知症のリスクが健康な人たちで見られるよりも34パーセント高くなっていました。この研究は体重と認知症との関連性が複雑であるという事実を強調しています。

　研究者たちは、肥満がアルツハイマー病を発症するリスクをどのようにして、またどうして高めるか、いまだに正確にはわかっていません。しかし私たちは、肥満が血管障害、インスリン反応性障害、ブドウ糖代謝不全を引き起こすことを知っています。したがって、肥満は、少なく

（訳者注14）除脂肪体重：個体の全重量から脂肪組織の重量を差し引いた体重に関する指標の一つで、体を構成する体脂肪を除いた筋肉・骨・内臓や水分などの総重量を指す。

とも一つには脳への血流低下、および／または脳エネルギー代謝の低下という悪影響をもたらす可能性があります。

　これらの潜在的な機序の詳細な論議はこの本の範囲を超えていますが、おおまかなメッセージは肥満と認知障害が関連しているということであり、予防と症状軽減に役に立つ食事は、他の疾患にも好ましい影響をもたらす可能性が高いということです。

糖尿病

　アメリカにおける肥満の比率が増大するにつれ、体重増加に深く根ざした栄養摂取と関係する別の疾患の比率も増えています。2型糖尿病（以前は「成人発症型」と呼ばれていました）です。「2型糖尿病」とは、脳細胞を含めて、すべての細胞が必要とするエネルギー源のもっとも基本的な形である単糖類のブドウ糖を体が処理しきれず、悪戦苦闘している状態です。その結果、ブドウ糖は血液中で増加し、潜在的にゆっくり時間をかけて血管、腎臓、目、さらに神経に損傷を与えます。

　「高血糖」と名付けられている高い血糖レベル状態は、インスリン抵抗性という基礎疾患と関係しています。「インスリン」とは、体が血糖を調節するのを手助けするホルモンで、細胞にブドウ糖を取り込むように命じます。しかし、体はインスリンの持つ作用に対して「耐性」を持つようになるため、体はインスリンに適切に反応しません。したがって、ブドウ糖は血流の中に留まって高血糖を引き起こします。

　科学者たちはインスリン抵抗性のはっきりとした原因をわかっていませんが、可能性のある誘因の一つは炭水化物、とくに継続した単糖類の多い食生活です。大多数の人は本能的に過剰な糖が「悪い」こと、それが肥満と糖尿病に関係することを知っています。しかしこの理由を知っている人はほとんどいません。糖分の多い食生活がなぜ危険なのかを理解するために、インスリン抵抗性について詳しく考えてみましょう。

　あなたが食事を摂るたびに、摂取した食べ物から一定量のグルコース（ブドウ糖）が生じます。生じたグルコースは消化管から血流の中に放出

され、体の中のすべての細胞へと移動します。

　これに応じて、膵臓は、グルコースを必要とする細胞にグルコースを送り込むのを手助けするために、血糖に応じた量のインスリンを血中に分泌します。理想的な状況下では、放出されるインスリン量は血流中のグルコースの量に合わせて正確に調整されます。細胞にグルコースを送り届けるのにはちょうど良いインスリン量なので、体の「平衡状態」、つまり化学的ならびに生理学的なバランスが維持されます。

　しかし、あなたが糖分の多い食べ物をたくさん食べるとどうなるでしょう？　炭水化物は大量のグルコースに分解されます。あなたがコーヒー、紅茶、また焼き菓子に加える種類の大量の単糖類と一緒に炭水化物を食べているとすれば、非常に短時間でブドウ糖に分解されます。ドーナツを一度に10個食べるとすれば、体はブドウ糖を処理するために大量のインスリンを放出します。しかし、あなたがドーナツなどの糖分の多い食べ物で体に過度な負荷をかけ続けると、膵臓はインスリンに対する絶えることのないニーズに遅れずについていくことができなくなり、最終的には打ちのめされることになります。また、体が必要とされるインスリンを産生し続けるとしても、細胞がホルモンに慣れて反応するのをやめてインスリン抵抗性になります。結果として、ブドウ糖とインスリンの両方があなたの血流の中に増大します。

　インスリン抵抗性は健康にとって有害です。体は血流の中のグルコースを利用できないので、利用できない過剰なエネルギーの多くは脂肪として蓄えられます。インスリン抵抗性がとりわけ脳に良くないことを明らかにしている研究が少しずつですが増えています。一例を挙げると、高レベルのインスリンはアルツハイマー病の顕著な特徴の一つ（23ページを参照）であるベータアミロイド蛋白の蓄積の一因となる可能性があります。ある研究では、インスリンとベータアミロイド蛋白は、どちらもIDE（インスリン分解酵素）という同じ酵素によって分解される（壊される）ことを指摘しています。血液がインスリンで溢れると、インスリンを体から取り除くためにさらに多くのIDEが必要になります。この

ことは、脳内のベータアミロイド蛋白を分解し、取り除くための利用可能なIDEが足りなくなることを意味します。このことが、さらに多くのプラークの形成と認知低下を引き起こすのではないかと考えている研究者がいます。

　科学者たちは、糖尿病、インスリン抵抗性、アルツハイマー病との関係性について確かな本態を解明するべく努力しています。その結果、次の事柄が明らかになっています。糖尿病にかかっている人たちは認知症を発症する可能性が有意に高く、とりわけアルツハイマー病を発症する可能性が高いのです。これは先に紹介したインスリン抵抗性とIDEとの関係、あるいは糖尿病そのものがアルツハイマー病のリスクファクターである循環器疾患のリスクを高めるためです。また、糖尿病は軽度認知障害（31ページ参照）発症のリスクを高める可能性もあります。境界域の高血糖でも、認知低下が早まることに関係すると指摘している研究があります。この領域における研究は急速に進歩しています。いつか、この領域の研究が血糖の最適範囲を決めるのに役立つ可能性があります。

　幸いにも、２型糖尿病によるアルツハイマー病の発症を避けるためにできることがたくさんあります。食生活がここでの鍵です。わたしたちが指摘したように、注意深く炭水化物を選ぶことが絶対に必要なのです。第3章で解説するように、すべての炭水化物は一様ではなく、いろいろな種類の炭水化物が存在しています。したがって、脳に損傷をもたらす可能性のあるグルコースの過剰な負荷とインスリンの急上昇を避けるために、炭水化物を見分ける方法を学ぶ必要があります。最新の知見は、認知機能の助けになる、より健康的な食べ物を摂ることを推奨しています。実際、ある種のタイプの低炭水化物食が、軽度認知障害の人たちの記憶機能を改善することが明らかにされています。

　とくに、私たちは単糖類の単炭水化物を制限する、あるいは断つことを推奨しています。アメリカは、単糖類に関して大きな難問を抱えています。私たちの単糖類への執着は、驚くべきことに、平均的なアメリカ

人が毎年約60キロもの単糖類を消費するレベルにまでなりました。単糖類は主に加工、または市販用に製造された食品に添加された形態で消費されています。これがなぜ問題なのでしょうか？　最近の研究は、単糖類が命取りではないにしても、コカインに肩を並べるくらいの常習的な物質であると指摘しています。単糖類の多い食べ物が、脂肪の多い食べ物、アルコール、または薬物を摂取するよりも脳内の快楽中枢を効率よく刺激することを照らし出す脳画像研究があります。私たちの同僚のエリク・スティスのような研究者たちが立証したように、単糖類もまた脳の報酬領域^(訳者注15)を魅きつけることに長けていて、衝動的な摂取に走らせることによって単糖類摂取の悪循環を助長します。

　落とし穴は、単糖類摂取の大幅な増加や私たちの単糖類依存が、心臓の健康を増進するための政府のプログラムによって、誰も気付かないまま支えられ、助長されてきた可能性のあることです。1970年代、食事の脂肪は心臓病の主要な原因と考えられていました。この問題と闘うために、政府は市販の食品の飽和脂肪酸^(訳者注16)の濃度を低くするための法令を策定しました。しかし、かえって心臓病の比率が増大したのです。

　なぜでしょうか？　製造業者は、新しい低脂肪食品を魅力的にしようとして飽和脂肪酸を大量の単糖類、および/あるいは高果糖コーンシロップと置き換えました。当時、研究者も含め、大多数の人たちはこれ

(訳者注15) 脳の報酬領域：報酬（Reward）とは、魅力的でモチベーショナルな行動を誘発する刺激であり、アプローチ行動とも呼ばれる欲求行動、完遂行動を誘発するものである。報酬系には脳のさまざまな領域が関与しているが、その中心的役割を担っているのは中脳の腹側被蓋野、線条体の側坐核である。しかし、中脳の腹側被蓋野の神経細胞はいろいろな脳領野から入力を受けており、その回路の実態は非常に複雑である。

(訳者注16) 脂肪酸：あぶらには、常温で液体のあぶら（油）と固体のあぶら（脂）があり、これをまとめて、油脂と呼んでいる。この油脂は、脂肪酸とグリセリンという分子からできており、この油脂や脂肪酸、グリセリン、コレステロールなどを合わせて脂質と呼んでいる。飽和脂肪酸は、水素分子によって飽和されているので「飽和」と呼ばれる。（農林水産省のホームページより一部改変）

を適切な対応と理解していました。しかし、今日、単糖類が脂肪に変換され、食事の脂肪よりももっと簡単に体内に蓄積されることを知っています。また、心臓病だけでなく肥満、糖尿病、アルツハイマー病、その他の認知低下の一因となるのが、私たちが摂取する単糖類なのです。

　全体的に見れば、私たちが今日持っている知識からは、糖尿病の人たちにとって有益な食生活は、すなわちアルツハイマー病の人またはアルツハイマー病を発症する危険性のある人のどちらにも有益であることが明らかです。炭水化物、とりわけ単糖類の摂取を制限することは、脳を健康に保つ食事プランの、唯一もっとも重要な要素である可能性があります（炭水化物についてもっと知るためには、第3章の96ページを参照）。

アルツハイマー病の治療における新しい食事に関するコンセプト

　科学者や医療専門家たちは、良い食生活はアルツハイマー病を予防する、あるいは進行を遅くする可能性があると考えるようになり、研究者たちは新たな方法で栄養摂取について検討し始めました。この節では、アルツハイマー病研究の最先端にある3つのコンセプトを説明します。科学者たちは多くのことを知るために努力を続けていますが、カロリー制限、脳の燃料としてのケトンの使用、栄養ゲノム情報科学、さらに消化管マイクロバイオーム（微生物叢）（訳者注17）は、アルツハイマー病の予

（訳者注17）消化管マイクロバイオーム（微生物叢）：細菌や真菌、ウイルス等の微生物がヒトの体の消化器、皮膚、口腔、鼻腔、呼吸器、生殖器などの外部環境と接するあらゆるところに生息し、それぞれが特有な微生物叢を形成している。近年、この微生物叢は多くの疾患や病態で健常者と異なることが明らかとなっており、微生物叢が健康や疾患に深く関与していることが示唆されている。しかし、微生物叢の形成・変化、健康や疾患の発症・進行への関与といった微生物叢と宿主の相互作用・共生・疾患発症のメカニズムに関しては多くの点がいまだに不明のまま残されている。（笹川　千尋・大野　博司：「微生物叢と宿主の相互作用・共生の理解と、それに基づく疾患発症のメカニズム解明」平成30年度 革新的先端研究開発支援事業［AMED－CREST PRIM］、公募説明会より一部改変）

防と治療の今後を左右する鍵になる可能性があります。

カロリー制限

　日本の沖縄地方には、世界でもっとも長寿の人たちがいます。2000年における出生時平均余命は、沖縄の女性では約86歳、沖縄の男性では約78歳で、100歳以上の人たちも多くいます。現在の概算では、沖縄には10万人に35人の割合でセンテナリアン（100歳以上の人）がいます(訳者注18)。さらに、循環器疾患、がん、認知症などの老化による死亡率は他のどの地域よりも著しく低いのです。

　長寿と健康な老化の鍵を探すため、科学者たちは、1976年、沖縄住民を詳しく調査し始めました。ブラッドリー・ウィルコックス博士と彼の同僚たちは、沖縄のセンテナリアン900人以上と、70歳代、80歳代、90歳代の沖縄住民を追跡調査しました。彼らは、遺伝子が沖縄住民の寿命を決定付けるのに一翼を担っているが、食生活のようなライフスタイルも重要なことを発見しました。これらの高齢の沖縄住民は、他の日本人と比較して米、穀類、その他の炭水化物の摂取量が少なかったのです。彼らは老化を遅らせると考えられている抗酸化物質が豊富な野菜などを多く食べていました。しかし、より重要なのは、非常に高齢の沖縄住民は、生涯を通して常に少量の食べ物しか摂っておらず、似通った年齢と活動レベルの他の日本人と比べて、摂取するカロリーがおよそ10～30パーセント低かったのでした。沖縄住民は平均して毎日1,800～1,900カロリーを摂取し、BMIはおおむね18～22の間でした。それに反して、平均的なアメリカ人は1,800～2,600カロリーを摂取し、BMIは26.5でした。

　要約すると、沖縄住民は低カロリー摂取に基づく食生活、つまり「カロリー制限」を実践していました。沖縄住民のカロリー不足は、農業で

(訳者注18) 沖縄の平均余命とセンテナリアン：2015年に女性87歳、男性80歳。100歳以上は、10万人あたり70.5人（2016年9月）。

生計を立てることや職業的な必要性によって生まれました。大多数の沖縄住民は、1日に大量のエネルギーを消費する農業従事者であり、食事は、カロリーは低いが栄養素に富んだサツマイモのような野菜を中心に構成されていました。それに加えて、沖縄住民はカロリー制限を維持するための文化的な原則を持っていました。多くの人たちは、「満腹の80パーセントまで食べる」を意味する「腹八分」を実践していました。

　私たちが沖縄のセンテナリアンから得ることができる知恵は、少食が長生きを可能にするだけでなく、長期間にわたってより高いレベルの活動を可能にすることです。残念なことに、長期間のカロリー制限の効果は、人びとが長い期間低カロリー生活を順守することが困難なためほとんど知られることがなかったのでした。しかし、カロリー制限が健康的な老化と長寿にとってだけでなく、アルツハイマー病の予防と認知機能にとっても有益であると指摘する研究があります。2012年、メイヨークリニックの研究者たちは、過食が記憶障害（「もの忘れ」）のリスクを倍増する可能性のあることを見いだしました。この研究は、1日に2,142カロリーを超える摂取が、中等度の認知障害にかかる確率を著しく上昇させることと関連するのを明らかにしました。多く食べたことによって、軽度認知障害を発症するリスクが高くなったのでした。

　太り過ぎでない人たちでは、カロリー制限が低BMI、低体脂肪、低コレステロール、低インスリンレベル、低炎症マーカー、さらに低血圧をもたらすことを指摘した別の研究があります。カロリー制限が循環器疾患のリスクを低下させ、またインスリンレベルを下げるのに役立つので、カロリー制限がアルツハイマー病から身を守るのに役立つのです。カロリー制限が認知能力を維持するのに役立つ一方で、細胞がストレス下にあるときに細胞が最適に機能するのを手助けし、酸化的ストレスと名付けられている状態による細胞の損傷を軽減する、神経細胞新生（脳細胞の形成）を促すというような他の効果も有している可能性のあることを明らかにした研究があります。全般的に見て私たちは、総カロリーが少ないことは最適な脳の健康にとって良いと提言できます。

ケトン体——脳の代替燃料

　2つの異なるタイプのエネルギー源が脳に供給されています。エンジンを動かすために、ガソリンと充電式バッテリーの両方を使用するハイブリッドカーのように、脳はグルコースと、体が脂肪を代謝する（分解する）ときに作られるケトン体、またはケトンと呼ばれる物質の両方を利用します。一つの例えとして、ブドウ糖はガソリンに、ケトン体はよりクリーンな燃料であるバッテリーと似ていると言えます。

　脳をケトン体によって駆動しようとするには、広く知られた2つの方法があります。一つは食事摂取のパターンをかなり大幅に修正するか、そうでなければケトン体を産生する物質の摂取を増やすことです。

　一つめのケトン食生活と名付けられた食事のパターンは、豊富な量の脂肪と20～30ｇ未満の少量の炭水化物を食べることが必要とされます。ケトン食の生活は体をケトン症(ケトーシス)と呼ばれている状態に陥らせます。ケトン症では、通常、体はエネルギーとして使うグルコースが奪われています。その結果、体は蓄積された脂肪から代替エネルギー源であるケトン体を作り出し始めます。

　ケトン体がアルツハイマー病患者にとってグルコースよりも優れたエネルギー源となる可能性を指摘するエビデンスがあります。一例を挙げると、早期のアルツハイマー病の特徴はグルコースを利用する能力が障害されています。グルコースが唯一利用可能なエネルギー源であるとき、この障害は脳機能に深刻な影響を及ぼし、生命に関わる重要な代替燃料であるケトンの利用を可能にします。同じように、非常に少量の炭水化物を摂取するケトン食は、一般に体重減少をもたらすという点で有益である可能性があります。それでもやはり、ケトン食生活は、ほとんどの場合、きわめて稀にしか勧めることができません。第一に、長期に及ぶケトン症は、ある特定の人たちに健康上の悪影響をもたらすことがあります。例えば、通常は1型、時には2型の糖尿病患者では、きわめて少量の炭水化物食は、糖尿病性ケトアシドーシスという危険な状態を

引き起こします。加えて、この種の食生活を実行するためには、定期的な臨床検査評価が求められ、治療にあたっている医師と栄養士のケアの下にあることを必要とします。最後に、非常に少量の炭水化物食は、短期間のうちに体重を減らすのに効果的な手段ですが、継続することが困難なことがわかっています。

　脳をケトンで駆動する第2の広く知られている方法は、飽和脂肪酸の一つのタイプであるMCTs（中鎖トリグリセリド）の摂取を増やすことです。次章で、過剰に摂取した飽和脂肪酸は、ほとんどの場合健康に有害であることについて解説します。アメリカ人の食生活におけるほとんどの飽和脂肪酸は、長鎖脂肪酸で構成されています。しかし、MCTsは特異な性質を持っており、アルツハイマー病の栄養管理における理にかなった治療的選択肢になり得ると考えている研究者たちがいます。MCTsはある特定の食べ物の中に天然に存在し、天然素材のココナッツやパームオイルを加工することによって、栄養学的にさらに強力な効果を持つようにできます。MCTsには、いくつかの異なったタイプの脂肪酸があります。どのタイプのMCTsが、脳にとってもっとも健康的であるのかはわかっていませんが、私たちは、これらの脂肪は消化され、他の脂肪酸とは異なって利用され、炭水化物の制限がない場合であってもケトン体を生成することを知っています。

　現在、MCTsの一種であるトリカプリルグリセリルが、アルツハイマー病のステージ3と診断された人たちにとって有益かどうかを明らかにするために研究している研究者たちがいます。

　MCTsは、ある特定の遺伝子を保有する人たちにとって有益ですが、異なる遺伝子セットを保有する人たちには有用でない可能性があると考えられています。現在進行中の臨床試験は、可能性を秘めた治療的介入に関わるこの胸を踊らせる領域を明らかにするはずです。

　私たちが提唱する、APT食生活（アルツハイマー病の予防と治療のための食生活）は、脳の働きを高めるために、ケトンの持つ脳の働きを高めるメリットを別の方法で取り入れています。体内での自然なケトンの

産生を促すために食事の時刻を決める一方で、先に説明したケトン食生活よりももっと穏やかな度合で炭水化物の摂取を少なくし、継続できる食事の変更プログラムを提案しています。アメリカ医学研究所食品栄養部会は、現在、最少の炭水化物摂取量として推奨される1日の所要量(Recommended Daily Allowance: RDA)を130ｇと定めています。私たちの9週間の食生活プランでは、炭水化物の摂取量をRDAよりもわずかに少ない1日およそ100～120ｇになるまで少しずつ減らしていきます。さらに、1週のうち5日間、炭水化物（同じく他の栄養素も）を連続した8～12時間の間にだけ摂取し、それに続く12～16時間は終夜絶食となります。この目的は、あなたが少量から中等量の炭水化物を食べている限り、これまで味わってきた多くの炭水化物を口にすることができるからです。食事中に主として低グリセミック指数の野菜、果物、全粒穀類を含めることによって、あなたの残りの人生は、容易にこの食生活を続けることができるでしょう（グリセミック指数については100ページ参照）。

　これは先に説明した、非常に少ない炭水化物を摂り続けるケトン食生活ではないことを覚えておいてください。私たちの食事プランは、ケトン症を引き起こすために食事から炭水化物の摂取を1日20～30ｇに減らすのではなく、終夜の部分的な炭水化物制限を通じてより緩やかに炭水化物を減らします。炭水化物の摂取が12時間に制限されると、体は脳に燃料を供給するために自然にケトン体を産生し始めます。こうした炭水化物の存在しない期間も全体のカロリー摂取を削減し、またインスリン感受性やグルコース代謝を高める効果を持っています。

　私たちはこれを、脳を健康に保つ食事の「早割」技法と名付けています。早割とは、一部のレストランで利用できるのですが、通常のディナー時間、つまり普段の午後6時以前に提供される割引された食事のことです。このような倹約は、夕方に食事を摂ることの特典だけではないことがわかります。この戦略は、緩やかな炭水化物制限と組み合わせることにより、軽度なケトン症の状態、言い換えれば体にとってクリーン

に燃焼し、脳を健康に保つ程度のケトンの供給をもたらすことが可能になるのです。

栄養ゲノム情報科学

　アルツハイマー病治療の未来にとってきわめて重要になる可能性のあるもう一つの食事に関わる発想に、栄養ゲノム情報科学(訳者注19)があります。食物摂取と遺伝子との関係を分子レベルで研究する科学分野です。この分野には焦点となる３つの主要な領域があります。第１に、遺伝的変異が特定の栄養素と食事に対するヒトの反応をどのようにして決定づけるのか。第２に、食べ物が遺伝子発現にどのように影響を及ぼすのか（ヒトの遺伝子が成長、行動、さらにその他の生理的活動をコントロールする方法）。第３に、ヒトの遺伝子が栄養の所要量をどのように制御するのか、ということです。アルツハイマー病の研究者たちは、第１の発想にもっとも関心を持っています。ある人の遺伝的特徴が、その人の食事への反応の仕方を方向付けるという考えです。

　栄養ゲノム情報科学が提供するものは、単にアルツハイマー病だけでなく、数多くの病気に対するより個別化された治療と予防の可能性です。やがて、栄養ゲノム情報科学は個々人のもっとも効果的な治療を予測するのに役立つ可能性があります。その結果として、医師たちは患者の食生活と治療実施計画を患者固有の遺伝子プロファイルに合わせることができるようになります。人びとが健康を一番好ましい状態に改善するためにどの食べ物を避けるか、またどの食べ物を最大限摂取するかに関心を持つうえで役立つことになるでしょう。

　アルツハイマー病予防クリニックを受診すると、より的を絞った治療を決めるのに役立たせるために、いくつかの遺伝子検査が指示されます。これらの遺伝子検査は、アルツハイマー病の診断のためではなく、

（訳者注19）栄養ゲノム情報科学：遺伝子発現分析を利用して食品や栄養素の安全性・機能性を解析する学問。ニュートリゲノミクス。

むしろ治療と予防を直接補足するために行われることに注意してください。イサクソン博士は特定の遺伝子を探し、それらの有無にしたがって治療を修正します。例えば、ビタミンB群は、軽度認知障害を患う一部の人たちで認知低下のリスクを軽減するのに役立つ可能性があります。これらの人たちは、アミノ酸であるホモシステイン（血中の炎症マーカー）の血液レベルが高い人たちです。ビタミンB群を服用すると決めた人たちは、通常、もっとも一般的な型のビタミンB_{12}（シアノコバラミン）とビタミンB_9（葉酸）を服用します。しかし、特定の人たちにとっては、もっと適したこれらのビタミンとは別個の化学製剤があります。メチレンテトラハイドロフォレート還元酵素（MTHFR）と名付けられた、かなり一般的な遺伝子突然変異を保有する人たちです。この人たちでは、より一般的なタイプのビタミンB群を服用するにもかかわらずホモシステインレベルは上昇しており、メチルコバラミンと呼ばれているビタミンB_{12}の異なったタイプと、L-5-メチル-テトラハイドロフォレートと呼ばれているB_9の異なったタイプが有効なことがあります。こうした人たちの特質を解明するための研究が現在も続けられています。これらのビタミン群の代替型は、通常、健康食品店で見つけることができますが、それらは処方箋が必要な医療食品としても入手できます。

　同じように、いくつかの研究は、APOE4遺伝子が欠損した人たちが、特定のオメガ-3脂肪酸とトリカプリルグリセリルの補充によって認知力に関する恩恵を体験したことを見いだしています。ところが、APOE4遺伝子を保有する人たちは、この恩恵を体験していません。循環器疾患リスクに及ぼす地中海食の影響を調べた長期研究のPREDIMED-NAVARRA研究によると、ある特定の遺伝子を持つ人たちが地中海スタイルの食事プランを適用することによって、より大きな恩恵を得るのを見いだしました。具体的にいうと、CR1、CLU、PICALMと名づけられた遺伝子を持つ人たちは、低脂肪食を割り当てられた同じ遺伝子プロファイルを持つ人たちよりも、地中海食で認識能力がよりいっそう顕著に、大きく改善しました。これらの遺伝子検査は、

通常は研究を目的とした場合にのみ実施されますが、研究結果からは、特定の食事パターンに対する個体の反応が遺伝子に影響されることを明確に示しています。

全般的に見れば、個別化された栄養摂取は、胸を躍らせるほどの、急速に進化している研究分野です。私たちの栄養ゲノム情報科学の理解とその活用を改善するためには、さらに多くの研究を行わなければなりませんが、医師たちは、初期の研究成果を患者のケアに生かし始めています。

マイクロバイオーム（微生物叢）

新しい研究領域として、近年、「腸－脳アクシス」、つまり消化器系と脳を含めた神経系の間の相互関係が重視されています。消化器はさまざまな機能、例えば消化、免疫、脂質代謝、さらには気分さえもコントロールするのに役立つ50万個の神経細胞が存在することから、研究者たちは第2の脳として消化管に注意を向けています。実際、気分のバランスや幸福感を維持するもっとも重要な化学物質であるセロトニンの大部分は消化器系で産生されます。

腸－脳アクシスに関する研究の重要な部分は、小腸の集団微生物である「腸内微生物叢」に関係します。腸管には数兆個にも及ぶ微生物が棲んでおり、ある試算によると、腸内微生物の塊、つまり腸内微生物叢は、脳そのものとほとんど同じ重さなのです。これらの微生物は体と共生関係にあります。ヒトは生き延びるために微生物を必要とし、また微生物は宿主がなければ生き延びることができません。腸内微生物叢の健康状態は、食べ物からのエネルギー吸収、そのエネルギーの貯蔵と消費などの無数の体の機能に影響を与えることによって脳機能に影響を及ぼしている可能性があると、科学者たちは推測し始めています。健全な微生物叢は、正常な体重、グルコースとインスリンの正常な利用、正常な脳機能などの全般的なウェルビーイングにとっても必要と思われています。微生物叢が変化すると、これらの体の機能もまた影響を受けます。

腸内微生物叢に大きな影響を及ぼすことが知られている要因の一つが

食生活です。加工食品の多い食事、例えば、今日ではよく見られる高飽和脂肪酸、高トランス脂肪酸、糖類の多い食事、つまり加工食品の多い食事は、わずか24時間内でマウスの腸内微生物叢に悪影響を与えることが明らかにされています。この変化は、ゆっくり時間をかけて体重増加、慢性疾患、そしてインスリン抵抗性の発生とも関連していました。こうした要因のすべてがアルツハイマー病と強く関係しています。

　脳の健康状態を改善してアルツハイマー病を予防するために、微生物叢がどのように適応できるかを正確に決定するには、さらなる研究が必要とされます。今日わかっていることは、ある特定の食品成分が、正常な腸内微生物の維持と回復に寄与し得るということです。例えば、あなたの健康に良い生きた細菌や酵母である「プロバイオティクス」は、体が正しく機能し続けるために善玉菌と悪玉菌の平衡を作り出すのに役立つ可能性があります。プロバイオティクスは、生きていて、しかも活発に動きまわっている培養された細菌を含むヨーグルトをはじめとする発酵食品、栄養補助食品によって供給されます。

　微生物叢の正常化に役立つ可能性のあるもう一つの食事成分は、「プレバイオティクス」です。プレバイオティクスは、精選された有益な腸内微生物の成長を促す消化されないある種の炭水化物（食物繊維）です。プレバイオティクスは、例えばアスパラガス、ニンニク、玉ネギ、グレープフルーツ、ひよこ豆、レンズ豆、カシューナッツおよびピスタチオ、全粒小麦、オート麦（カラスムギ、エンバク）、大麦など、数多くの食べ物の中に天然に存在します。

　APT食生活は、乳製品の主要な供給源としてのヨーグルト、十分な果物と野菜類の摂取、適度な量の全粒小麦製品、オート麦、大麦、豆に重きを置くことによってプロバイオティクスとプレバイオティクスの両方を提供することで腸の健康の促進に役立ちます。十分な果物と野菜類の摂取、適量の全粒小麦製品、オート麦、大麦、豆類です。この研究領域は、確かにもっと知られるべきであり、プロバイオティクスとプレバイオティクスが豊富な食べ物が、アルツハイマー病の予防と治療に好ま

しい影響を与える可能性のあることを示すエビデンスが存在しています。

まとめ

　この章が、良好な脳機能を維持し育てるだけでなく、全般的な健康を維持するために、食生活が重要であることをあなたに強く印象付けたことを願っています。それでは次に、私たちはここからどこに向かって行くのでしょう？　食生活とアルツハイマー病の研究にとって、何が見えてくるのでしょうか？　次の10年間で、科学者たちは、確実にアルツハイマー病の進行の一因となる食事に関わる要因をもっと詳しく、そして深く理解することになるでしょう。その結果、アルツハイマー病の予防と治療のための戦略にさらに磨きをかけ続けるでしょう。そして、一人一人の遺伝学的特性に見合った、より効果的なケアのための道を拓くことでしょう。

　そのときまで、あなたが知性によってでき得る最良の事柄は、脳を守る食生活を継続することです。健康に良い食事の構成要素についてもっと学ぶために本書を先に進んでください。

第3章

摂取するべき栄養・成分

前章において、食べ物がどのようにして脳の燃料になるのか、その燃料の質が脳機能や記憶にどのようにして大きな影響を及ぼすのかを説明しました。ここでは、燃料の問題を少しばかり掘り下げることにしましょう。アルツハイマー病の予防と治療のための食生活の基本方針を理解するためには、主要栄養素として知られる栄養成分について少しばかり学ぶ必要があります。

　「主要栄養素」とは、ヒトの体が成長し、成熟し、十分に機能するために摂取しなければならない栄養素です。主要栄養素として、炭水化物、タンパク質、脂肪の3つがあります。

　ほとんど全ての食事には、これらの3つの主要栄養素がさまざまな比率で含まれており、先行研究では、これらの摂取量の多少が人間の健康に及ぼす影響を評価しています。

　この章において、私たちは炭水化物、タンパク質、脂肪に関する基本的ないくつかの情報を提供していきます。個別の主要栄養素が認知機能とウェルビーイングにどのように影響を及ぼすか、そして栄養素ごとに健康に良いタイプと健康に悪いタイプの区別の仕方を説明します。私たちの9週間のプログラムは、炭水化物の摂取を減らすように勧めているので、その主要栄養素に特段の注意を払い、量と質の両方が脳に優しい食生活にとってどれほど重要であるかを説明します。

　この章における情報は、私たちが次の数章で説明する食事に関わる指針と戦略のための科学的基礎となります。主要栄養素について学ぶことは、私たちが行う提言を理解するための準備が整うことを意味します。おそらくあなたは、この知識を行動に移したい気持ちになることでしょう。

炭水化物

　「炭水化物」は、通常、体の主要なエネルギー源で、すべての細胞が正しく機能するために必要とするグルコース(ブドウ糖)と呼ばれる糖類

に分解されます。炭水化物は植物による光合成の過程で産生されます。したがって、果物、野菜、豆類、穀物、種子、またこれらの植物に由来する食品群から作られた製品を食べるとき、あなたは常に炭水化物を食べていることになります。植物は炭水化物以外の主要な栄養素も含んでいることがあります。ある種の食肉、鶏肉、魚、乳製品、卵にも微量の炭水化物が含まれています。炭水化物は世界各国のほとんどの食事の中心を占めており、伝統的に摂取されるカロリー全体の少なくとも半分を占めています。

あなたが大多数の人たちと同じような食生活であったならば、タンパク質や脂肪から構成される成分に比べて、炭水化物が比較的多い食事で成長してきたはずです。しかしこういった食事は、あなたの脳にとってはたして良いものなのでしょうか?

炭水化物の摂取量を最小限にする

第2章で説明したように、炭水化物の過度な摂取は、例えばアルツハイマー病のような数多くの健康問題の一因となる可能性があり、単糖類はとりわけ問題が多いのです。なぜそうなのかを概観するために時間をとりましょう。

すべての炭水化物は、消化の過程でグルコースに分解されます。そのあとで、グルコースは血流の中に入って体全体を巡ります。血糖レベルの上昇に反応して、膵臓は、細胞がグルコースを取り込むようにという指示を出す特別なホルモンであるインスリンを分泌し、細胞は必要とするエネルギーを手に入れることになります。細胞がエネルギー源としてのグルコースを取り込むと、グルコースとインスリンの血中レベルは低下します。

しかし、細胞が必要とするよりも多く炭水化物や糖類を食べると、次のような問題が生じます。細胞は、エネルギーを得るために一定量のグルコースしか必要としません。残ったグルコースは脂肪として蓄積されます。しかし、引き続き炭水化物を摂り続け、体を炭水化物からのグル

コースで満ち溢れさせると、体の処理能力は次第に減退します。あなたの膵臓は過剰なグルコースに圧倒され、血流からグルコースを取り除こうと試み、大量のインスリンを産生します。時間と共に、「インスリン抵抗性」と呼ばれる状態を発症し、より多くのグルコースの取り込みを拒絶することになります。結果として、グルコースとインスリンの血中レベルは高い水準に留まります。その結果、インスリン抵抗性、高血糖となります。インスリン抵抗性、高血糖とインスリンレベルの上昇、脂肪の大量蓄積の間を行きつ戻りつし、過剰な炭水化物の摂取は、徐々に肥満、糖尿病、メタボリックシンドローム、さらに認知機能障害を引き起こす可能性があります。

これらの理由から、私たちは大半の人たちに炭水化物の摂取を減らすことを勧めます。ここで誤解のないようにしたいのですが、炭水化物そのものは決して健康に悪くはありません。事実、私たちは基本的な栄養所要量を満たすために炭水化物を必要とします。私たちは、前章で紹介したケトン食という非常に少ない量の炭水化物食摂取を奨励していません（86ページを参照）。むしろ、炭水化物を毎日「健康に良い」1日100〜120ｇを目標に、ゆっくりと、そして着実に減らすことを推奨しています。これは大多数の人たちにとって達成可能な摂取量です。少しずつ炭水化物を制限していき、炭水化物摂取を昼間の一定の時間帯にだけ限定することは、剥奪感を引き起こすことなく炭水化物を減らすのに役立ち、一方でインスリン感受性とグルコース代謝も改善します。

炭水化物の量と摂取する時刻に注意を払うことに加え、摂取する炭水化物の質に配慮することもきわめて大切です。脳の健康に関しては、炭水化物の種類はとても重要です。健康に悪い炭水化物から健康に良い炭水化物をどのような方法によって識別することができるでしょうか？次にそれについて考察しましょう。

炭水化物の質を上げる

すべての炭水化物は一様に作られてはいません。ある特定の炭水化物

は、他の炭水化物よりも健康に良いことがわかっています。APT食生活(アルツハイマー病の予防と治療のための食生活)は、炭水化物摂取の調整に重点を置いているので、さまざまなタイプの炭水化物を識別する方法を知ることが重要です。

　歴史的に見て、炭水化物はその供給源、つまり化学構造、そしてグルコースに分解される難度によって分類されてきました。この分類体系の下では、炭水化物には「単炭水化物」[訳者注20]と「複合炭水化物」[訳者注21]の2つの主要なタイプが存在します。単炭水化物は比較的簡単な化学構造からなり、1個または2個の糖分子によってできています。摂取されると非常に素早くグルコースに分解されます。単炭水化物、そして単炭水化物を構成する単糖類は、果物、野菜、乳製品の中に天然に存在します。単糖類は、砂糖、ブラウンシュガー、コーンシロップ、果糖、濃縮フルーツジュースのような加工品、または「精製された」食品に比較的大量に存在します。また甘味飲料、焼き菓子、キャンディーのような加工調理済み食品の中にも大量に含まれます。

　一方、複合炭水化物は、より複雑な化学構造で、3つ以上の単糖類である構成成分が結合した鎖からできています。これらの炭水化物は、多くの場合、食物繊維が豊富なので、消化してグルコースに変わるのに時間が長くかかります。複合炭水化物は、デンプン質の食べ物と考えられる傾向があり、含まれる食品は主に全粒粉と全粒粉の食品、マメ科植物（豆、エンドウ豆、ピーナッツ）、さらにある種の野菜（ジャガイモやトウモロコシなど）です。

(訳者注20) 単炭水化物：本文で説明されているように、1～2糖類、つまり単糖類から構成されている炭水化物。これには単糖類（ブドウ糖、果糖、ガラクトースなど）と二糖類(ショ糖つまり砂糖、乳糖、麦芽糖など)がある。

(訳者注21)複合炭水化物(あるいは複合糖質)：3つ以上の単糖から構成されている炭水化物である。これには少糖類（オリゴ糖）、多糖類（デンプン、デキストリンなど）、糖アルコール（キシリトール、ソルビトール）、その他（アスパルテーム、アセスルファムK、ステビアなど）がある。植物繊維（セルロース、ヘミセルロース、ペクチンなど)も炭水化物に属する。（一部厚生労働省のホームページから引用）

人びとは、多くの場合、単炭水化物を少なく、そして複合炭水化物を多く食べるようにと勧められます。これは合理的な助言ですが、少しばかり単純すぎます。「単炭水化物」と「複合炭水化物」のような用語は、今日、栄養学的あるいは生理学的な重要性はあまりないと認識されています。これらの用語の代わりに、WHO（世界保健機関）は食べ物が含有する炭水化物の全含有量とその「グリセミック指数（GI）」に注目することを提案しています。グリセミック指数とは、多くの栄養学者によってある種の炭水化物が健康に「良い」のか「悪い」のかを評価する指標として、支持されています。

　グリセミック指数は、1981年、デビット・ジェンキンズ博士によって考案されました。ある食べ物が血液中のグルコースレベルをどれほど素早く上昇させるかを1〜100の範囲で示す体系です。数値が高ければ、その食べ物はそれだけ早くグルコースの増加をもたらします。グリセミック指数の高い食べ物、例えば白いパンのような70〜100の範囲の食べ物は、血糖レベルを急激に、あるいは迅速に上昇させます。低いグリセミック指数の食べ物、例えば黒豆のような55未満の食べ物は、血糖レベルをゆっくり増加させます。

　意識しているかどうかにかかわらず、あなたはおそらくグリセミック指数の高いランクの食べ物の影響をおそらく体験しているはずです。アメリカにおいては、私たちの多くはグリセミック指数の高い炭水化物由来のランチを食べるのを好みます。私たちは、ベーグル（GI値は約72）あるいはスナックのフライドポテト（GI値は約75）のような食べ物を好み、血糖レベルが急上昇しているとき、ほんの束の間元気づけられたと感じます。しかし1〜2時間以内に血糖レベルが急速に低下したとき、脱力感を覚え、足元がふらつき、物憂げな感じがします。覚えがあるでしょう？

　以上のように、グルコース血中レベルとインスリン反応からもわかるように、グリセミック指数が高い食べ物はあまり健康的でない傾向があり、グリセミック指数が低い食べ物がより健康的な傾向があることは理

解できたと思います。また、実際、グリセミック指数の高い食べ物が2型糖尿病と心臓疾患のリスクを高めることを明らかにした研究があります。このエビデンスを考慮して、通常、炭水化物を選ぶとき、私たちはグリセミック指数の低い食べ物を勧めます。グリセミック指数の低い食べ物には、血糖レベル以外にも良い影響があることをよく理解してください。多くの場合、それらはビタミン、ミネラル、食物繊維がより豊富で、低いエネルギー密度を持つ傾向もあって、1食当たりのカロリーが少ないのです。つまり、グリセミック指数の低い食べ物は、体重を増加させることなく多く食べられることを意味します。したがって、多くの栄養学者は、肥満の人たちに低グリセミック食を勧めます。

　単炭水化物は、ほとんどの場合、グリセミック指数が高い傾向があり、複合炭水化物はグリセミック指数が低い傾向があります。なぜなのかは直感的にわかるはずです。単炭水化物は消化・分解されやすいために、結果として生ずるグルコースはすぐに血液の中に入っていきます。複合炭水化物は消化に時間がかかるので、グルコースは少しずつ血液の中に放出されます。

　さまざまな要因が食べ物のグリセミック指数に影響を及ぼします。もっとも重要な要因の一つは食物繊維含有量です。食物繊維含有量が豊富な食べ物は消化されるのに時間がかかるので、グルコースをゆっくり放出し、グリセミック指数は低くなります。オートミールのような複合炭水化物は低グリセミックと考えられる一方、単炭水化物と糖類で構成されていても、例えばリンゴやトマトのようなたくさんの食物繊維を有する食べ物も、ほとんどの場合、低グリセミックであることを意味します。脂肪と酸は、食べ物のグリセミック指数に影響を与え、それらは消化をより複雑にします。ミートボール入りスパゲッティーは、茹でたプレーンのスパゲッティーよりもグリセミック指数は低くなります。ミートボールとソースに含まれる脂肪と酸は、消化管がグルコースの抽出を困難にするからです。食べ物のグリセミック指数の一因となる他の要因には、精製や加工の度合い（例えば、茹でた全粒小麦は、全粒粉の小麦

で作ったパンよりもグリセミック指数は低い）と、果物や野菜の成熟度（果物は成熟すればするだけ糖類が多くなって、グリセミック指数が高くなる）があります。

　グリセミック指数システムは有用ですが、それには落とし穴があり、そのもっとも重要なことはこの体系が摂取する食べ物の量を見落としていることです。グリセミック指数は、ボランティアが炭水化物50グラムを含む1回の分量の試験食を摂取する研究で得られました。ところが実生活においては、私たちは、常に1人50グラムの炭水化物を摂取するとは限りません。そこで、ハーバード大学の研究者たちは、食べ物の「グリセミック指数だけでなく、実際に食事で出される炭水化物量も考慮したグリセミック負荷（GL）」という概念を導入したのもそうした理由からです。

　グリセミック指数とグリセミック負荷との違いをもっとよく理解するために、2つの食べ物、例えばニンジンとサツマイモを比べると、グリセミック指数とグリセミック負荷との相違がどのように際だっているかがわかります。グリセミック指数を評価するために使用される標準量の炭水化物50グラムを含む生のニンジンは、炭水化物50gを含有するサツマイモよりもはるかに急速に血糖とインスリンを上昇させます。したがって、ニンジンはグリセミック指数が高い食材と評価され、サツマイモはいくらか低いと格付けされます。しかし、これだけの量の生のニンジンを食べる人はほとんどいません（50グラムの炭水化物を含む生のニンジンはおよそ約3カップ(訳者注22)に相当します）。1回の分量は通常はるかに少なく、炭水化物のグラム数は少なくなります。したがって、生のニンジンのグリセミック負荷はかなり低く、実際、ニンジンは摂取するのに健康的な食べ物であることを示しています。それとは反対に、サ

（訳者注22）カップ：日本の料理レシピでの「1カップ」は標準計量カップ（1カップ＝200ml）での1カップを指す。米を計るときのカップは1カップ＝180mlなので注意する必要がある。しかし、海外の料理レシピにおける「1カップ」は国によって容量が異なる場合があり、アメリカの1カップは250mlである。

ツマイモはグリセミック指数が中程度に格付けされますが、茹でたサツマイモの平均的な1回分は、生のニンジン1回分よりも比較的多いので、たくさんの炭水化物を含有しており、グリセミック負荷は高くなります。このことはサツマイモを全く避けなければならないことを意味してはいません。これらの野菜には多くの重要なビタミンとミネラルが豊富です。サツマイモのグリセミック負荷は高いので、サツマイモは通常少ない量を食べるべきであると教えているのです。

科学者たちはグリセミック負荷を計算するための簡単な公式を使用しています：

$$\frac{グリセミック指数 \times 炭水化物量（グラム）}{100} = グリセミック負荷$$

グリセミック負荷の1単位は、不純物の混入していないグルコース1グラムを食べた効果を表します。グリセミック負荷は20以上で高いとされます。11～19のグリセミック負荷は中等度、10未満は低いとされます。グリセミック負荷が低いということは食べ物の総炭水化物含有量が少なくて、全体の炭水化物の品質が高いことを示すことになるので、グリセミック負荷が高い場合より健康に良いと考えられます。

多くの栄養学の専門家は、グリセミック負荷は摂取する食べ物の総量を決めるにあたって、グリセミック指数に比べて有用なツールと考えています。グリセミック負荷は、私たちに炭水化物含有量について多くの情報を提供しくれるだけでなく、せっかくの健康的な食べ物をグリセミック指数のために摂らないという不合理性の理由も説明してくれます。あなたがもっぱらグリセミック指数に頼って食べ物を選択していたとすれば、貴重な栄養素を確実に提供してくれる果物や野菜を避けていたことになります。多くの果物と野菜は、ご存じのようにグリセミック指数に関しては高くランク付けられますが、一般には比較的少ない炭水化物を含む少量の1回分しか食べません。したがって、多くの果物と野菜の摂取は脳の健康に良い選択肢ということになります。

多くの人びとは、現実にはグリセミック指数の高い食品によって、炭水化物を摂り過ぎているとき、健康に良いバランスの取れた食事を食べていると思っています。グリセミック指数が高い炭水化物がどうして問題なのでしょう。例えば、家を薪ストーブで暖めるのによく燃える紙や焚付け用の木片を使っている場面を想像してください。燃料は短い時間ですぐに点火して大きな焔をあげますが、すぐに燃え尽き、家は元の寒いままです。それは、グリセミック指数の高い食事だけを食べているような状態です。反対に、グリセミック指数の低い食事は、十分に乾燥させた丸太で火を作るようなものです。ゆっくり燃える丸太が火を安定した状態にしておくのと同じように、低グリセミック指数の食べ物は、体の中に放出されるグルコースの量を制御し、より安定したエネルギー供給をもたらすことによって、アルツハイマー病に関係する高血糖とインスリン抵抗性のような健康問題を引き起こす可能性のあるグルコースの急上昇を防ぎます。

　グリセミック指数とグリセミック負荷は、共に最良の炭水化物を決めるのに役立ちます。グリセミック負荷は、グリセミック指数だけでなく1食分の食事量も考慮に入れているので、さらに役立ちます。APT食生活(アルツハイマー病の予防と治療のための食生活)は、低グリセミック指数と低グリセミック負荷の食べ物をベースにしており、炭水化物の減量を重要視しています。それらを組み合わせた戦略は、アルツハイマー病と関連するいくつかの健康問題を防ぐのに役立ちます。

　食べ物の炭水化物含有量、グリセミック指数、グリセミック負荷の一覧表を載せた本やウェブサイトが数多くあります。炭水化物含有量を調べるには、私たちは、通常、USDA（Supertracker website）にアクセスしています。私たちは、グリセミック指数とグリセミック負荷は、Mendosa.comを使用します（これらのウェブサイトに関するさらに多くの情報の一覧表示：300ページを参照）。

　APT食生活を実行すると、個別の食べ物の炭水化物含有量、グリセミック指数とグリセミック負荷を調べる必要があるのでしょうか。

グルテンについて一言

　私たちは、この章で全体の炭水化物摂取を制限し、摂取する炭水化物の供給源を慎重に選ぶ必要があるという、数多くの根拠（理由）を述べました。近年、科学者たちは賢く炭水化物を選択するためのさらなる別の理由となる、ごくありふれた炭水化物の中に存在するタンパク質の影響についての知識を深め始めました。それは、どこにでもあるありふれた炭水化物の中に存在する「グルテン」の影響に関する知識です。

　アメリカ人141人のうちのおおよそ1人は、グルテンを摂取することによって激しい免疫反応が生じ、小腸の炎症と損傷を引き起こす慢性消化器疾患であるセリアック病（小児脂肪便症）にかかっています。もっと多くの人たちは、セリアック病と関係のないグルテン感受性をもっています。これらいずれかの健康状態を持つ人たちは、例えば小麦、大麦、ライ麦に由来する炭水化物を食べたあとで腹痛、鼓腸、下痢、衰弱、体重減少を発症します。

　現時点では、アルツハイマー病とセリアック病、またはグルテン感受性との間に、直接的な関係を支持するエビデンスは存在しません。しかし、これらの状態は、間接的に思考と記憶の障害の一因になる可能性があります。セリアック病やグルテンによって引き起こされる炎症は、例えば、脳にまでも及んで細胞を損傷し、認知機能を低下させます。セリアック病とグルテン感受性は、脳に対してマイナスの影響を与える可能性を持つ特定の遺伝子発現も変えることがあります。その結果として、グルテン感受性を持つあるいはセリアック病を患っている人たちは、さまざまな神経学的疾患のリスクの高いことを指摘する予備的研究があります。

　セリアック病やグルテン感受性でない人たちであっても、グルテン摂取を最小限にすることは、潜在的に利益をもたらす可能性があると指摘する研究も複数あります。セリアック病やグルテン感受性がいく

> らかでもあるとすれば、グルテンが脳の健康にどのような影響を持つかを明らかにするためのさらなる研究が必要とされますが、全般的な炭水化物の制限が、APT食生活におけるグルテンの摂取を有意に減少させることは注目に値します。

APT食生活は炭水化物を制限するので、炭水化物の量を調べ、記録しなければなりません。少なくともAPT食生活を始めた最初の数週間は、実行してください。最終的に、あなたは日常的にどれくらいの量を食べているのかを知ることになるので、数週間後には調べる必要はなくなるでしょう。グリセミック指数とグリセミック負荷の意味を理解することは重要ですが、私たちは第5章であなたが食事の基礎としているグリセミック指数の低い野菜、果物、穀物のリストを掲載しているので、わざわざ調べて記録することはありません（167ページを参照）。さらに、APT食生活（同じく第5章で紹介されている）では、炭水化物が豊富な食べ物は中等度を1食分として推奨するので、自動的に炭水化物を制限します。それでも、あなたがある食べ物のグリセミック指数とグリセミック負荷を調べたいときは、上記のウェブサイトで素早く簡単に知ることができます。

タンパク質

　タンパク質は、私たちの身体が正しく機能するための必須の物質です。体の中のすべての細胞、組織、臓器はタンパク質を含有しています。タンパク質がなければ、体を維持し、修復することができません。タンパク質の役目は体内で起こるプロセスの手助けをすることにあります。つまり、生化学的反応を起こすために触媒として働く酵素を作るために、また感染と闘うのに役に立つ抗体を作るために、そして体の構造のすべてを作るのを手助けするDNAを創り出すために必要です。

タンパク質は、アミノ酸と呼ばれる構成単位からできています。タンパク質を食べると、アミノ酸が消化過程で抽出されます。20種類のアミノ酸が存在し、それぞれが異なった機能を持っています。20種類のうちの11種類は体内で作ることができ、食べ物によって摂取する必要がないので、科学者たちはこれらを「必須でないアミノ酸」と名付けています。それらを除いた9種類のアミノ酸は、食べ物によって供給される必要があります。したがって、これらのアミノ酸は食事により摂取される必要があることから「必須アミノ酸」と名づけています。

　アミノ酸は、細胞が互いに情報を交換するのを可能にする化学物質である神経伝達物質の構成単位なので、脳において重要な役割を果たしています。細胞同士が互いに話し合う能力は、記憶が形成され蓄積されることを可能にします。したがって、タンパク質は記憶の形成にはなくてはならない栄養素です。さらに、タンパク質を含む食品は、多くの場合、ビタミンB群が豊富であって、そのいくつかは脳に恩恵を与えてくれます。

タンパク質を選択する

　APT食生活では炭水化物の摂取量を減らすので、タンパク質の摂取量はいくらか増えることになります。アメリカ医学研究所は、1日の摂取カロリーの10～35パーセントをタンパク質から摂ることを勧めています。1日2,000カロリーの食事であれば、タンパク質の摂取量は50～175グラムとなるので、その摂取量の幅は広いのです。APT食生活で摂取することになるタンパク質は、この上限に当たります。APT食生活とは関係なく、すべての人は体重900グラムにつき少なくとも1グラムのタンパク質を摂る必要があります。このことは、80キロの男性であれば少なくともタンパク質100グラムを必要とし、50キロの女性なら少なくとも55グラムを必要とします。ちなみに基準例としては、トランプ1組のサイズの大きさのチキン85グラムは1回の分量に相当し、約20グラムのタンパク質を含んでいます。これは最小推奨量です。

私たちが食生活でタンパク質の摂取量がこれを上回っても、腎疾患を患っておらず、腎疾患の家族歴のない人なら、一般に安全です。腎疾患の患者や、そのリスクのある人たちは、タンパク質摂取に関して主治医に相談すべきです。

　APT食生活では、毎食の大部分のタンパク質は、完全またはほぼ完全タンパク質^(訳者注23)に由来しています。つまりこのことは、単独であれ組み合わせであれ、それらの摂取が9種の必須アミノ酸すべてを身体に供給することを意味します。さらに、APT食生活は大量の飽和脂肪酸を含まない脂肪分の少ないタンパク質を重要視しています。例えば、鶏の胸肉は、脂肪の多い鶏のもも肉を選ぶよりも目的に叶った賢明な選択です。同じように、特上のリブロースのような脂肪の多い赤身肉の切り身は避けるべきですが、フィレのような脂肪分の少ない牧草で飼育された牛肉の切り身は、時にはかまいません（WHOの推奨に基づき、私たちは赤身肉と加工していない肉を1週間に1度まで食べることを提案しています）。

　最後に、炭水化物に隠れているタンパク質を避けてください。例えば、1カップのパスタは14グラムの（不完全な）タンパク質をもたらしますが、実に78グラムもの炭水化物も供給します。APT食生活は、炭水化物を制限しているので、パスタは賢い選択肢ではありません。

　完全なまたは完全に近いタンパク質であっても、飽和脂肪または炭水化物をほとんどあるいは全く含まない食べ物を「高品質タンパク質」と呼んでいます。私たちが勧めている主要な高品質の動物性タンパク質源に鶏肉があります（かかりつけ医が指導するカロリー量以内であれば、好きなだけ何回でも）。この他にも、オメガ-3が豊富な魚(少なくとも1

（訳者注23）完全タンパク質：すべての必須アミノ酸を含むタンパク質のこと。必須アミノ酸は体内で合成されないので、食物によって摂り入れる必要がある。人体は20種類のアミノ酸から構成されており、このうち必須アミノ酸はイソロイシン、ロイシン、バリン、ヒスチジン、リシン、メチオニン、トリプトファン、フェニルアラニン、スレオニンの9種類。

第3章　摂取するべき栄養・成分

週間に2回)、卵(1週間に4〜8個)、脂肪の少ない牛肉または豚肉(1週間に1回を超えない)などがあります。脂肪の少ない牛肉や豚肉は、脳を健康に保つオメガ-3脂肪酸レベルが高いので、牧草で飼育されたものを選んでください(章の後半でこれらの脂肪について説明します)。養殖魚は農薬、毒素、他の発がんの可能性がある化合物のレベルが高い傾向があるので、魚は天然で捕獲して飼育されたものを選んでください。

　乳製品も良質なタンパク源ですが、たくさん食べるのではなく、むしろほどほどの量を勧めている研究が多くあります。私たちは、よりいっそう健康を守るためにバター、クリームの摂取量は1週間に大さじ1杯に制限し、それ以外の乳製品は脂肪分が高い飽和脂肪酸が多いので、1日1回に減らすことを勧めています。乳製品の原料を考慮することも大切です。牧草で飼育された牛に由来するバター、ミルク、クリームは、例えばオメガ-3脂肪酸のような脳の健康を保つ栄養素の含有量が多いと考えられています。したがって、牧草で飼育された牛の低脂肪または無脂肪の製品を選ばなければなりません。また脂肪を取り除いた代わりに糖類あるいはナトリウムを使用していないかを、包装に記載されている栄養成分表示でチェックしましょう。健康に関していえば、糖類は脂肪と同じくらい危険です。

　菜食主義者、とくに完全菜食主義者であれば、十分なタンパク質を得ることは難しいかもしれません。植物性タンパク源となる大半の植物は、一部の必須アミノ酸しか含んでいないとはいえ、おいしくもあり、またいろいろなところで入手可能です。木の実、豆類、麻の実とチア(訳者注24)のような植物の種は素晴らしいタンパク質源であり、脳を健康に保つ食べ物であると指摘されています。ほどほどの全粒穀類(1日

(訳者注24)　チア：シソ科アキギリ属の一年草で、メキシコ中南部からグアテマラが原産。その種子(チアシード)は、古代マヤ・アステカでは大切な食料源であったといわれており、現代人が不足しやすい栄養素が驚くほどたくさん詰まったスーパーフード。ダイエットや便秘解消、免疫力アップ、骨粗しょう症予防、心や頭の健康などにもよいといわれている。

プロテインパウダーを選択する

　アルツハイマー病の予防と治療のための食生活は、豊富な高品質のタンパク質と比較的少ない炭水化物の食事プランを強調しています。しかし菜食主義者のような人たちは、口にする食べ物だけでは、健康に良いとされるタンパク質の必要量を摂取することが難しいと感じることがあります。このことがあなたにも当てはまるようであれば、私たちはプロテインパウダーで不足分を補うことを勧めます。

　プロテインパウダーを買うのであれば、乳清、大豆、または卵白タンパク質はすべて賢明な選択肢といえます。私たちは、これらの中でとくに乳清タンパク質を勧めます。この製品は、掛け値なしにもっとも高い「タンパク質利用率」を有しています。乳清タンパク質が供給するアミノ酸の総量のうち、体内でタンパク質に変換される量が比較的多いのです。このことは、乳清タンパク質が体によって消化され、速やかに利用されることを意味するタンパク質効率が、大豆または卵白タンパクよりも高いことを示しています。乳清タンパク質は、体がもっとも容易に効率よく利用できる粉末状の形態なので、より品質の高いタンパク食を通して脳の健康を守ることを望む人たちにとって最良の選択肢です。

　プロテインパウダーで作られたシェークは食事にタンパクを加える優れた手段であるだけでなく、迅速で健康に良い食べ物に置き換えるのにもうってつけなのです（代替食品に関しては201ページを参照）。さらに、意図しない体重減少が問題の場合、高プロテインシェークはカロリーを追加するための良質な供給源にもなり得ます。

1～3食）も良い選択肢です。乾燥トマト、ホウレンソウ、ブロッコリー、ケール、エンドウ豆、ニンニクなどもタンパク質がかなり豊富です。枝豆（若い大豆）や豆腐のような天然の大豆製品は脂肪分の少ない、そし

て完全タンパク質として良い選択肢です。大豆食品は毎週何度でも摂ることができ、また野菜や穀類、木の実、豆類と組み合わせると、脳の健康のために十分なタンパク質を供給する、バランスの取れた食生活を維持することを可能にします。食べ物から十分量のタンパク質を得ることのできない菜食主義者たちは、食事をプロテインシェーク^(訳者注25)や、理想的には乳清タンパク質^(訳者注26)の分離物を含有するプロテインパウダー（粉末状のタンパク質）の利用を考えてください（110ページの囲み参照）。

脂肪

　脂肪は健康に良い食生活に不可欠なものです。私たちは正常に活動するために脂肪を必要とします。脂肪は皮膚と髪を維持するのを助け、ある種のビタミンの吸収を可能にします。ある種の脂肪は、体からコレステロール、とりわけ「悪玉」の低密度（LDL）コレステロールを取り除くのに役立ちます。脳実質のおよそ60パーセントは脂肪です。ある種の脂肪酸は記憶機能にとって有益であり、私たちはそれらを比較的大量に摂ることを勧め、食べ物を通して十分に摂っていない人たち、とりわけ血中濃度が低い人たちには、脂肪酸のサプリメントを摂ることを主治医と相談するように強く勧めています。アルツハイマー病研究の栄養に関わる非常に多くの他の領域と同じく、脂肪はアルツハイマー病の予防

（訳者注25）プロテインシェーク：タンパク質をたくさん摂取できるように配合された飲み物。

（訳者注26）乳清タンパク質：（乳漿あるいはホエイともいう）。牛乳からチーズを作るときに生まれる成分、すなわちチーズの搾り汁である。牛乳には約3.3％のタンパク質が含まれるが、そのタンパク質は2つに大別される。そのうちの一つがカゼインというタンパク質で約80％を占め、チーズとして固まるタンパク質である。チーズの搾り汁（乳漿）には固まらないタンパク質が含まれ、これが残りの20％を占める乳漿タンパクと呼ばれるもので、ラクトグロブリン、ラクトアルブミン、ラクトフェリンが主な構成成分である。

や治療に関する新しい情報が常に飛び交い、成長している分野です。これまでのところ、脂肪が脳の健康に変化をもたらす可能性のあることは確かです。

　健康に良い炭水化物と悪い炭水化物があるのと同じように、脂肪にも健康に良い脂肪と悪い脂肪があります。この場合、ある特定の脂肪が「良質である」ということは、コレステロールレベルに及ぼす影響によって決まります。コレステロールそのものは悪ではありません。例えば、体がビタミンD、エストロゲン、テストステロンのようないくつかの重要な化合物を作るためには一定量のコレステロールを必要とします。しかし、血中コレステロールが高いと、とりわけ「善玉」の高密度リポタンパク（HDL）コレステロールに対する「悪玉」の低密度リポタンパク（LDL）コレステロールの比率が高い場合、それ自体がアルツハイマー病をはじめとする認知症の原因となる循環器疾患の主なリスクファクターであると考えられています。実際、血中のコレステロールレベルの上昇がアルツハイマー病の発症と関連するという十分な数のエビデンスが存在しています。トランス脂肪酸のような損傷を与える脂肪は、LDLコレステロールレベルを上昇させ、HDLコレステロールを低下させます。

　次に、摂取を避ける、あるいは限られた量以上を摂るべきでない脂肪について説明します。その後で、私たちは循環器系の健康を向上させることが知られている、そしてアルツハイマー病との闘いにとって同じくらいに重要で、しかも将来性のある脂肪に目を向けることにします。

トランス脂肪酸を避ける

　トランス脂肪酸は、全ての脂肪の中でももっとも健康に悪い脂肪であり、心臓病、老化の促進、がんと関連しています。トランス脂肪酸はLDLコレステロールを上昇させ、HDLコレステロールを低下させ、また体内で分解されにくい脂肪です。トランス脂肪酸の多い食事がアルツハイマー病と関連することを明らかにしている研究があるのは驚くこと

ではありません。

　トランス脂肪酸には、2種類あります。天然に存在するものと人工のものです。これら2種類のトランス脂肪酸は、どちらも体に有害です。天然に存在するトランス脂肪酸は少量ですが、ある特定の肉と乳製品で見つかっています。人工的なトランス脂肪酸は、植物脂を液状にするために水素を加える工業的過程で作られます。これは、室温で個体で、常温保存が可能な「部分水素化油脂」（または「部分硬化油」）と呼ばれています。室温で個体であることは、液体の油脂よりもはるかに長期間の保存が可能で、使いやすいことを表しています。このため、多くのレストランやファーストフードチェーンは、たっぷりの油で揚げる食べ物に部分水素化油脂を使用します。トランス脂肪酸は、例えば焼き菓子（ケーキ、クッキーなど）、スナック（ポテト、トルティーヤ(訳者注27)、コーンチップ、さらに棒状のマーガリンなどの人気のある市販の食べ物の中に含まれている可能性があります。私たちが摂取するトランス脂肪酸のおよそ半分は、食品加工の過程のどこかで作られます。

　近年、一つの州（カリフォルニア州）、いくつかの郡（メリーランド州モンゴメリー郡、ニューヨーク州のナッソー郡・オールバニ郡、ワシントン州のキング郡）、そして数多くの市（ニューヨーク、フィラデルフィア、ティブロン）は、レストランでのトランス脂肪酸の使用を禁止しました。2013年、FDA（アメリカ食品医薬品局）は科学の専門家委員会が部分水素化油脂を、今後、「一般に安全と認められる食品（またはGRSA）」とは見なさないと発表しました。GRAS以外の食品添加物を含む食品は法律上は販売できないので、これは画期的な裁定です。2015年、FDAは製品から部分水素化油脂を除去するために3年間の猶予を製造業者に与えることによって、食べ物からほとんどのトランス脂肪酸を取り除くための一歩を踏み出しました。

（訳者注27）トルティーヤ：小麦粉やコーンの生地を薄く焼いたもの。いろいろな具を巻いて、あるいはひき肉やチーズをトッピングして食べる。

政策変更が実施されるのには時間を要するので、今現在、入手可能な多くの食べ物が、いまだにトランス脂肪を含んでいるのを知っていることは大切です。食品を購入するときには、注意深く原材料と栄養組成を調べてください。専門的には、ある食べ物のトランス脂肪酸含有量が0.5グラム未満であれば、トランス脂肪酸含有がゼロであると表示できます。しかし、たとえトランス脂肪酸が明記されていなくても、その成分表はあなたに他の記載で伝えている事柄があるかもしれません。成分表のどこかに「部分水素化」という文字を見つけたとすれば、その食べ物の中に少なくとも少量のトランス脂肪酸が存在していることがわかります。APT食生活のためには、私たちが食事からトランス脂肪酸を取り除くためにできるあらゆることは何でもすること、あるいは少なくともあなたがトランス脂肪酸の摂取を減らすことをお勧めします。

飽和脂肪酸を制限する
　飽和脂肪酸とは、水素原子が各炭素原子に最大可能まで結合している、つまり炭素原子が水素原子で「飽和されている」ので、その名前が与えられました。ほとんどの場合、過剰な摂取は健康にとって有害となります。これはとくに、ある特定の人たちにいえることなので、主治医に飽和脂肪酸の摂取について相談することをお勧めします。
　飽和脂肪酸は、例えばパーム油やココナッツオイルなどのいくつかの植物由来の製品にも存在しますが、主として肉、鶏肉、乳製品に含まれています。第2章で説明したように、飽和脂肪酸（MCTs）のある特定のタイプは脳を健康に保つと考えられていますが、供給源やタイプによっては損傷を与えると考えられます（87ページ参照）。
　飽和脂肪酸が豊富な食べ物が、脳に有害であると指摘している有力なエビデンスがあります。ある主要な研究では、飽和脂肪酸が豊富な食べ物を摂取する人たちの、アルツハイマー病を発症する可能性は、バランスの取れた食事を摂る人たちよりも、2.4倍高いことを見いだしました。飽和脂肪酸が血中コレステロールを上昇させるので、有害であると確信

している研究者がいます。飽和脂肪酸の多い食事が、アルツハイマー病の顕著な特徴であるベータアミロイドプラークを除去する体の能力を低下させることも観察されています。

　飽和脂肪酸に関する議論を複雑にする要因は、科学が絶えることなく発展していること、そして脳を健康に保つことができる飽和脂肪酸の正確なタイプと量に関する結論がいまだに出ていないことです。先に簡単に紹介したように、ある特定の肉（牛肉と豚肉）と乳製品に関して、脳にとって良い影響があるとか、悪い影響を及ぼすかを判断するとき、動物に与えられた飼料の種類を考慮することが、とても重要である可能性があります。そのことが、私たちが牧草で飼育された牛肉、豚肉、乳製品を選択するように勧める理由なのです。考慮する必要があるもう一つ別の要因は、ある特定の人たちは、遺伝子構造によって、一定量の飽和脂肪酸に耐えることができる、あるいは恩恵さえ受けることができますが、その他の人たちは、長い時間をかけて飽和脂肪酸から悪影響を受ける可能性があることです。

　さらに複雑にする厄介な問題は、飽和脂肪酸の摂取と循環器系疾患や糖尿病のようなアルツハイマー病の主要なリスクファクターとの間に、確たる関係があると専門家たちが長い間確信していたのですが、そうした関連性が、最近の研究では明らかにすることができないからです。これらの研究成果を説明するためには、もっと多くの研究が必要とされますが、複雑さのために、こうした研究はすぐには実施されない可能性があります。

　現在までの最新のエビエンスに基づいて、APT食生活は、飽和脂肪酸を食事摂取量のほぼ10パーセントに制限しています。この制限は最新のアメリカの指針に合致しています。私たちは、主治医による血管リスク因子（コレステロール値など）の定期的なモニタリングや助言があれば、栄養士に相談するとか、必要に応じて飽和脂肪酸の摂取量を変更することなどを勧めています。

不飽和脂肪酸からの恩恵を受ける

　さて、アルツハイマー病の発症にかかわる食事の中の脂肪について紹介してきましたが、ここでは、不飽和脂肪酸について説明しましょう。不飽和脂肪酸は、いろいろな方法で健康をサポートすることが見いだされている脂肪のグループの一つで、主に２つの種類があります。一価不飽和脂肪酸と多価（ポリ）不飽和脂肪酸です。健康に良いこれらの脂肪にも重要な違いがありますが、両者は共に有益であると考えられています。

　一価不飽和脂肪酸は、各脂肪分子が１つの不飽和炭素結合をもっているのでそう呼ばれています。一価不飽和脂肪酸は、血中のコレステロールを改善します。したがって、一価不飽和脂肪酸が豊富な食べ物を摂取することは心臓疾患のリスクを減らすのに役立ちますが、それだけにはとどまらず、インスリンレベルと血糖コントロールもまた改善し、インスリン抵抗性と糖尿病のリスクを減らします。両者は共にアルツハイマー病のリスクファクターです。アボカドや、例えばアーモンド、ヘーゼルナッツ、ペカン、カボチャとゴマのような多くのナッツと種子の中に一価不飽和脂肪酸が豊富に含まれています。APT食生活で使用が推奨されている主要な油脂であるオリーブオイルにも、一価不飽和脂肪酸が豊富に存在しています。

　多価不飽和脂肪酸は、脂肪の各分子が２つ以上の不飽和炭素結合を持つことからその名前が与えられています。私たちがすでに述べたように、これらの脂肪は健康上多くの恩恵をもたらすことが知られています。このことは、体が必要とするものの、体内で産生されないオメガ-３脂肪酸とオメガ-６脂肪酸の２つの必須脂肪酸 ^{（訳者注28）} が含有されているので、ある程度当てはまります。この２つの脂肪酸は共に、例えば正常な脳の発達と機能など、数多くの体のプロセスにとって不可欠です。

（訳者注28）必須脂肪酸：体内で合成できないために食べ物によって摂取する必要がある脂肪酸。多価不飽和脂肪酸のうちオメガ-6脂肪酸のリノール酸、オメガ-3脂肪酸のα-リノレン酸が必須脂肪酸である。

健康にとてつもない大きな影響を持つこれらの2つの脂肪酸の間には、実に大きな違いがあります。オメガ-3脂肪酸は抗炎症作用を有しますが、他方オメガ-6脂肪酸は炎症誘発作用を持っています。このことは、オメガ-6脂肪酸が健康に悪いことを意味するのではありません。実は、短期間の炎症は生き延びるために必要なのです（例えば、あなたが切り傷を負うと、炎症反応は出血を止め、治癒過程をスタートさせます）。しかし、炎症が慢性的になるまでに悪化すると、オメガ-6脂肪酸は、アルツハイマー病を含めた数多くの深刻な健康状態へと発展することを促します。そのためにオメガ-3脂肪酸とオメガ-6脂肪酸が適切なバランスで食事の中に存在しなければなりません。

　オメガ-6脂肪酸とオメガ-3脂肪酸の割合は、4対1が妥当な目標ですが、一部の人にとってはより低い3対1の割合でも健康に良いことがわかっています。残念なことに、現代の食事は、オメガ-6脂肪酸とオメガ-3脂肪酸の割合が15対1に近い傾向があります。言い換えれば、私たちの食事は、一般的に炎症誘発性のオメガ-6脂肪酸が多過ぎ、抗炎症性オメガ-3脂肪酸が少な過ぎます。

　オメガ-6脂肪酸を少なく、そしてオメガ-3脂肪酸を多く摂取するのには、どのようにすると食事を悪い状態から良い状態へと仕向けることができるのでしょうか？　取り入れることのできる一つの大切な一歩は、オメガ-6脂肪酸を含むサラダドレッシングや他の加工食品だけでなく、例えばオメガ-6脂肪酸が豊富な植物油、例えばコーン油、ヒマワリ油、大豆油、綿実油の消費も減らすことです。もう一つ別の手段は、果物と野菜、全粒粉、脂肪が豊富な魚、オリーブオイルを重視する食事を摂ることによって、オメガ-3脂肪酸の摂取を最適なものにすることです。第5章で紹介していますが、APT食生活は、オメガ-3脂肪酸に富んだ食べ物を組み入れ、加工食品の摂取を最小限にすることでその要件を満たします。

　原則として、これらの栄養素は食べ物から直接摂取するのが最善ですが、オメガ-3脂肪酸のサプリメントが脳に有益な効果を持つ可能性が

あるという数多くの研究があります。私たちのアルツハイマー病予防クリニックにおける研究では、オメガ-3脂肪酸のDHA（ドコサヘキサエン酸）と、やや少な目の量のEPA（エイコサペンタエン酸）の摂取を重要視しています。脂肪酸の豊富な魚のような食べ物を介して補給されようとも、カプセルまたは液状でのサプリメントを介して補給されようとも、これらのオメガ-3脂肪酸が潜在的に有益であることを明らかにしている研究があります。加齢と関係する認知低下を持つ55歳を超えた成人が、毎日900ミリグラムの藻類由来のサプリメントを摂ったあとで、記憶力が改善したことを立証した研究、つまりDHAによる記憶改善に関する研究（MIDAS）です（オメガ-3脂肪酸の研究に関しては、230ページを参照）。DHAは、幼児期の脳の成長と発達、成人では正常な脳機能の維持にとって極めて重要であることを覚えておくことも必要です。

　これら栄養素について、いまだに多くの学ぶべき事柄のあることを付け加えておくことは重要です。オメガ-3脂肪酸がアルツハイマー病の予防に有用でも、既存のアルツハイマー病の治療には有効ではないことを見いだした研究があります。オメガ-3脂肪酸が、ある患者たちで他の患者よりも有効であることを見いだした研究もあります。

　矛盾するデータが複数存在するにもかかわらず、現在のところ、健康に有益な程度に不飽和脂肪酸を摂取していると、アルツハイマー病から私たちを守るのに役立つ可能性があると指摘している研究があります。したがって、APT食生活は、不飽和脂肪酸を豊富に含有する食べ物を推奨しています。第6章において、私たちはオメガ-3脂肪酸のサプリメントの使用についても説明します（230ページを参照）。

　健康により良い脂肪は、アルツハイマー病との闘いでも有益な手段のように思われますが、健康に良い悪いは別にして、すべての脂肪はカロリー密度が高く、グラム当たり9カロリーであり、他方、炭水化物とタンパク質はグラム当たり4カロリーです。これは、健康によい脂肪でも、過剰摂取を避けなければならない理由です。

まとめ

　私たちのアルツハイマー病に対する食事の影響に関する理解は、いまだ発展途上にあります。しかし、この章で明らかにしたように、研究は、すでにさまざまな主要な栄養素、つまり炭水化物、タンパク質、脂肪を含めた栄養素の基本的な要素が、脳の知的能力を正しく機能させるためにどのように影響しているかに関して、多くの事柄を私たちに教えてくれています。第5章では、私たちがこの章で概説した原則を、APT食生活にどのように応用するかを説明しましょう。ただしその前に、そのほとんどが研究課題である脳を健康に保つ他の食生活について概説することにします。そしてAPT食生活が、証明済みの食事に関わる戦略をどのように組み合わせて、ユニークで効果的な食事計画を作成しているかをもっとよく理解できるように手助けするつもりです。

第4章

脳の健康を改善する食事

過去10年間で、脳の健康を増進させ、または神経学的疾患を予防し、もしくは上手に対処するために、栄養学を利用することへの関心が非常に高まっています。認知機能の低下を予防する食事を特定する、または開発することを目的に、既存の軽度認知障害（MCI）のような障害だけでなく、実行機能（あなたがものごとをやり遂げる一連の技能）のようなはっきり限定された認知機能に対して、栄養がどのように影響するかを検討した研究があります。その中には、アルツハイマー病との関連が見いだされているインスリン抵抗性と炎症のような健康状態について調べた研究もあります。あなたは疑問に思うかもしれませんが、健全な心臓血管系の健康を促進し、インスリン抵抗性を減らし、体重減少を促し、その他に身体的なウェルビーイングをサポートする食事はすべて脳の健康と能力に好ましい影響を与えることが見いだされています。

　この章では、アルツハイマー病を防ぎ、進行をゆっくりさせ、あるいは上手に対処する方法の開発を目指して研究されてきたさまざまな食生活を検討します。個別の食事に関しては、まず食事プランを述べ、そのあとで脳を健康に保つ効果の検証を目的として実施された研究を、簡単に概説します。この章はAPT食生活（アルツハイマー病の予防と治療のための食生活）を詳細に検討することで終わります。

　個別の食事に関して詳しく検討するのに先立ち、栄養摂取がさまざまなレベルで研究できることを説明するのはとても大切です。何年にもわたって、主に研究者たちは個別の栄養素（ビタミンEなど）、あるいは栄養素のグループ（オメガ-3脂肪酸または抗酸化物質など）の健康に及ぼす影響について重点的に取り組んできました。ごく最近、通常は簡単に食生活と呼ばれている固有の摂食スタイルである食習慣に重点的に取り組んでいる研究があります。私たちがこの章で引用する研究は、食習慣について重点的に取り組んでいます。つまり、高栄養食品を組み合わせる、カロリーを制限する、および／あるいは炭水化物などの特定の主要栄養素の制限によって、より良い脳の健康を促進すると考えられている食事計画です。

地中海風の食事

　20世紀の中頃、生物学者で生理学者のアンケル・キーズをチーフとした研究者たちは、地中海地方、とりわけ南イタリアとギリシャの伝統的食事が、心疾患のリスク減少、がんのリスク減少、長命で健康的な人生など、多くの健康上の恩恵と関連しているのを発見しました。その後の研究は、地中海食が炎症、酸化的ストレス、インスリン抵抗性を減らすことを明らかにしました。

　地中海食とはいったいどのようなものでしょう？　例えば、豊富な魚、主要な炭水化物の供給源として野菜、全粒穀類、豆類、ナッツなどの植物由来の食べ物が含まれています。地中海食は、脂肪の主要な供給源としてバターのような飽和脂肪酸の代わりに、心臓に良いオリーブ油を使用します。また地中海食には、タンパク質の主要な供給源として少量から中等量の魚と脂肪分が少ない鳥肉（少なくとも1週間に2回）が含まれ、赤身肉は1週間に数回までに制限しています。食事には中等量の低脂肪ヨーグルトと牛乳、少量から中等量の赤ワインも含まれています。食事プランと同時にライフスタイル、つまり定期的な身体的活動も含まれます。

　いく人かの専門家たちは、いろいろな研究に基づいて、地中海食がアルツハイマー病のリスクを減少させるための優れた食事と考えています。ある試算によると、この食事は、高齢の患者でアルツハイマー病のリスクを40パーセント低下させる可能性があり、患者がこの食事に忠実に従えば、彼らのリスクはそれだけ劇的に減少します。地中海食プランは、軽度認知障害の発症リスクと、すでに軽度認知障害にかかっている患者のアルツハイマー病の発症リスクを、共に著しく減少させるとも考えられています。

　地中海食は、脳機能に直接影響を及ぼし、脳内アミロイドプラークの形成を減少させる可能性があると指摘するエビデンスがあります。結果

として、この食事プランは、おそらくは、実際に軽度認知障害の患者とアルツハイマー病の患者の両者で、記憶力と認識能力を改善させる可能性があります。認知低下もゆっくりさせるかもしれません。

　地中海食は、健康にとって数多くの有益な成分を持っていますが、科学者たちはしばしば、地中海食の中のある特定の脂肪のタイプに注目します。地中海食は低脂肪ではありません。食事で摂取される全カロリーの30パーセントが脂肪に由来します。それらのカロリーはとくに不飽和脂肪酸に由来します──ナッツと魚に由来する多価不飽和脂肪酸、さらに重要なのはおそらくオリーブオイルに存在する一価不飽和脂肪酸です。いくつか研究は、地中海食におけるオリーブオイルと他の不飽和脂肪の大量摂取が、アルツハイマー病と他のタイプの認知低下を防ぐ効力に寄与している可能性を示しています。

　エミリオ・ロス博士たちが2015年に「JAMA Internal Mediceine」に発表した研究は、地中海食が認知低下を阻止するという、もっとも質の高いエビデンスを提供しています。認知力が健全なボランティア計447人が無作為に3グループに分けられました。各グループは特別な食事を割り付けられ、その後4年間観察されました。第1のグループは、エキストラバージンオリーブオイル1リットルが追加された地中海食を1週間摂りました。第2のグループは、クルミ、ヘーゼルナッツ、アーモンドを含むミックスナッツ30グラムを追加した地中海食を毎日摂りました。第3のグループは、低脂肪食を摂りました。低脂肪食グループと比較して、「注意と実行機能」の領域における認知機能は「地中海食＋オリーブオイル」のグループで優れており、メモリー機能は「地中海食＋ナッツ」のグループで優れていました。

ケトン食

　当初はてんかんの治療として、1920年代に考案されたケトン食には、いくつかのバージョンがありますが、高脂肪食、中等量のタンパク食、

第4章 脳の健康を改善する食事

食事に関する1対1比較がどうして多くないのでしょう？

　124ページで紹介されたロスの試験は別として、アルツハイマー病に対するいろいろな食生活の効果を直接比較した研究はわずかです。シアトルのジェニファー・L・バイヤー・カーターと同僚によって実施されたある重要な研究があります。認知力が健全な成人と、アルツハイマー病の前段階の可能性がある健忘性軽度認知症（aMCI）の成人に、2種類の食事のうちの一つを無作為に割り付けました。第1のグループは高飽和脂肪酸/高グリセミック（GI）食、第2のグループは低飽和脂肪酸/低グリセミック食を摂りました。低飽和脂肪酸/低グリセミック食を忠実に守った健忘性軽度認知障害の患者は、高飽和脂肪酸/高グリセミック食を食べた患者と比べて、メモリー機能に顕著な改善を示しました。

　理想的には、これらの1対1研究がもっと多くあればよいのですが、残念ながらそうではありません。食事に関する無作為研究は、長期間一定の食事を忠実に守る被験者を確保することの難しさ、食事戦略（炭水化物を制限する、飽和脂肪酸を制限するなど）のどの要素が変化を引き起こしたかを確定する難しさ、医薬品の研究に資金を調達する傾向が多い社会で栄養学に的を絞った研究のために財政的支援を得ることの難しさなど、さまざまな理由のために実施するのが非常に困難です。幸いにも、文献学的に数百の他の研究が情報のギャップを埋め、脳を健康に保つ栄養摂取への道を指し示しています。

　アルツハイマー病の予防クリニックと世界中のパートナーとしての研究所において、1対1研究とクリニックにケアを求めてくる患者の綿密な観察を通じて、私たちは認知に関わる最良の栄養摂取について詳細な知識を得るための努力を続けています。私たちは、近い将来、脳の健康を向上させ、認知低下を防ぎ、認知低下をゆっくりさせる、または改善さえもさせる、すべての人が望んでいるより良い答えを生み出すことを願い、また期待し、研究しています。

低炭水化物食の食事です。ケトン食の目的は、体に燃料を供給する方法を変えることです。第2章と第3章において、あなたは炭水化物を摂取したあと、それらがグルコースに分解され、正常な環境ではグルコースは、細胞に輸送され、吸収され、そこで体に燃料を供給するために使用されることを学びました。ケトン食は、炭水化物の摂取量を毎日20～30グラム未満にまで減らすことによって「ケトン症」と名付けられた代謝状態を作りだします。ケトン症では、体はグルコースを燃料として使う代わりに、ケトンという脂肪の断片を燃やします。

　2012年、ロバート・クリコリアン博士と同僚は、ケトン症が軽度認知障害の人たちにどのような影響を及ぼすかを見つけだす研究を行いました。軽度認知障の患者が無作為に2つのグループに分けられ、一つのグループには高炭水化物食、他のグループには非常に低い炭水化物食が与えられました。6週間後、低炭水化物食のグループは言語記憶能力の改善を示し、体重減少、腹囲の減少、血糖レベルの低下、空腹時インスリンの減少も現れました。この研究は、いくつかの重要な点を際立たせています。第1に、食事の有益な効果が予想以上に短い期間、実に6週間で見られたことです。第2は、認知機能の改善に加えて、効果が脳と体の代謝に関わるいくつかの重要な部位で見られました。

　ケトン食の脳機能を改善する正確な機序については推測の域を出ません。しかし私たちは、アルツハイマー病の患者では長い時間をかけて脳機能を損なわせ、単独であってもアルツハイマー病の脳内で有害な変化を促進するように働くと考えられているインスリン抵抗性の罹病率が高いことを知っています。第2章で紹介したように、私たちはケトンが脳にとってグルコースよりもはるかに効果的なエネルギー供給源であり、それらがミトコンドリア(脳細胞のバッテリーのようなもの)の機能改善に役立つと考えています。このことが、私たちが提唱する9週間のAPT食生活で、脳の燃料代謝を最適化し、アルツハイマー病が進行するのを防ぐためにケトンの働きを取り入れた理由です。

第4章　脳の健康を改善する食事

マインド（MIND）食(訳者注29)

　2015年、イリノイ州シカゴにあるラッシュ大学メディカルセンターのマーサ・クレア・モリス博士と同僚は、2種類の食事、つまり地中海食とDASH食(訳者注30)を組み合わせた、脳に良い特別に考案された食事であるマインド食に関する研究を発表しました。DASH食とは、当初は高血圧を軽減させるために開発された食事ですが、認知機能もまた改善することが明らかにされました。

　マインド食については、年齢が58〜98歳の923名の被験者が2004〜2013年の間追跡調査され、「食物摂取頻度調査表」を記入するように求められました。次いで、調査表が分析され、被験者の食事パターンが、以下の10の「脳を健康に保つ食物群」を重要視したマインド食にどれくらい忠実であったかが調べられました。10の「脳を健康に保つ食物群」とは、①葉物野菜、②他の野菜、③ナッツ類、④ベリー類、⑤豆類、⑥全粒穀物、⑦魚、⑧鶏肉、⑨オリーブオイル、⑩ワインです。

（訳者注29）マインド（MIND）食：「地中海食とDASH食を組み合わせた食事による神経変性を遅らせるための介入」(Mediterranean-DASH Intervention for Neurodegenerative Delay)の頭文字をとって「マインド」と名付けられた。論文の表題は、「MIND Diet Associated with Reduced Incidence of Alzheimer's Disease」。

（訳者注30）DASH食：DASH食(Dietary Approaches to Stop Hypertension)は、アメリカ保健福祉省のNIH（アメリカ国立衛生研究所）に属するアメリカ国立心肺血液研究所(NHLBI)が、高血圧を予防し治療するために推奨している食事療法のことで、果物、野菜、全粒穀物、低脂肪食品を十分に摂取する。制限するのは、砂糖で甘くした飲料、肉の脂身やマーガリンなどの「悪い油」である。DASH食は、血圧を下げる効果がある他にバランスの取れた栄養素を摂取できるように考案されていて、カリウム、カルシウム、マグネシウム、タンパク質、食物繊維が十分に含まれている。アメリカ農務省は、DASH食を理想的な食事プランの一つとして推奨しており、アメリカ心臓協会も推奨している。

この食生活は毎日3回の全粒穀類、毎日サラダと1種類の他の野菜、1日グラス1杯のワイン、少なくとも週2回の鶏肉とベリー類、少なくとも週1回の魚、隔日の豆類、そして毎日のナッツ類のスナックを推奨しています。さらに、この食事は、不健康な食品として指定した「赤身肉、バター・マーガリン、チーズ、ペイストリーとスイーツ、揚げ物とファーストフード」の5種類の食品の摂取を厳しく制限しています。

モリス博士と同僚は、マインド食を徹底して厳密に守った被験者でアルツハイマー病のリスクが53パーセント減ったことを見いだしました。この食事にほどほどに従った被験者でも、リスクが35パーセント低下する利点がありました。研究者たちは、この効果を異なった母集団の研究と無作為試験を通じて確認する必要があると力説しました。

カロリー制限食

カロリー制限食（CR）が健康上の恩恵をもたらす可能性があるという考えは、コーネル大学の研究者たちが低カロリー食がラットの寿命を延ばすことができることを見つけた1930年代に初めて生まれました。後に、1990年代に、研究者たちはカロリー制限が他の動物、回虫とミバエでも寿命延長効果を持つことを発見しました。猿の研究でも似通った結果をもたらしました。結果を解析した科学者たちは、体にストレスを加えることによって、これらの食事が動物を病気や変性から守る細胞の生物学的プログラムを活性化すると考えています。このような研究結果が明らかになる間に、第2章で紹介したように、沖縄の100歳以上の人の研究は、カロリー制限が、沖縄の住民が楽しく過ごし、長寿と健康的な老化を享受している要因の一つであることを明らかにしました（84ページ参照）。

A・V・ウィッテと同僚は、カロリー制限が高齢者で記憶を改善させることを示すヒトでの研究による最初の研究成果を「PNAS」（Proceedings of the National Academy of Sciences of the United

States of America）2009年号に発表しました。年齢が50〜80歳の健常人または太り過ぎの50人が3つのグループに分けられました。第1のグループは、3カ月間、カロリー摂取の30パーセント削減を達成するように指示されました。栄養不良が起きるのを防ぐために、1日当たり最小限1,200カロリーの摂取が定められました。第2のグループは、動物を用いた研究で脳の健康を強化することが明らかにされた不飽和脂肪酸の20パーセント増を達成することが指示されました。対照群となる第3のグループは、従来の食習慣を変えないように指示されました。被験者全員は、3カ月間の研究の前後で記憶能力の検査を受けました。

　3カ月後、研究者たちは、カロリー制限食をもっともよく守った人たちでもっとも顕著な恩恵がもたらされ、記憶能力の著しい改善が見られました。他の2つの試験グループでは、記憶能力の有意な変化は認められませんでした。カロリー制限が行われたグループでの認知改善は、インスリンレベルの低下、インスリン感受性の上昇、つまりインスリン抵抗性の軽減、炎症活性の低下と関連していました。これらの生理学的変化は脳内の神経保護経路を刺激して、長い時間をかけて脳細胞機能を守ると考えられました。研究者たちは、食事の変更が及ぼす認知上の健康への影響を調べるさらなる研究が必要であると強調しました。

フィンガー研究

　健康は食事以外のファクターによっても影響を受けています。そこで、複数の介入（訳者注31）が認知機能を改善するかどうかを調べるための研究が計画されました。認知障害と身体障害を予防するための「フィン

（訳者注31）介入：研究目的で、人の健康に関するさまざま事象に影響を及ぼすファクター（健康の保持と増進につながる行動および医療における傷病の予防と診断または治療のための投薬・検査などを含む）の有無または程度を制御する行為（通常の医療行為を超える医療行為であって、研究目的で行うものも含む）をいう。

ランド高齢者介入研究」(the Finnish Geriatric Intervention Study to Prevent Cognitive Impairment and Disability)、または「フィンガー研究」(FINGER研究)と呼ばれる研究が２年間にわたって実施され、研究成果がスウェーデンのストックホルムにあるカロリンスカ研究所のミア・キピペルトによって、2015年に「The Lancet」に発表されました。

　この画期的な研究では、年齢が60〜77歳の間の、認知症のリスクがあると考えられていた1,260人の被験者が、無作為に２つのグループに分けられました。実験群はカスタマイズされた食事プラン、筋力トレーニングと有酸素運動、コンピューターを使った認知訓練、血管危険因子の管理、そして社会的交流を増やすことを含めた強力な介入を受けました。カスタマイズされた食事には、適度な量のアルコール摂取と共に、豊富な量の果物と野菜、全粒穀物で作られたシリアル、低脂肪の乳製品と肉、植物油(バターなし)、少なくとも１週間に２回の魚がありました。対照群(訳者注32)(コントロール群)は、健康的な食事、身体的活動、精神的刺激、社会的活動の重要性に関する通常のアドバイスだけを受けました。そして、精神機能が研究期間の前後に測定されました。

　２年後、研究者たちは、実験群の全般的な認知スコアが対照群に比べて25パーセント高いことを見いだしました。２つの群の違いは、特定の機能に焦点を絞るとさらに大きくなりました。実験群の「実行機能」(ものごとをやり終える能力)は、対照群での「実行機能」よりも83パーセントも高く、「処理能力」(運動機能と脳機能のスピード)は150パーセントも高かったのでした。フィンガー研究は、APOE4を保有する人たちがこれらの介入によってさらに多くの恩恵を受ける可能性のあることも示唆し、私たちが遺伝子との「綱引き」に勝つ努力をすれば、実に脳の健康を制御できることを改めて示しています。追跡研究は、そのグ

(訳者注32) 対照群：臨床試験において、研究中の新しい治療を受けない群をいう。この群は、新しい治療に効果があるかどうかを確かめるために、新しい治療を受ける群(実験群ともいう)と比較される。

夜間の絶食が持つ多くの恩恵

133ページで、APT食生活には1週間に数回、夜間の絶食を必要とすることを説明しています。一つには、炭水化物の摂取を制限する手段としてなのです。これはあなたに過激な考えとの印象を与えたかもしれませんが、近年、間欠的な絶食は広く研究されており、多岐にわたる体の機能とシステムに有益な影響を及ぼすことが見いだされています。

間欠的な絶食は、時に「時間が制限された食事」と名付けられていますが、これは毎日限定された時間枠の中で摂る食事のことです。2013年、「British Journal of Diabetes and Vascular Disease」に発表された、この食事パターンを検証するために計画された研究のレヴューで、間欠的な絶食がもたらす可能性のあるエビデンスを発表しました。

- 炎症を抑える。
- 肥満の人たちで代謝効率を改善し、体重を減少させる。
- LDL（「悪玉」）コレステロールと全コレステロールレベルを低下させる。
- ２型糖尿病を予防する、進行を遅らせる、２型糖尿病を改善させるのに役立つ。
- 膵臓機能を改善する。
- インスリンレベルとインスリン感受性を改善する。
- エクササイズと関連する心臓血管系への恩恵のいくつかを再現する。
- 循環器疾患を予防する。
- 血圧を下げる。
- 有害な内臓脂肪のレベルを改善する。

リストに挙げた効果は、APT食生活で推奨する食事パターンが脳を守るのに役立つといういくつかの理由を明らかにしています。第２章で説明したように、肥満、インスリン抵抗性、２型糖尿病、循環器疾患のすべてがアルツハイマー病と関連しています。制限食は、申し分のない食事をとっている場合であっても、これらの疾患の予防、軽減、改善を促すことによって、脳の健康を増進する可能性があります。オメガ-3脂肪酸が豊富な魚や、低グリセミックな果物そして野菜のような脳を保護する食べ物が少ない食事であっても、脳の健康を増進する可能性があります。食事が、オメガ-3脂肪酸が豊富な魚、低グリセミックな果物、そして野菜のような脳を保護する食べ物を含むように改善されたとき、恩恵はさらに大きくなる可能性があります。

　食事制限は、どうして非常に多くの点で、体の機能を改善させるのでしょうか？　現代の食習慣は絶え間なく「宴会モード」になっています。私たちは起床してから眠りにつくまで、ほとんど食事やスナックを食べているので、体はほぼ絶えることなくグルコースを利用しています。その結果、体は、グルコースを主要な燃料として燃焼するように馴らされています。間欠的な絶食は、体が主要な燃料として脂肪を燃焼するため、代謝を再起動させる可能性があります。夜間の絶食は体重減少を促すだけでなく、ご存じのように、脳の健康の鍵の一つであるインスリン感受性も改善します。

　いろいろなパターンの間欠的な絶食が、さまざまな研究によって提案されてきました。アルツハイマー病予防クリニックで、私たちは、１週間に５夜の終夜絶食がほとんどの人たちにとって実行可能であり、長い時間をかけて、彼らのライフスタイルに容易に組み入れられることを明らかにしました。人びとは週末に夜間の絶食を省略でき、時に食事を抜かすこともできます。さらに、もっと素晴らしい全般的な健康と、さらなる脳へのサポートを享受できるのです。

ループで高められた精神活動が、アルツハイマー病や認知症のリスクを低下させるかどうかを調べることにあります。

APT食生活

　APT食生活は、この章で引用した最新研究のエビデンスのすべてを考慮に入れ、加えてさまざまな方法で補強されています。

　APT食生活は例えば、少なくとも週2回のオメガ-3脂肪酸が豊富な魚、少なくとも週4回の皮なしの鶏の胸肉、多くても週1回の脂肪分の少ない牛肉か豚肉、毎週4～8個の卵、毎日1～2回の低脂肪または無脂肪の乳製品、毎日1～3回の全粒穀物、毎日数回の濃緑色の葉物野菜やアブラナ科の野菜、その他の低グリセミック野菜、毎週数回のベリー、毎日少なくとも1回のグリセミック指数が低めの果物からなる食事が特徴です。もっとも重要なことはおそらく、私たちが患者に毎日の炭水化物摂取を1日100～120グラムにゆっくり減らすことを勧めていることです。これは一つには、食べ物を摂らない夜間の時間帯をゆっくり増やすことによって達成され、最終的に炭水化物は1週間に5夜12時間～16時間避けることができます。

　炭水化物を制限する理由についてはすでに説明しました。この戦略は、いくつかの脳を健康に保つ方法、つまり全面的にカロリー制限を行う、軽度のケトン症にする、またグルコース代謝とインスリン感受性を改善することなどで、食生活を改善することが見いだされています。濃緑色の野菜^(訳者注33)からオメガ-3脂肪酸が豊富な魚に至る特徴的な食べ物まで、脳を健康に保つ特性から選ばれています。そしてこの食事パターンは、食事プランを実践するあなたの能力を最大限にするために作

(訳者注33)濃緑色の野菜：レタス、アブラナ科の葉緑色野菜（ケール、マスタードグリーン、コラードグリーン、キャベツ、ブロッコリー、芽キャベツ、小松菜、チンゲンサイなど、）、アブラナ科野菜、ホウレンソウとスイスチャード、食用緑の葉（タンポポ、レッドクローバー、プランテン、クレソン、チックウィードなど）

られているのです。

　結局、人びとが、脳を健康にするために従わなければならない食生活とは何でしょうか？　多くの人たちは炭水化物の摂取を減らすのに苦労するので、炭水化物を制限する過程はゆっくりと、一部分は夜を通して達成され、食生活の改善に成功するチャンスを最大にします（一晩の絶食のさらなる効能については131～132ページを参照）。果物は戦略的に、食後のデザートまたは食間のスナックとして、砂糖が入ったデザートの代わりには天然のスイーツが推奨されます。これで楽しみを犠牲にすることなく、脳の健康をより促進します。

　数年間にわたって患者と連携してAPT食生活を実践してみたところ、私たちはどれほどやる気があろうと、食生活の改善には、援助と励ましが必要であることがわかりました。そこで私たちは、アルツハイマー病の患者と家族を教育し、サポートするためにウェブサイト「Alzheimer's Universe」（アルツハイマー病の世界：www.alzu.org）、患者が時間をかけてプロセスを追跡する「AD-NTS」（栄養追跡システム、www.alzheimersdiet.com/alzu）を立ち上げました。

まとめ

　この章において、私たちはアルツハイマー病を予防する、また治療する方法として研究されてきたいくつかの、もっとも重要な食生活の概要を述べました。私たちは、アルツハイマー病のリスクがある、あるいはすでにアルツハイマー病を患っている何百人という人たちの、健康の改善を目指して用いてきたAPT食生活に関わる大まかな解説も行いました。

　次の章において、私たちはAPT食生活の指針を概説します。APT食生活について、もっと詳細に知ることができます。避けるべき食べ物はもちろんのこと、摂るべき最良の食べ物について考え、脳を健康に保つ食事プランを維持する方法を学ぶことになるでしょう。

第５章

（アルツハイマー病予防と治療のための）
APT 食生活

前章で、特定の食べ物が脳の健康をどのようにサポートするかを説明しました。是非ともその知識を食生活に取り入れていただきたいと思います。以後のページにおいて、私たちは脳の健康を増進させるのに役立つ９週間の食事プランの概要を述べます。しかし食事プランの恩恵は９週間で終わってしまうものではありません。あなたがこの期間に形成する習慣が、いつまでも維持されなければならないことを理解することが大切です。正しく食事をする、絶食する、定期的に運動する、さらに、トータルで脳を健康に保つライフスタイルを身に付けることによって、あなたは、記憶と認知機能に紛れもない永続的な影響を及ぼすことが可能なのです。

　自分を信じましょう！　第４章で述べたように、このプログラムは簡単に実行できるように考案されており、成功を収めるために、あなたが持つ能力を最大限に生かすのです。このプログラムはゆっくりスタートし、あなたが食生活を日々改善するためのささやかで、しかし有意義な実践に向けて働きかけます。さらに重要なことに、このプログラムは、健康的な行動を長い期間かけて培うことを教えてくれるとても寛容なシステムです。このプログラムによる規則正しい行動を実践することに慣れることで行動は後天的な習性となり、行動について考えることさえしなくなるでしょう。きわめて重要なことは、長い時間をかけて少しずつ修正を行うことで、あなたの脳の健康を改善するための最初の一歩を踏み出そうと、固く決心することです。

　あなたがこの９週間のプログラムに挑戦しようと考えるのであれば、かかりつけ医と相談することが絶対に必要です。APT食生活（アルツハイマー病の予防と治療のための食生活）は、全体的に見ると、循環器疾患、糖尿病、高コレステロール症のようなよく見られる疾患を予防、改善する食事ととてもよく似ています。しかし、あなたの治療に当たっている医師に、食生活を改善したいということを知らせておくことが大切です。医師はあなたの病歴を考慮して、APT食生活があなたにとって賢明ではない、または実践しないほうがよい可能性の有無を見分けま

す。例えば、高血糖と高ケトンレベルを伴う重篤な疾患であるケトアシドーシスにかかりやすい特定の糖尿病患者は、長時間の間欠的な絶食を伴う食生活を試みるべきではありません。私たちは、もう一度次のように強調します。最良の結果を出すためには、そして良くない健康上の影響を避けるためには、9週間の食事プランは、あなたが治療を受けている医師の管理下でのみ行われるべきなのです。

アルツハイマー病による軽度認知障害、またはアルツハイマー病による認知症とすでに診断された人たちにとって、9週間の食生活の改良は必要かもしれません。アルツハイマー病の症状がいったん出現すれば、体重管理と筋肉量の維持は重要な考慮すべき事柄になります。例えば、アルツハイマー病の人たちが正常な体重または低体重であれば、9週間の食生活の経過中に生ずるかもしれない体重減少は絶対に避けなければなりません。筋肉量の減少を避けることはとくに大切です。そのために私たちは、治療している医師による定期的な医学的評価を求めること、また必要であれば栄養士と相談することを勧めています（アルツハイマー病の人たちへのAPT食生活の適用に関しては第7章を参照）。

食事をカスタマイズして進捗状況を追跡する

この章で提示する週ごとの食事プランには、厳密に従ってほしいのですが、健康状態によっては従わないほうがよい場合もあることを私たちは承知しています。もしも健康に問題があれば、かかりつけ医に相談して、必要に応じて私たちの食事プランを修正しても差支えありません。

一部の人にとっては、私たちが推奨する食事プランへの変更は、長い期間かけて行う必要があるかもしれません。例えば、私たちは第2週に、炭水化物を1日140〜160グラムに制限するように求めます。しかしあなたがこれまで1日200〜300グラムの炭水化物を摂取してきたとすれば、この目標を達成するのは難しいかもしれません。その場合、第2週の目標に達成するまでに、数週間かけて炭水化物の摂取を減らして

もかまいません。他方、あなたの現在の炭水化物摂取が第2週の摂取量よりも少ないとしても、炭水化物摂取を140〜160グラムに増量しなさいとは言いません。最終的には、可能な限り9週間の食事プランのために用意されたガイドラインをきっちり守ることを目指し、必要に応じてカスタマイズしてください。

　最後に、あなたがプログラムに従うのがとても難しいと感じるようであれば、私たちは、100%できなければ駄目という融通の利かない方法を取るよりも、必要に応じて食生活を修正するよう提案します。あなたは、ことによると私たちが勧めたレベルにまで炭水化物を減らすことができない、あるいは脳を健康に保つ3回の食事を日課の中に組み入れることができないかもしれません。ごく自然に、無理なくできる範囲で炭水化物を減らし、とりあえず脳を守る食事を、毎日1〜2回は食べるようにしましょう。時間と練習を重ねながら、そして良い食べ物を選択する回数をなるべく増やすことから始めましょう。

　あなたがAPT食生活を実行するとき、私たちは、あなたが進捗状況をこの本の305ページからの「栄養摂取と活動日誌」、またはウェブサイト「Alzheimer's Universe」にあるAD-NTS（アルツハイマー病−栄養追跡システム：www.alzheimersdiet.com/alzu）のいずれかを使ってチェックすることを強く勧めます。これらを使用して炭水化物摂取量、エクササイズ、脳を健康に保つ軽食と食事摂取量を記録することにより、APT食生活のアプローチに関わるもっとも重要な要素を記録することができます。食事とライフスタイルの習慣から常に目を離さないでおくと、あなたは日々どのように食べ、そして行動するかに、いっそう順応していけることになるでしょう。このことはAPT食生活を軌道に乗せることを容易にします。

カロリーについての考察

　APT食生活は、毎日のカロリー摂取量の設定目標を提案していません。APT食生活は、それよりもむしろ最新のエビデンスにしたがって、脳の健康をサポートするバランスの取れた食べ物を選択することに焦点をあてています。通常使用されている食事の指針には、一般に女性は1日およそ2,000カロリーを目指すべきであり、男性は2,500カロリーを目標にする必要があると書いています^(訳者注34)。APT食生活におけるカロリーはどちらかといえばもっと低く、制限されるカロリーは、カロリー制限が脳に好ましい影響を持つことを明らかにしている研究結果と一致させています。

　しかし、この章で詳しく述べるAPT食生活、また207ページから例示されているサンプルメニューは、平均的体重、平均的体脂肪率、平均的筋肉量、適度に運動している人を目標としています。平均体重が軽く、体脂肪率が低く、筋肉量が平均以上で、活動レベルが高い人たちは、食事摂取量を増やしても差し支えありません。体重が重く、体脂肪率が高く、筋肉量が平均以下で、活動レベルが低い人たちは食事摂取量を減らし、運動量を増やす必要があるかもしれません。

　では、どのようにして体脂肪率、または筋肉量を知ることができるでしょうか？　アルツハイマー病予防センターでは、これらのファクターを測定するために最新式の装置を使用します。しかし一般的には、体脂肪率スケールのような家庭用の道具を使用するとか、ジム、個人トレーニングインストラクター、または必要な機器を使って長い期間をかけて進捗状況を追跡できる医師に相談してもよいでしょう。第2章の77ページで紹介されたように、もっとも有害なタイプの脂肪は、内臓の周囲に蓄積される内臓脂肪です。ウエストとヒップ比は、メジャーだけを使って内臓脂肪量の近似値を求める計測法の一つです。この比を算出するにはいくつかの方法があります。通常用いられる方法は、まずウエストのもっともくびれた部位（ヒップと胸郭の中間の）

を測定し、その後で腰の周りのもっとも大きな部位を測定します。そして、ウエスト周り（インチあるいはセンチメートル）をヒップ周りで割ります。男性の目標比率は0.9未満、女性の目標比率は0.85未満です。

　体重、体脂肪率、ウエストとヒップ比などのあなたの測定値のいずれかに問題があれば、食事の適切な修正とエクササイズが数値の改善に役立つでしょう。実行にあたっては、私たちは指示を与え、進捗状況をチェックできる有資格の医療専門家、および/または管理栄養士と連携し合うことをお勧めします（食生活のカスタマイズについては上記の「食事をカスタマイズし進捗状況を追跡する」を参照）。

APT食生活の概要

　9週間のプランのコースを実践する間に、あなたはライフスタイルにいくつかの基本的な変更を加え、健康的な習慣への生涯にわたる取り組みのためのお膳立てをすることになります。習慣を変更していく中で、もっとも重要な点が2つあります。1つはゆっくり時間をかけて、全炭水化物摂取を1日100～120グラムに減量することです。2つめは、週に5夜の絶食を最終的な目標として、週に数回、最低12時間、最大16時間、一晩を通して絶食を行うことです。9週間の食生活を通して、そしてその後も、あなたは食べ物も慎重に選ぶ必要があり、もっとも新鮮で健康的な物を選ぶことになります（147ページの「最終的な食生活

（訳者注34）女性は2,000kcal、男性は2,500kcal：日本人の食事摂取基準（2015年版）」（厚労省）によれば、身体活動レベルが「普通」の成人女性（18～50歳）の推定エネルギー必要量（kcal/日）は1,950～2,000、成人男性（18～50歳）では2,450～2,650とされており、目標とすべき摂取量にアメリカと大差はないことは注目される。この厚労省の2015年版の使用期間は2019年度までの5年間。なお、この「日本人の食事摂取基準」には、摂取することが望ましいエネルギー及び栄養素の量の基準も示されている。

栄養成分表を読む

　あなたの食事の大部分を新鮮な食べ物が占めている状況のもとでAPT食生活を実践すれば、あなたは最大の成功を収めるでしょう。可能な限り、脳の健康に良い脂肪で調理された脂肪分の少ない鶏肉、肉、魚、新鮮な野菜、新鮮な果物、全粒穀類(適量を使用)を摂りましょう。もちろん、この忙しい世界では、私たちは加工食品の世話にならざるを得ません。そこで、食べ物を選ぶときはいつでも、その製品があなたの食事目標に沿っているかどうかを確かめるために、栄養成分表と原材料リストをチェックしなければなりません。ラベルを読むのに慣れていなければ、それは少しややこしくならないとは限りません。しかし、そうとは限りません。栄養成分表を理解し、素材リストと併せて利用することによって、あなたが摂る食事によく合い、そして健康をサポートするのに役立つ製品を選ぶことができることでしょう。以下の事柄はラベルのさまざまな成分を通じて、あなたの道案内をしてくれます。

1食の分量：あなたが実際に食べている量をメーカーの1回の分量と必ず比較しましょう。メーカーの1食の分量が1カップ^(訳者注35)であっても、2カップ食べているとすれば、栄養成分表に表記されているよりも2倍多いカロリー、炭水化物などを摂っていることになります。

カロリー（1食の分量当たり）：あなたが体重を減らす、または増やそうとするのであれば、ヘルスケア提供者は、毎日のカロリー収支を記録させるかもしれません。しかし、自分のカロリー収支がわかれば、メーカーの1回の分量を覚えておくことによって、その製品があなたの食生活にどのくらい適合しているかを見て取れるでしょう。

脂肪のカロリー：この数値は、脂肪が製品中にどれくらい含まれてい

るかを教えてくれます。あなたは、毎日の食事でカロリーの35パーセントより多くを脂肪から摂るべきではありません。

1日のパーセント値 (% DV)^(訳者注36)：脂肪やコレステロールのような特定の食物成分に関しては、総量はグラムやミリグラムだけでなく、1日2,000kcalの食事の推奨量に対するパーセント値が記載されます。これらの数値を読むとき、カロリー取摂量が2,000kcalよりも多いあるいは少ない場合、これらのパーセント値は当てはまらないことを覚えておく必要があります。

全脂肪：第3章 (116ページ) で述べたように、健康に良い脂肪は、アルツハイマー病との闘いにおいて有益なツールです。しかし、脂肪は炭水化物やタンパク質よりもカロリーが多いので、脂肪の摂取を制限しなければならないでしょう。同じく重要なことは、トランス脂肪酸を避けるために最善を尽くし、その代わりに多価不飽和脂肪酸と一価不飽和脂肪酸によって作られた製品を選ぶことです。

飽和脂肪酸：大多数の専門家は飽和脂肪酸に注意することが重要だと考えています。APT食生活に関して、私たちは飽和脂肪酸を全食事摂取のおよそ10パーセントに制限することを提案しています。あなたの目標はさまざまな医学的ならびに遺伝学的要因によって決まるので、より正確なアドバイスを得るためには、かかりつけ医に相談してください。

トランス脂肪酸：トランス脂肪酸はもっとも有害な食物脂肪と考えられているため（112ページを参照）、食事から全てのトランス脂肪を取り除くべきで、トランス脂肪0グラムの食品を探しましょう。メーカーは0.5グラム未満であればトランス脂肪酸0と表記できるので、市販製品に含まれるトランス脂肪酸のもっとも一般的な供給源である水素化油脂または部分水素化油脂を含有していないことを確認するた

めにリストに記載されている素材もチェックしてください。

栄養成分表

1回の分量：1カップ（120 g）		ビタミンA	15%
容器の分量：6カップ		ビタミンC	0%
1食の分量		カルシウム	10%
カロリー 150　脂肪のカロリー 20		イオン	20%
1日のパーセント値(% DV) *		チアミン(ビタミンB_1)	20%
全脂肪 2 g	3%	リボフラビン(ビタミンB_2)	20%
飽和脂肪酸　0 g	0%	ナイアシン(ニコチン酸)	20%
トランス脂肪酸　0 g		ビタミンB_6	20%
多価不飽和脂肪酸　0.5 g		葉酸	20%
一価不飽和脂肪酸　0.5 g		リン	10%
コレステロール　0 g	0%	マグネシウム	8%
ナトリウム　210 mg	9%		
カリウム　160 mg	5%		
全炭水化物　32 g	11%		
食物繊維　3 g	11%		
水溶性繊維　1 g			
糖類　9 g			
タンパク質　4 g			

＊1日のパーセント値（％DV：摂取量の割合）は2,000 kcal食に基づいている。1日の摂取量はあなたのカロリー必要量によって多い、あるいは少ない可能性がある（下表を参照）。

カロリー	2,000 kcal	2,500 kcal	
全脂肪	65 g	80 g	未満
飽和脂肪酸	20 g	25 g	未満
コレステロール	300 mg	300 mg	未満
ナトリウム	2,400 mg	2,400 mg	未満
カリウム	3,500 mg	3,500 mg	
全炭水化物	300 g	375 g	
食物繊維	25 g	30 g	

図5.1　栄養成分表

多価不飽和脂肪酸と一価不飽和脂肪酸：多価不飽和脂肪酸と一価不飽和脂肪酸は共に心臓に良いと考えられており、また大部分が脳の健康に良いと考えられています。脂肪は、飽和脂肪酸ではなく、これら2つのカテゴリーに由来する製品を求めてください。しかし、コーンオイルのような多価不飽和脂肪酸のいくつかは過剰に摂るべきではありません。摂取する脂肪が脳を健康に保つ供給源に由来しているかどうかを確かめるために素材をダブルチェックしましょう（脂肪酸については111ページを参照）。

コレステロール：最新のアメリカ農務省の指針によれば、コレステロールはもはや過剰摂取を気遣う栄養素ではありません。動物性食品だけに存在するコレステロールの望ましい上限は、過去には、1日当たり300ミリグラムでした。最新の科学研究は、食物コレステロールの摂取量と血中の実際のコレステロールレベルとの間に相関関係を見いだしていません。

ナトリウム：ナトリウムの望ましい上限は1日2,300ミリグラムです。アルツハイマー病のハイリスクと関連する高血圧のような疾患のためにナトリウムをさらに制限する必要があれば、かかりつけ医に尋ねてください。多くの加工食品が高ナトリウムであることを留意し、栄養成分表ラベルに表示されている数値をチェックしてください。

カリウム：健常成人の望ましいカリウムの摂取量は、1日当たり4,700ミリグラムです。腎疾患のようないくつかの疾患では、カリウムは低いレベルで維持されなければなりません。

全炭水化物：APT食生活は炭水化物を制限しています。したがって毎日、炭水化物の総量に注意してください。APT食生活の第2週には、1日当たり炭水化物140〜160グラム未満を目指します。9週まで

に、1日当たり炭水化物を100〜120グラムに制限します。

食物繊維：繊維は食べ物の消化をゆっくりさせ、血糖レベルの急上昇を防ぐのに役立つので、いつでも食物繊維が多く含まれる食べ物を選ぶことは理にかなっています。食物繊維の大部分は葉物野菜をはじめとする低グリセミック野菜、ベリーなどの果物、全粒穀物から摂るべきです。食べ物から1日25〜35グラムの食物繊維を摂ることを目指し、加工食品を選ぶときは、望ましい量の食物繊維を含む製品を選ぶように努めましょう。年を取るにつれ、多くの人たちは便通を維持するために食物繊維補助食品を必要とします。あなた独自のアドバイスが必要な場合は、かかりつけ医と相談しましょう。

糖類：糖類は、アルツハイマー病の高いリスクファクターと関連する耐糖能異常（訳者注37）の原因となる血糖の急上昇を引き起こします。理想的には、糖類が添加されている食品を摂取する場合、添加されている総量を1日の炭水化物摂取量の50パーセント以下に抑えてください。

タンパク質：APT食生活が毎日豊富な量のタンパク質を勧めているのを思い起こしてください（107ページを参照）。あなたが菜食主義者でなければ、タンパク質の大部分を鶏の皮なし胸肉、脂肪分が少ない肉、魚、卵から摂るべきです。あなたが菜食主義者であれば、タンパク質を大豆製品、豆、全粒穀類、野菜から摂ることができるでしょう。

栄養素：栄養成分表ラベルは、図5.1で示されているラベルのように、ビタミンA、ビタミンC、カルシウム、イオン含有量に関する情報を提供しますが、イオン、リン、マグネシウムのような他の栄養素に関する情報が表示されていることもあります。この食品ラベルについて言えば、製品はかなりの量のチアミン（B_1）、リボフラビン（B_2）、ナイアシン（B_3）、ビタミンB_6を供給します。これらのすべてが脳の健康にとって大切です。数値は1日摂取量、つまり1日2,000kcalの食事に

> 基づいた望ましい1日のパーセントとして表記されています。ラベル
> に書いてあるように、あなたの必要量は、特定の栄養素に関して増減
> する可能性があります。
>
> **素材**：ラベルの栄養成分表のセクションに表記されていない部分は、
> 製品の素材が分量の順に一覧表示されています。最初に記載されてい
> る素材は、量がもっとも多い素材です。したがって砂糖、果糖の多い
> コーンシロップ、または精白した小麦粉が第一の素材であれば、これ
> がAPT食生活にとって最良の製品ではないことになります。

の目標」を参照)。包装された食べ物を買うときには、選ぶ製品の栄養成分表に細心の注意を払い、高い炭水化物含有量、トランス脂肪、添加された糖類のような脳の健康に悪い成分を注意深くチェックしましょう(143ページの食品ラベルに書かれている項目を参照)。

(訳者注35) 1カップ：アメリカ規格の計量カップ1カップは235cc。日本規格の計量1カップは200cc。ただし、食材によっては1カップの量に違いがある。
① 液体をはかるときは、1カップ=235cc。② バターは、1カップ(USA)=225ｇ。バターの標準的な販売サイズ1本分112.5ｇ=2分の1カップとみなして使うのが普通。③ 小麦粉は、1カップ≒125ｇ。④ 砂糖は、1カップ≒200g。ブラウンシュガーだと220gくらいになるとの記述がある。⑤ チョコチップは、1カップ≒180g。⑥ レーズンは、1カップ≒140g。⑦ 卵は、1個≒4分の1カップ(60cc)。⑧ クルミの荒刻は、1カップ≒110g。

(訳者注36) 1日のパーセント値(% DV)：1回分の食物中の栄養素の目安。例えば、ラベルにカルシウムが15％と表示されている場合、1回分の摂取で毎日必要なカルシウムの15％が得られる。なお、DVは健康な成人のために、2,000kcalの食事に基づいている。

(訳者注37) 耐糖能異常：耐糖能とはグルコースの処理能力の指標で，通常グルコースを経口あるは血管内に投与し，一定時間後，または経時的に血中グルコース濃度を定量して判断する糖尿病の基礎検査の一つである。耐糖能に完全に異常をきたしたのが糖尿病であるが、75g経口ブドウ糖負荷試験(75gOGTT)で、正常型と糖尿病型のいずれにも含まれない群は「耐糖能異常」と呼ばれている。この「糖尿病予備群」ともいえる病態であっても、動脈硬化を悪化させると考えられている。

第5章 APT食生活

あなたは、9週間の食生活を終えるときまでには、うまくいけば次に述べる指針を忠実に実行し続けられるまでになっていることでしょう。食生活の目標のリストのあと154ページ以降では、脳機能を保護することが明らかにされ、有益な効果を最大限にするための健康に良い栄養摂取に関わり合うことができるライフスタイル目標のリストを示しています。これらの目標は、今のところ手強く思えるかもしれませんが、9週間の食生活の間に、達成に向けて「少しずつ」努力していきましょう。

最終的な食生活の目標

この章の後半で、9週間のAPT食生活の各週で何を食べることができるかについての詳細を説明します（158ページ以降を参照）。APT食生活が何を目指しているのかは、最終週である第9週の食生活の目標に関する概要で知ることができます(推薦されるタンパク質、穀類、野菜、果物、その他のリストに関しては167ページを参照)。

- ■ **体重900グラムにつき、少なくとも毎日1グラムのタンパク質を摂り、とくに高品質のタンパク質の摂取を最大にする。タンパク質を選ぶ場合、以下のガイドラインに従ってください。**

  - **カロリー制限が守られている限り上限なく、少なくとも1週間に4回、皮なしの鶏胸肉、または七面鳥を食べましょう。**多くの専門家たちは脂肪含有量の少ない鶏の胸肉は栄養学的に「支出に見合うだけの価値」があると考えていますが、皮なしのダークミート[訳者注38]もまた適度の量で摂取可能です。
  - **1週間に少なくも2回オメガ-3脂肪酸が豊富な魚を食べましょ**

(訳者注38) ダークミート：鶏や七面鳥のもも肉(下半身の肉)。
(訳者注39) レイクトラウト：湖に生息するイワナ属のマス。

う。健康に良い魚にはサーモン、アジ、レイクトラウト^(訳者注39)、ニシン、イワシ、ビンナガマグロがあります。魚をフライにしない、また専門的には「脳を健康に保つ」カテゴリーに入っていない甲殻類は大量に食べないでください。しかし、ほどほどであれば、それは理にかなったタンパク質の供給源の代わりになり得ます。望ましい分量は1回170グラムです。

- **脂肪分の少ない牧草で育てられた牛肉、または脂肪分の少ない豚肉を1週間に1回までに制限して食べましょう。望ましい1回の分量は170グラムです。**
- **卵を1週間に4〜8個食べましょう。**毎週何個の卵を食べてよいのか、また良好な健康状態を維持できるかについて正確に教えてくれている研究はありませんが、卵には栄養素が豊富に含まれていることを教えてくれています。大多数の人たちにとっては、1週間4〜8個の卵は単に安全なだけではなく有益です。健康状態だけでなくタンパク質と栄養学的ニーズにもよりますが、毎週8個以上を食べてもよいかもしれません（このことをかかりつけ医と話し合ってください）。卵黄は飽和脂肪酸とコレステロールを含んでいますが、卵黄がコレステロールを上昇させたり、心臓疾患のリスクを高めたりすることを明らかにした研究はありません。可能であれば、平飼いの鶏の卵を選びましょう。
- **適量の低脂肪、または無脂肪の乳製品、できれば牧草で飼育された乳牛の乳製品を摂りましょう。**1日1〜2回、できればそれくらいを目標にしてください。可能であれば、生きた活発な培養菌が入った低脂肪ギリシャヨーグルト170グラム、1％ミルク110〜220グラム、または低脂肪チーズ30〜60グラムを加えましょう。牧草で飼育されていない通常の乳製品、または脂肪分の高い乳製品は、週にせいぜい6回までに抑えるようにしてください。私たちは牧草で飼育された乳牛の牛乳で作られた乳製品を重視しています。これらの製品は健康に良いオメガ-3脂肪酸が豊富なことを示す研

究があるからです（オメガ-3脂肪酸については230ページを参照）。
- あなたが菜食主義者であれば、**第3章で紹介された脳を健康に保つタンパク質をたくさん食べましょう**（109ページを参照）。良い選択としてナッツと豆類（ヒヨコ豆、ササゲ、レンズ豆、ライ豆、インゲン、大豆、黒豆）があります。豆類の1回の分量は調理された豆2分の1カップです。ナッツの1回分はおおよそ30グラムですが、1回の分量に関してはラベルをチェックしてください。豆類はタンパク質と繊維の摂取量を最適化するための簡単な手段なので、菜食主義者でない人たちも1週に数回の分量を数回食べるべきです。キヌアは優れた高タンパク質の選択肢になります。

■ **心臓の健康に良い脂肪を食べ、心臓と血管に損傷を与える可能性のある脂肪を避ける、または最小限に抑えましょう。これらのガイドラインは以下の通りです。**

- **適量の一価不飽和脂肪酸を食べましょう。**第一の選択肢としてオリーブオイルがあり、およそ1日大さじ1杯を目指してください。1日の最大摂取量はおよそ大さじ2杯。同じく1週間に数回ヘーゼルナッツやアーモンドのようなナッツ（1回におよそ30グラム、またはほんの一握り）を食べ、そうでなければ1週間にアボカド半個を数回食べてください。これらは心臓と脳を健康に保つ脂肪が豊富です。
- **飽和脂肪酸の摂取に注意しましょう。**毎日の総カロリーの最大10パーセントまでを目指してください。これを達成するには、脂肪分の少ない肉だけを食べましょう。皮なしの鶏の胸肉を選ぶ、バターなどの脂肪分の高い牧草で飼育されていない乳製品を制限する、揚げ物やファーストフードをせいぜい1週間1回だけに制限する、できれば食べないなど。
- **バター、クリーム、マヨネーズをせいぜい1日大さじ1杯までに制限しましょう。**

- すべてのトランス脂肪を避けましょう。心臓に障害を与える脂肪である加工食品、とりわけオーブンなどで焼いた食べ物を避けましょう。部分的に水素化された脂肪、またはオイルを含む製品も買わないでください。

■ 1日に炭水化物は100～120グラムまでにし、可能な限り1週間に数日間、理想的には5日以上、低グリセミック指数のものを選択しましょう。炭水化物を選ぶ場合、これらのガイドラインに従ってください。

- 適量の全粒穀類を食べましょう。繊維が豊富で、比較的低いグリセミック指数の全粒穀類や全粒のパン、シリアルを1日1～3食です。1回量は、穀類またはシリアル2分の1カップ、またはパン一切れです。

- 葉物野菜を1日に少なくとも1回は食べましょう（多ければ多いほど良い）。ブロッコリーやカリフラワーのようなアブラナ科野菜、またはピーマン、マッシュルーム、玉ネギ、サヤインゲン、ズッキーニなどの低グリセミックの野菜を少なくとも1日1回。1回の分量は生野菜1カップ、または加熱調理した野菜2分の1カップです。

- 毎日、少なくとも丸ごとの低～中等度のグリセミック指数の果物を1回食べましょう。1週間2～4回のベリー、イチゴとブルーベリーはとりわけ強く勧められます。1回の分量は2分の1カップです。ジュースや他の繊維を取り除く調理法は避けること、大量に添加された砂糖で作られる「スムージー」には気を付けましょう。

- 添加される糖類は1日50グラム未満に制限しましょう。それが砂糖なら、少ないほど良いのです。精製された砂糖を食べることは炭水化物、とりわけグリセミック指数の高い炭水化物への欲求を亢進させます。APT食生活における低炭水化物へのアプローチは、砂糖の摂取が最小限に抑えられるときに、いっそう簡単に実行でき

ると、強く考えている専門家がいます。可能ならば、砂糖を使用するよりも、血糖の急峻な上昇を引き起こさない低グリセミック指数の製品アガベシロップ^(訳者注40)で食べ物を甘味づけるようにしてください。

● ペイストリー、甘い食べ物、アイスクリームは多くても1週間2回までとし、できるだけ少量にしましょう。

■ **ファーストフードと揚げ物を1週間に1食だけにしましょう。**

■ **カフェイン入りコーヒー、精製されたダークココアパウダーを一定の間隔で摂りましょう。** 1～3カップ（およそ1日に340グラム）のカフェイン入りコーヒーは、脳を保護する効果を持つことが明らかにされています。カフェイン抜きのコーヒーは全く申し分ないのですが、カフェイン入りコーヒーを推奨する多くのエビデンスがあります。紅茶も有益と思われますが、推奨するエビデンスが多いのはコーヒーのほうです。抗酸化効果を目的として、ダークココアをコーヒー、ヨーグルト、または低糖スムージーに加えましょう。目標は1日にココアフラバノール375～650ミリグラムを追加することです。包装紙をチェックする、または臨床試験で研究されたココアビア^(訳者注41)の使用を考えに入れてください。試しに少量で開始し、数

（訳者注40）アガベシロップ：リュウゼツラン科アガベ属内の「テキーラ・リュウゼツラン（ブルーアガベ）」、「アガベ・サルミアナ」を含む数種類のアガベの樹液で甘味料。蜂蜜と比較して甘く、粘り気も少ない。砂糖の1.4～1.6倍の甘さを持ち、ほとんどのアガベシロップはメキシコ、南アフリカが原産。発酵させたアルコールはプルケと呼ばれ、それらを蒸留したものがメスカル。法律で定められた手法で製造したメスカルはテキーラとして有名である。

（訳者注41）ココアビア：カカオ豆ポリフェノールは抗酸化作用が強く、動脈硬化などの予防や高血圧の改善に有効とされている。ココアビアは、こうしたポリフェノールやビタミン、コレステロール値を下げる大豆由来の植物ステロールが配合された、健康志向の米製菓大手マーズ社製のチョコレートで日本でも入手できる。

週間かけてゆっくり増量してください（軽度の頭痛のような副作用を体験する人もいます）。純粋なダークココアは苦いので、おそらくコーヒーに少量の甘味料を加えなければならないでしょう。できれば低グリセミック指数のアガベシロップがよいでしょう（ココアフラボノールとココアパウダーについては、232ページを参照）。添加される砂糖の分量は1日最大50グラム以下にとどめるのを忘れないでください。睡眠を妨げないよう、昼食以降は、カフェイン入り飲料を避けるように努めましょう。

■ **アルコールは度を超さない程度に飲みましょう。** 女性は1日に1回分の量を守るべきです。男性は2回分まで。大多数の専門家は脳の健康に最適な1人分の量を赤ワイン140ミリグラムと提案していますが、どの種類のアルコールがベストなのかははっきりしていません。他のアルコールでは、ビールは340ミリグラムです（しかし炭水化物含有量に注意してください）。あるいは強い酒40ミリグラムをショットで飲むこともできます。

■ **抗酸化物の摂取を最大にしましょう。** 脳を健康に保つ抗酸化物に富む濃緑色葉物野菜、ベリー、コーヒー、紅茶、ダークココアパウダーの多い食事を維持しましょう。先に述べたこれらの食べ物に関するアドバイスを参照してください。

■ **可能であればいつでも新鮮な食物を使用し、また加工食品を買うのであれば、賢い素材選択をしましょう。** トランス脂肪、精粉、砂糖のような避けるべき素材のいくつかについて説明しました。可能な限りこれらが少ない素材の食べ物を選択すべきです。少なければ少ないほど良いのです！　最後に、見分けがつく素材にこだわってください。あなたが素材の名前をはっきりと発音できない、またはそれが何であるかがわからなければ、別の製品を選びましょう。

人工甘味料とAPT食生活

　過去数年の間に、人工甘味料が、健康にとって決して理想的なものではない可能性を示すエビデンスが増え続けています。これはいくつかの不確実性を伴うわかりにくいトピックですが、APT食生活では、こうした甘味料の日常的な使用には反対です。これらの物質の過度な摂取がメタボリックシンドローム、体重増加、2型糖尿病、脳卒中のリスクの増大と関連することを明らかにしたさまざまな研究があります。

　低グリセミック指数の選択に重点を置き、あなたの甘い物好きを天然の甘味のある丸ごとの果物で満たせるのであれば、それは全般的な健康と脳の健康の両方に役立ちます（168ページの囲みを参照）。コーヒーや紅茶のような飲み物に甘味料を入れる必要があれば、アガベシロップのような低グリセミック指数の甘味料を少量だけ使用するとか、添加する砂糖を1日50グラム以下に制限するように努めましょう。

■ **少なくとも1週間に3夜がまんできれば、12〜14時間、つまり夕食と朝食の間、食べるのを避けてください。1週間に2夜がまんできれば、14〜16時間食べるのを避けましょう。**絶食の間、水、紅茶、他のノンアルコールでノンカロリーの飲み物はかまいません。人工甘味料を避けましょう（上の囲みを参照）。大多数の人たちはこのカロリー制限に耐えられますが、実行に先立ってかかりつけ医と話し合ってください。目まい、衰弱、頭がフワッと浮く感じの症状のうちどれかがあれば、絶食をやめてください。同じく、糖尿病のような内科的疾患や糖尿病性ケトアシドーシスの傾向があれば、治療を受けている医師による同意が必要です。

あなたのライフスタイルの目標

　脳を健康に保つ食生活に加えて、有益な習慣、例えば運動、精神的な活発化、ストレスの解消などと組み合わせれば、アルツハイマー病のリスクを低下させます。次に述べる習慣をあなたの生活の中にゆっくり組み込むことは脳にとって有益です。

定期的に身体的アクティビティに参加しましょう

　あなたが前々から健全なエクササイズプログラムを行っていないのであれば、主治医が許可し、あなた自身が無理しない程度に身体的なアクティビティを増やすことはきわめて大切です。エクササイズは脳と身体の血流を増やし、高コレステロール、高血圧、糖尿病のような認知低下を減らし、また上手に対処するのに役立ちます。私たちは、少なくとも1セッション45〜60分間、1週間3〜4回運動することをお勧めします。脳の保護を目的としたエクササイズの最適な種類と量について最終的に明らかにした研究は存在しませんが、1週間に160分〜180分間を目標とした、心臓血管系エクササイズ（カーディオエクササイズ、または有酸素運動）とウエイトトレーニング/筋力トレーニングの組み合わせが提案されています。可能であれば、体脂肪率、ウエストサイズ、体重を月1回程度の頻度で測定することも勧めます（これらの測定については139〜140ページを参照）。

　あなたが身体的にすでに活動的であれば、筋肉量を維持することがきわめて大切です。あまり活動的でなければ、おそらく筋肉量を取り戻す必要があります。年を取るにつれ、体脂肪率が上昇し、反対に筋肉量が減少することはよくあることです。筋肉量の低下と闘うことは、最適な脳の健康にとってきわめて大切です。意欲が問題であれば、毎週あなたに助言する個人トレーニングインストラクターを雇うをことを考えてみましょう。あなたが脳の健康を増進しようとするのであれば、エクササ

イズのために専念する時間が絶対必要です。最後に、長時間座っている場合、1日を通じて多くの筋肉を使用し続けるためにバランスボールやエルゴトロンスタンディング・ワークステーションのような「スタンドアップデスク」の使用を考えてみましょう。

良い睡眠衛生を実践しましょう

　睡眠がアルツハイマー病の患者の脳内に蓄積することが知られている物質のベータアミロイドを、脳から取り除くことを明らかにした研究があります。したがって、私たちは毎晩、少なくとも7～8時間半の睡眠を取ることを強く提唱しています。入眠能力を最適なものにするために、ベッドに入る前の30分～45分間は、携帯電話でメールを送る、e-メールをチェックする、青い光を放つ電子機器を使用することなどは避けてください。人工的な青色の光はメラトニンの放出を妨げることが明らかにされています。メラトニンは、警戒心を軽減し、睡眠を誘発するのに役立つホルモンです。また毎日同じ時間にベッドに入り、そして起きるように努めましょう。タイレノールPM(訳者注42)のような店頭で買える睡眠補助薬を避け、昼食後のカフェイン入り飲料を控えましょう。

　処方された睡眠薬が広く使用されていますが、これらの薬剤のいくつかとアルツハイマー病の発症との間に、関係がある可能性を指摘する新たなエビデンスがあります。この点を解明するためにはさらに多くの研究が必要とされます。また、あなたが過度な日中の眠気と夜間のいびきを特徴とする睡眠時無呼吸を患っているのであれば、資格のある睡眠の専門家に診てもらうことが強く勧められます。睡眠時無呼吸が存在する場合、夜間に生ずる、脳への酸素欠乏の悪影響を最小限にするための治療が勧められます（不眠を治療する薬剤については第7章の276ページを参照）。

(訳者注42) タイレノールPM：アセトアミノフェン、ジフェンヒドラミン塩酸塩を主成分とした鎮痛・解熱剤である。ジフェンヒドラミンは古い第1世代のヒスタミン1(H1)受容体拮抗薬で、副作用として強い眠気がある。

脳に刺激を与え続ける

　新しい何かを学ぶことは、脳が機能し続けるための最良の方法です。試しに新しい外国語を学んだり（または外国語を勉強し直す）、新しい事柄を勉強したりしてみましょう。新しい趣味を始めてみましょう。とくにグループで始めるのがよいでしょう。心から楽しめて継続が可能なアクティビティを選びましょう。また1対1で、あるいは地元の活動プログラム、生涯教育教室、社会人向けのクラス、またはクラブを通じての社会参加を拡大してください。社会的交流に足繁く参加する人たちが脳の活力を維持する傾向にあることを示す研究があります。身体的、精神的、社会的アクティビティを組み合わせることによってもたらされる相互作用はとりわけ効果があります（精神的なアクティビティと社会参加については第6章の246、248ページを参照）。

楽器の演奏を学びましょう

　音楽を創り出すことは、認知低下を遅らせ、また脳の健康維持にとって、きわめて大切な脳のバックアップ経路を形成するために役立つ複雑な神経活動を必要とします。したがって、この気晴らしがアルツハイマー病のリスクの軽減と関連することは驚くにあたりません。楽器を演奏し続けたり、新しく楽器に挑戦したり、過去に演奏した楽器を再開したりしてみましょう。定期的に音楽レッスンを受けるとか、地元の音楽グループに参加するようにしてください。健康的な社会活動を体験することができます。音楽などの活動を選ぶ場合、イライラや不快を感じるのではなく、楽しむことに重点をおいて取り組んでください。

ストレスを解消する

　ストレスは脳に重大な損傷を与えることがあり、神経細胞の成長を妨げ、海馬（脳の記憶の部分）の縮小を引き起こし、アルツハイマー病のリスクを高め、アルツハイマー病の進行を速めます。仕事上で受けるスト

レスは、4〜5年ごとに、通常の脳の老化に余分な年齢を1歳上乗せする原因になることを心すべきです。生活上のストレスを最小にすることは間違いなく脳の機能を保護するためにきわめて重要です。ストレスを減らす方法であるヨガ、瞑想、鍼、マインドフルネストレーニングのどれかを選び、生活の中に組み入れましょう。ストレスをもっと完全に減らすために、たとえ通常より長い週末休暇であったとしても、少なくとも3〜4カ月ごとに定期的に休暇を取るようにしましょう。

継続的に開催されている勉強会に参加しましょう

「Alzheimer's Universe」という無料のウェブサイト（www.alzu.org）にまだ申し込んでいなければ、申し込んでください。このサイトはウイルコーネル医学研究所ならびにニューヨーク・プレストン病院と世界中からの共同研究者によって創設され、あなたが脳の健康への包括的な取り組みを最大限に利用し理解するのに役立つ、さまざまなレッスンや活動を提供します。はじめに5〜10分間の質問項目をチェックし、その後レッスンとアクティビティが続きます。レッスンを多く修了すれば、それだけ多く「ロックが解除され」、それだけ脳の全体的な健康について、多く学ぶことになります。

9週間の食生活プラン

　あなたは、APT食生活の基本的な食事とライフスタイルの原理をこれまでの説明によって理解できたと思います。9週間のプランに乗り出す準備が整いました。そうです、このプログラムは少しばかりの努力と時間が必要なのです。しかし、健康的な変更を段階的にゆっくり行うことができるので、実行に移すことがかなり容易なことはすぐにわかります。第1週では、実際、あなたは、食事またはライフスタイルをまったく修正しなくてもかまいません。あなたはその代わり、食習慣について考え、より良い情報に基づいた選択ができるために、普段食べている食べ物について詳しく学びます。あなたは日常活動を、認知の健康をよりサポートするものにし、より充実したものにする方法を計画、立案します。そして、2週目からは、計画、立案した修正を取り入れ、その後、毎週さらにいくつかの変更を行っていきます。

　私たちはもっとも高い成功率を得ることができるようにプログラムを策定したのですが、あなたが、プログラムのあらゆる面にすぐに取り組む準備が完全にはできていない可能性も認識しています。それはそれでよいのであって、脳の健康を向上させるために全く何もしないよりも、わずかであっても行動することがよいからです。あなたが少しずつ脳の健康を向上させることに取り組み、行動を起こすことがもっとも大切なのです。私たちの9週間の食生活プランは、あなたが成功の道を歩み出すことを目的としています。

APT 食生活　第1週

　APT食生活の第1週では、あなたはこれまでの食生活とライフスタイルを変更しません。どんな食べ物が家にあるか、どんな食べ物を常日頃食べているかという現状をじっくり吟味し、生活がもっと脳を健康に保つようにするために何をすべきかを考えることです。あなたの自宅にある食べ物は、あなたの食事に大きく影響します。ジャンクフードで台所を溢れさせていれば、あなたは砂糖や脂肪がいっぱいの軽食を食べることは避けられません。台所を新鮮な果物や野菜、低脂肪のタンパク質、全粒穀物、他の賢明な食品でいっぱいにすること、つまり健康に良い食べ物をすぐにでも利用できるようにしてあるというだけで、あなたの食生活は改善されることが決まったようなものです。

　この移行期の間に、第2週に備えて加工食品の栄養成分表ラベルと成分リストを読むことに慣れるようにしましょう（141ページの囲みを参照）。言い換えれば、この週は、主に脳を健康に保つ生活の基礎を構築することにあります。第2週以降は、この基盤に基づいて食生活の改善を進めることになります。

　すぐにでも食事を変更したがる人たちがいます。あなたがすでに「飛び込む」準備が整っていれば、待つ必要はありません。以下に書いてある準備作業を終えて、166ページに詳しく述べてあるように、「第2週の食生活」をスタートしてください。第3週に移るのに先立つ2週間は、第2週の食生活に関するガイドラインに従ってください。

第1週のための計画立案と準備

- あなたが頻繁に好んで食べている、脳の健康に良くない3種類の軽食と3種類の食事を確認してください。仕事に遅れて走り、外出先で軽食を簡単に済ませていませんか？　ゼリードーナツ[訳者注43]やヘビークリーム[訳者注44]入りのアイスダブルフォーポンプモカ・ドルチェラテカプチーノは、脳を健康にするのにふさわしくありませ

ん。ランチのための時間がない？　ピザ２切れとファウンテンソーダ(訳者注45)は、あなたの体が必要とするよりも多い炭水化物と飽和脂肪を与えることになります。日頃から食べているとすれば、最善の健康にとってふさわしくないおそれのある数多くの軽食と食事のほんの一部にすぎません。巻末の「栄養摂取と活動日誌」または「AD-NTS」（アルツハイマー病の栄養摂取追跡システム）にこの情報を記録しましょう。これは、あなたが数週間のうちに脳をもっと健康に保つよう置き換えるべき、最有力な食べ物に関わる「犯人」をあぶり出します。

● 食料庫と冷蔵庫を調べ、砂糖がいっぱいの軽食、精製した炭水化物の加工食品、脂肪過多のポテトチップスのような健康的な食事をサポートしないすべての食べ物を明確にしましょう。そして、いくつかの解決策を見つけましょう。例えば、あなたはAPT食生活をサポートしない食べ物のすべてを捨てる、それらを二度と買わないとか、ほんの時たま限られた量しか買わないことです（未開封の保存食品を地元のフードバンクに寄贈することを考えましょう）。この情報を「栄養摂取と活動日誌」、またはAD-NTSに記録してください。

● あなたが新たに脳を健康に保つ食事に対応するために行おうとしている変更について、家族や親しい友人に知らせましょう。この告知は３つの目的に役立ちます。第１に、家族は家庭の食品環境が変

(訳者注43)ゼリードーナツ：ドーナツの中にフルーツジャムが入っているもの。

(訳者注44)ヘビークリーム：乳脂肪分が36％〜40％のクリームで、ホイッピング・クリームより脂肪分が多い。

(訳者注45)ファウンテンソーダ：アメリカのレストラン、ファーストフード店、コンビニエンスストアなどで利用される清涼飲料水などの飲料を提供する設備をソーダ・ファウンテンと呼ぶ。アメリカでは「ジュース」と呼ぶものは果汁（野菜汁を含む）100％のものに限るので、それ以外のものは炭酸の有無を問わず「ソーダ」と呼ぶ場合がある。そのためソーダ・ファウンテンで提供される飲料のすべてが炭酸水および炭酸飲料というわけではない。

脳を健康に保つ軽食

脳を健康に保つ軽食は、脳に栄養分を与え、脳を守ると同時に、あなたが終日満足感を覚えるのに役立ちます。下記に掲げるさまざまな健康に良い軽食があり、その多くはヨーグルト、ナッツ、ハマス(訳者注46)のような他の重要な栄養素を供する一方で、毎日のタンパク質の摂取を増加させます。

軽食は食事の一部と見なすことを思い起こし、毎日の炭水化物の上限を必ず念頭において間食を選びましょう。

- 大さじ1杯のピーナツバターまたはアーモンドやカシューのようなナッツバターをトッピングした全粒パン1枚(砂糖を添加していないブランドを探しましょう)。
- 新鮮なイチゴ、ブルーベリー、ラズベリー、またはブラックベリー2分の1カップ。
- 2分の1カップまたはベリー以外の丸のままの中くらいの果物、例えばリンゴ、アプリコット、グレープフルーツ、オレンジ、桃、プラム1個(脳を健康に保つ果物の完全なリストは168ページを参照)。
- アーモンド、クルミ、またはヘーゼルナッツ4分の1カップ。
- ストリングチーズ(訳者注47) 1スティック
- 170グラムの低脂肪または無脂肪のヨーグルト、ギリシャまたはレギュラーヨーグルト、できれば牧草で飼育された乳牛からのもの。
- 「Wheat Thins」(訳者注48)またはトリスケット(訳者注49)のような全粒クラッカー5枚、お好みで低脂肪のチーズ30グラムをトッピングにしてもよい。
- 4分の1カップのヨーグルトベースのディップ、ハマス、またはグアカモーレ(ワカモレ)(訳者注50)を添えた制限なしの生野菜(ニンジ

> ン、キュウリ、ブロッコリー、セロリ、ブドウ、トマト、またはカリフラワー)。
> - 低脂肪のカテージチーズ2分の1カップ (できれば牧草で飼育された牛の牛乳由来のもの)。
> - 大さじ2杯のナッツバターを添えた制限なしのセロリスティック。
> - 新鮮なレモンジュースあるいはホットソースをさっと振りかけたアボカド2分の1個。
> - 調理済みキヌア2分の1カップ。
> - 固茹で卵1〜2個 (できれば平飼いの鶏のもの)。
> - 蒸すか茹でた枝豆1カップ、塩を少々振りかけたもの。
> - 薄切りにしてローストした3枚の七面鳥かチキン (総量がおおよそ50グラム) に、マスタードを塗って巻いたもの (多くの繊維と栄養素を摂るために、刻んだレタスや他の野菜を好みで巻く)。

化することを予期し、どうして変更されるかを理解します。第2に、あなたを取り巻いている人たちが協力的な場合、あなたの食生活を変更するプロセスはより容易で楽しいものになります。第3に、変更をいったん公にすると、あなたは他の人たちに対して説明責任があると感じ、計画を続けるモチベーションが高くなります。あなた

(訳者注46) ハマス:ひよこ豆をゆがいてペースト状にしたものにゴマのペーストやオリーブオイルなどを混ぜたペースト。レバノンが原産でアラブ諸国ではピタ (パンの一種) などに塗って食べたりディップに使う。ヨーロッパでもよく見掛ける食材である。

(訳者注47) ストリングチーズ:糸状の割いて食べるチーズ。

(訳者注48) Wheat Thins:ナビスコによってアメリカとカナダで販売されたベーカリークラッカースナックのブランドである。

(訳者注49) トリスケット (Triscuits):Kraft Foods Corporationがナビスコブランドで扱うウェハースタイプのクラッカー。

(訳者注50) グアカモーレ:スペイン語で、キシコのアボカドをつぶして作る料理またはディップ。

第5章　APT食生活

の食生活を徹底的に点検するには家族全員の協力を必要とし、またあなたにもっとも親しい人たちを味方につけることは、食事に関わる成功にとって大きなチャンスをもたらします。

● 食べ物を買うときには、脳の健康を保つ3つの軽食を選びましょう（目的に関しては161ページの囲みを参照）。低炭水化物、高タンパク、栄養分に富んだ食べ物を選ぶことを心がけ、砂糖、タンパク質などの表示基準を思い出し、栄養成分表ラベルをチェックしましょう。

第1週の食事

● 食事の変更はまだ行わないでください。現在の食習慣をもっと知り、台所にある食べ物を、脳の健康をサポートする食べ物と置き代えることを考えましょう。

● あなたが買う、または食べるすべての食品の栄養成分表ラベルと含有物リストを読みましょう。あなたは、現在の自分の食生活に精通し、健康に良い食べ物を選択するために何をすべきかを理解できるようになります（栄養成分表ラベルの読み方は141ページの囲みを参照）。

● 大多数の人たちは、実感しているよりもはるかに多い炭水化物を摂っています。脳の健康を守るための主要なポイントが炭水化物の摂取を減らすことなので、現在食べている炭水化物の量を知ることは不可欠です。平日と週末の2日間、あなたが口にする物すべてを記録し、炭水化物の数値を書き留めてください。加工食品を食べているのであれば、栄養成分表に記載されている1回分の炭水化物のグラム数を見つけるのは簡単です。新鮮な食べ物や何らかの理由で栄養素の数値が添付されていない食べ物であれば、アメリカ農務省のスーパートラッカーのウェブサイトで合計値を調べましょう（情報源は299ページを参照）。最後に、毎日の炭水化物を合計し、巻末の「栄養と活動日誌」、あるいはウェブサイト「Alzheimer's

Universe」（300ページを参照）のAD-NTS合計値を記録してください。食べている総量が、9週間の目標である100〜120グラムよりもはるかに多いことに、あなたは驚くことでしょう。

第1週のライフスタイルとエクササイズ

● これから数週間利用できるスケールを使って、基準値の設定のために体重をチェックして記録しましょう。理想的には、数週間ごと、例えば第4週と第7週の必ず同じ時刻に（できれば朝）体重をチェックすべきです。必要とする機器が利用できれば、同時に体脂肪率を測定する好機です。測定機器がなければ、腰と臀部周りを測定するだけでもかまいません。内臓脂肪のおおよその数値をこの方法で求めることが可能です（測定方法は139〜140ページの囲みを参照）。

● 知識はアルツハイマー病と闘うための武器となります。157ページで提案したようにウェブサイト「Alzheimer's Universe」に登録して、無料のオンラインコースのすべての項目に記入してください。レッスンは栄養とライフスタイルに重点を置いたさまざまな項目に分かれていますが、入力には各々平均して5〜10分で済むでしょう。

● かかりつけ医、フィットネス指導員、または個人トレーニングインストラクターの助けを借りて、毎週3回、少なくとも20分間安全に行える複数のエクササイズを確かめ、そして記録してください。あなたができそうなエクササイズを検討する際、3つの重要な事柄を念頭に置いてください。

第1に、エクササイズプログラムを開始する時点であまり運動をしていなければ、効果を期待するあまり、過度に激しい汗をかくような運動やスポーツジムに入会するといったことは必要ありません。

第2に、エクササイズがもたらす恩恵は累積的です。理想を言えば、私たちはエクササイズの時間を脇に置くことを提唱しています

が、1日に5分間4回行う運動は1度に20分間行う運動と全く同じなのです（これはエレベーターの代わりに階段を選ぶ、余裕のある時間に街区1ブロックを早足で歩き回る、シャワーをする前に毎回10回腕立て伏せをする習慣を身に付けることを決意するのと同じく簡単なことです）。あなたが時間に追われているのであれば、あなたの活動時間帯にこの戦略を組み入れることで、成功への最大のチャンスをもたらします。

　第3に、必ずあなたが楽しいと思うアクティビティを選ぶようにしてください。エクササイズが楽しければ、それだけ長く続ける可能性が高くなります（エクササイズについては239ページを参照）。「栄養摂取と活動日誌」、またはAD-NTSに記録するとよいでしょう。

　これはフィットネス追跡アプリや機器を検討するまたとない機会になるかもしれません。これらの多くはスマートフォンに無料でダウンロードできたり、すでに書き込まれたりしています。それらは目標を設定し、長い期間をかけて進捗をチェックする良い方法を提供してくれます。あなたがすでに活動的なライフスタイルで暮らしているのであれば、それを続けて下さい！　あなたのプログラムを維持し、長い時間をかけてゆっくりと、それを高めるように努めてください。あなたの日課が有酸素運動と　ウエイト/筋力トレーニングの両方を含めるように、体験で獲得した技能を多角化しましょう。

● 脳を働かせ続ける新たな活動を見つけだしましょう（154ページを参照）。あなたが社会的に活動的でなければ、家族、友人たち、地域社会の中のグループと関わりを持つ方法についても考えましょう。ストレスがあなたを抑圧していれば、緊張を解消し、落ち着いた気分を作りだす方法について考えてください。

APT食生活の第2週

　第2週に入ると、あなたは自宅の食品環境の変更に取りかかり、脳を健康に保つ食べ物のいくつかを試みます。また、APT食生活も開始します。それはあなたがどのような食生活を送ってきたかにもよりますが、買い物、食品の調理、食習慣の大きな変更になるかもしれませんし、「微調整」にとどまることになるかもしれません。

第2週のための計画立案と準備

- 自宅の食品環境を改革しましょう。第1週で、あなたは台所にある健康に良くない食べ物を特定しました。これからは脳の健康に寄与する食品だけをすぐに利用できるようにしましょう。あなたはポテトチップス、クッキー、糖分の多いシリアル、健康を害する他の食べ物の処分を始めなければなりません。その後で、新鮮な果物、野菜などの脳を守る食べ物を台所に用意しましょう（アドバイスに関しては、167ページの推奨される食べ物の囲みを参照）。

- 脳の健康に良くない食べ物を脳の健康を保つものに変えるために、普段作っている脳の健康に良くない食べ物をどう改善したらよいかを考えてみましょう。鶏のもも肉をパン粉にまぶして油で揚げる代わりに、例えば蒸したり、ソテーしたり、あるいは皮なしの鶏の胸肉を茹でるとか、買ったりしてはどうでしょう。冷凍のフライドポテトを手早く調理する代わりに、ブロッコリー、ホウレン草、またはケールを蒸しましょう。お好みの砂糖を加えた飲み物をカートンやボトルから飲むのではなく、1日の炭水化物の摂取を減らすために、水や氷に混ぜて薄めましょう。満足感を与え、頼りになる脳の健康を保ついくつかの食事を試みたり探し出したりすることは、あなたの脳と胃を同時にハッピーにするために絶対必要です（さらなるアイディアに関しては207ページのサンプルメニューを参照）。

APT食生活で推奨される食べ物

　APT食生活は、脳の健康に寄与することが明らかにされた、栄養価が高くグリセミック指数が中等度〜低い食べ物を重視しています。以下のリストは、APT食生活に含めるべき、便利で役に立つ目安です。

推奨される野菜

　野菜は健康的な食生活の大切な要素です。脳を養いそして守るために、あなたは緑の葉物野菜、アブラナ科の野菜、その他の低グリセミック指数の野菜にこだわらなければなりません。そして、141ページの1回の分量の提案に従ってください。

緑の葉物野菜

・ルッコラ	・タンポポの若葉	・ホウレン草
・チンゲン菜	・ケール	・スイス・チャード
・チコリー	・カラシナ	・カブラ菜
・コラード	・ロメインレタス	・クレソン

アブラナ科の野菜

・ブロッコリー	・キャベツ	・あらゆる種類のラディッシュ
・芽キャベツ	・カリフラワー	

他の低グリセミック指数の野菜

・アーティチョークのつぼみ		・キュウリ
・サヤエンドウ	・アーティチョーク	・ナス
・ルタバガ(訳者注51)	・アスパラガス	・ニンニク
・サラダ用野菜	・タケノコ	・サヤインゲン
・スナップエンドウ	・モヤシ	・セイヨウニラネギ
・夏カボチャ	・ピーマン	・マッシュルーム
・トマト	・ニホンカボチャ	・オクラ
・ヒシの実	・ニンジン	・タマネギ
・ズッキーニ	・セロリ	

推奨される果物

　果物、とりわけベリーは、脳を養い、そして守ることが明らかにされている繊維と、その他の重要な栄養素を供給します。最適な健康にとって、低グリセミック指数のベリーと下記の果物を選び、150ページの1回の分量の提案に従ってください。

ベリー		
・ブラックベリー	・ボイセンベリー	・イチゴ
・ブルーベリー	・ラズベリー	

他の低グリセミック指数の果物		
・リンゴ	・グァバ	・オレンジ
・アプリコット	・キウィ	・モモ
・サクランボ	・マンゴ	・西洋ナシ
・グレープフルーツ	・ネクタリン	・プラム

推奨される穀類

　穀類は繊維のほか、ビタミンB群や鉄などの重要な栄養素が豊富です。脳を保護するために全粒粉を選び、可能であれば以下に記載されている低グリセミック穀類の一つを選んでください。常に150ページで推奨される、1回の分量の提案に従ってください。

・大麦	・ブルガー小麦(荒挽き小麦粉)(訳者注52)	
・キヌア	・玄米	・そば粉
・スペルト小麦(訳者注53)		・野生米(訳者注54)
・オート小麦(エンバク)		

推奨されるタンパク質

　APT食生活は、健全な脳の構造と機能にとって不可欠であるタンパク質を重視しています。大量の飽和脂肪酸を含まず、必要なタンパク質を供給する食べ物を以下の中から選び、そして148ページの1回の分量の提案に従ってください。

- 脂肪を取り除いた皮なしの鶏の胸肉
- 脂肪を取り除いた皮なしの七面鳥の胸肉
- オメガ3-脂肪酸が豊富な魚、例えばサーモン、サバ、ニシン、レイクトラウト、イワシ、ビンナガマグロ
- 牛の外もも肉、内もも肉(ステーキ肉)、トップサーロイン(訳者注55)、テンダーロイン(訳者注56)、また95パーセント脂肪分の少ない牛肉のような、牧草で飼育された牛肉(脂肪を取り除いたものがよい)
- 豚肉のテンダーロイン、骨のないトップロイン・チョップス(訳者注57)、トップロイン・ロースト、センターロインチョップス(訳者注58)、サーロインロースト、リブチョップス(訳者注59)のような脂肪分の少ないもの
- 卵(できれば平飼いの鶏のもの)
- 菜食主義者のためには、大豆製品、豆腐ならびに豆乳、豆類(170ページを参照)、ナッツ(170ページを参照)、乳製品(下記を参照)

推奨される乳製品

乳製品はタンパク質、カルシウム、そして他の栄養素の優れた供給源ですが、それらは大量の飽和脂肪酸も含んでいます。以下の低脂肪と無脂肪の乳製品から選び、148ページの1回の分量の提案に従ってください。理想的には、牧草で飼育された動物のミルクで作られた製品を選び、牧草で飼育されたものでなければ、とくに脂肪分の多い製品を避けてください。消化管の健康をサポートするために、1週間に数回、または毎日でも、生きていて活発に動いているヨーグルト菌を含むヨーグルトを選んでください(腸内微生物叢については第2章の91ページを参照)。

- 無脂肪または低脂肪ヨーグルト(生きている活発なヨーグルト菌によるレギュラーまたはギリシャヨーグルト。添加された砂糖に目を光らせましょう)
- 牧草で飼育された家畜の低脂肪(1パーセント)または無脂肪(スキム)ミルク

- 脂肪を含まない、減脂肪、低脂肪、また一部スキムのハードチーズ^(訳者注60)
- 低脂肪（1パーセント）や無脂肪のソフトチーズ、例えば低脂肪や無脂肪のカテージチーズ、ファーマーチーズ、一部スキムまたは低脂肪ミルクのリコッタチーズ

推奨されるナッツ類

すべてのナッツは、心臓を守る脂肪、タンパク質、そしてビタミン類とミネラルを供給するので健康に良いのですが、次に挙げるナッツはとりわけ栄養価が高いのです。ナッツはカロリーが高いので、必ず1回の分量（149ページを参照）までに制限するようにしてください。

・アーモンド	・マカダミアナッツ^(訳者注61)	・ピスタチオ
・カシューナッツ	・ピーカン(ナッツ)^(訳者注62)	・クルミ
・ヘーゼルナッツ		

推奨される豆類

豆類、エンドウ豆、レンズ豆を含めすべての豆類は、繊維、タンパク質、鉄、カルシウム、亜鉛、ビタミンB群を供給する、健康に良い食品です。また下記のものは、もっとも栄養価の高い豆類です。必ず149ページにある1回の分量の提案に従ってください。

・黒豆	・レンズ豆	・ピーナッツ
・カネリーニ豆^(訳者注63)	・ライ豆(バター豆)	・エンドウ豆
・ひよこ豆	・白インゲン豆	・大豆
・インゲン豆		

- 脳を健康に保つ3種類の軽食を新たに買いましょう。あなたは合計6種類の脳を健康に保つ軽食を持つことになります（軽食に関するアイディアに関しては161ページの囲みを参照）。
- いろいろな新鮮な低グリセミック指数の果物、とくにベリーと低グリセミック指数の野菜を買いましょう（167ページのリストを参照）。
- オメガ-3が豊富な魚を少なくとも1人分買いましょう（169ページ

(訳者注51) ルタバガ：アブラナ科のキャベツの仲間。

(訳者注52) ブルガー小麦：ブルグルは、主にデュラム小麦等、複数の種のコムギの挽き割りから作られる食糧用の穀物。乾燥挽き割り小麦の一種であり、ヨーロッパ、中東、インドの料理によく用いられる。

(訳者注53) スペルト小麦：現在広く利用されているパン小麦（普通小麦）の原種にあたる古代穀物で、最近の研究によってスペルト小麦が9,000年以上前にヨーロッパで栽培されていたことが証明された。

(訳者注54) 野生米：厳密には米ではなく、水生草植物でアメリカのグレート湖の界隈に原生し、カリフォルニアや中西部で商業用栽培されている。通常はさまざまな食用種や穀物、米などに混ぜて使用している。野生米には玄米の約2倍のタンパク質と食物繊維が含まれているが、鉄分とカルシウムは低めである。

(訳者注55) トップサーロイン：アメリカではランプ（腰からお尻、ももにかけての部位）の部分がサーロインに当たる。チョップスはステーキより小さな肉のこと。

(訳者注56) テンダーロイン：腰肉の柔らかい肉。

(訳者注57) トップロイン・チョップス：お尻あたりのもも肉。

(訳者注58) 豚センターロインチョップス：豚のロース部分から切り取った太く、しなやかな、骨なしのチョップス。

(訳者注59) 豚リブチョップス：豚の肩ロース部分。

(訳者注60) ハードチーズ：長期間熟成して風味を増した硬いチーズ。

(訳者注61) マカダミアナッツ：原産地はオーストラリア。100グラム中の脂質は76.8グラムだがコレステロールをまったく含まず、逆にオレイン酸やパルミトレイン酸などの不飽和脂肪酸が83パーセントも含まれる健康食品。

(訳者注62) ピーカン（ナッツ）：クルミ科の落葉高木およびその種実。ナッツ類の中でも脂肪の割合が多いことで知られており、全体の約72パーセントが脂質で、タンパク質は約11パーセント、糖質は約10パーセント。この脂質の含有量は、クルミやピーナッツよりも多く、ほぼマカダミアナッツと同じくらいの割合である。

(訳者注63) カネリーニ豆：イタリア料理で使われる白インゲン豆。

のリストを参照)。
- ダークココアパウダーを買いましょう(232ページを参照)。

第2週の食事

　これから詳しく述べますが、あなたが食生活を変更する最初の週です。APT食生活で推奨される食べ物のリストは、167ページを参照してください。また第2週のガイドラインに沿った1日分の食事と軽食の組み立ては、207ページの毎日のメニューのサンプルが参考になります。あなたが食事を用意し、そして食べるときには、巻末の「栄養摂取と活動日誌」(305ページを参照)、またはウェブサイト「Alzheimer's Universe」のAD-NTS(300ページを参照)のいずれかに炭水化物摂取の記録を必ずつけましょう。

- 炭水化物を1日140～160グラムに制限しましょう。
- 体重900グラムにつき、少なくともタンパク質1グラムを摂りましょう。
- 主要な動物性タンパク質の供給源として、皮なしの鶏や七面鳥の胸肉、卵があり、植物性タンパク質の主要な供給源として豆類、ナッツ、種子があります。
- この週は、脂肪分の多い魚を少なくとも1回(およそ170グラム)食べましょう。
- 牧草で飼育された脂肪の少ない牛の赤身の肉あるいは豚肉は、それぞれおよそ170グラムを週に6回以上食べないようにしましょう。
- 野菜を少なくとも毎日1回(1回に2分の1カップの調理された野菜、または1カップの生野菜)を食べましょう。
- この週は、ベリーを少なくとも2回(1回に2分の1カップ)食べましょう。
- 他の丸のままの果物を1日1回(2分の1カップ)食事に加えて食べましょう。

- 1日に2～4食（1回に2分の1カップ）の全粒穀類、または全粒粉のパン（毎食1枚）を食べるようにしましょう。
- ミルク（230グラム）、チーズ（30～60グラム）、ヨーグルト（170グラム）のような低脂肪または無脂肪の乳製品を1日1～2回摂りましょう。できれば牧草で飼育された乳牛の乳製品を選びましょう。脂肪分の多い乳製品の使用は最小限にしてください（この週は6回まで）。
- 主にオリーブオイルを使用し、この週にはナッツ数回（1回におよそ30グラム）とアボカド半個を数回食べることで、さらに健康に良い一価不飽和脂肪酸を食事に加えてください。
- バター、クリーム、マヨネーズは、1日に大さじ2杯までに制限しましょう。
- この週は、ファーストフードと揚げ物を2～3回までに制限してください。
- この週は、ペイストリー、スイーツ、アイスクリームを3～4回までに制限し、1回の量をできるだけ少なくしましょう。
- コーヒー、紅茶、ブラックココアパウダーを1日2回以上飲みましょう（ココアパウダーをコーヒーに加えてもよいでしょう。232ページを参照）。
- アルコールは節度を保って飲みましょう。女性は1日にせいぜい1回の分量、男性は多くても2回の分量にするべきです。
- 加える砂糖を1日75グラム未満（以下）に制限しましょう。
- 153ページの囲みで述べたように、私たちは人工的に甘くした飲み物の摂取は勧めません。あなたが最近これらの飲み物をたくさん飲んでいるのであれば、私たちは次の数週間でゆっくり減らすことを提案します。
- この週は、少なくとも2夜、できれば夕食と朝食の間の少なくとも10～12時間は食べるのを控えてください。水、砂糖を含まない紅茶、ブラックコーヒー（カフェイン抜き）、ノンカロリーの飲料

はこの時間帯に飲んでもかまいません。

第2週のライフスタイルとエクササイズ

- 第1週の「ライフスタイルとエクササイズ」で、あなたは1回に20分間実践できるいくつかのエクササイズを選びました（165ページを参照）。この週は、これらのエクササイズのうちの1つだけを選んで、少なくとも20分間実行しましょう。あなたが2つ以上のエクササイズを普段行っているのであれば、運動時間を20分間増やしてください。第9週に到達したとき、あなたの目標は、エクササイズの時間が160分、つまり有酸素トレーニングとウエイト/筋力レーニングを組み合わせた160分のエクササイズになります。第9週以降は、私たちはエクササイズを1週当たり180分に増やすことを推奨しています。

- 第1週の「ライフスタイルとエクササイズ」で、あなたは脳が常に働いている状態を維持するのに役立つ活動を選びました（165ページを参照）。この週は、その活動に少なくとも1時間参加するようにしてください。あなたが生活上の問題としてストレスがあると感じている場合、あなたが選ぶストレス解消テクニックのために費やす時間を、少なくとも1時間、さらに増やしてください。

APT 食生活の第3週

家庭の食品環境が改善され、いくらかの食事の調整が行われた今、あなたは、第3週目でより進んだ食事に変更するための準備をする必要があります。第2週目に始めたライフスタイルの修正も続行しなければなりません。

第3週のための計画立案と準備
- 脳の健康に良くないお気に入りの食事から、脳を健康に保つ新しい食事に変更するための食材を購入しましょう。良いアイディアとして、208ページのサンプルメニューをいくつか参照してください。
- 1週間に3回、少なくとも20分間行うことができる新しいエクササイズを慎重に選んでください。そのためには、楽しみながら実行できるいくつかのエクササイズを見つけだすまで、異なった種類のエクササイズを試みることです。飽きないためには、別の日には別のエクササイズができるように、自由にエクササイズを変更できるようにしておきましょう。あなたがジムに入会することを考えているのであれば、今が行動を起こすチャンスです。地元の利用可能なグループ、またはチームスポーツに参加することも考えましょう。

第3週の食事
この週も食事の変更を続け、また夜間の絶食回数も増やしましょう。この場合、適切な食べ物のリストが必要であれば、167ページを参照してください。また、この週のガイドラインに従った軽食や食事を作るためにアドバイスが必要であれば、208ページのサンプルメニューを参考にしてもよいでしょう。食事を用意し、そして食べるとき、必ず巻末の「栄養摂取と活動日誌」またはウェブサイト「Alzheimer's Universe」のAD-NTS（300ページを参照）のどちらかに、炭水化物の摂取量を必ず記録しましょう。

- 炭水化物を1日140〜160グラムに制限しましょう。
- 体重900グラムにつき、少なくともタンパク質1グラムを摂りましょう(107ページを参照)。
- 動物性タンパク質の主要な供給源として、皮なしの鶏や七面鳥の胸肉、卵を摂ってください。主要な植物性タンパク質の供給源として、豆類、ナッツ、種子を摂りましょう。
- この週は、脂肪分の多い魚(1回につきおよそ170グラム)を1〜2回食べるようにしましょう。
- この週では、牧草で飼育された脂肪分の少ない赤身の牛肉または豚肉(1回おおよそ170グラム)は5回までにしてください。
- 毎日、緑色の葉物野菜を少なくとも1回(調理したものを2分の1カップ、または生野菜を1カップ)、また毎日少なくとも1回アブラナ科の野菜、または低グリセミック指数の野菜(調理したものを2分の1カップ、または生野菜を1カップ)を食べましょう。
- この週は、ベリーを少なくとも2回(1回に2分の1カップ)食べましょう。
- 丸のままの他の果物を、1日に1回(2分の1カップ)食事に加えましょう。
- 1日2〜3回、全粒穀類(1回に2分の1カップ)、または全粒粉のパン(1回に1枚)を食べてください。
- ミルク(230グラム)、チーズ(30〜60グラム)、またはヨーグルト(260グラム)のような低脂肪または無脂肪の乳製品を1日に1〜2回食べましょう。できれば牧草で飼育した乳牛の乳製品を選んでください。脂肪の多い乳製品の使用は最小限にしましょう(この週には6回まで)。
- 主にオリーブオイルを使用し、さらにナッツ(1回に30グラム)とアボカド半個を週に数回食べることで、食事に一価不飽和脂肪酸を付け加えましょう。

フィットネス仲間と一緒に、エクササイズの成功を最大にする

あなたは身体的なアクティビティが、脳を健康に保つライフスタイルの重要な部分であることをすでに知っています。ですが、多くの人たちと同じく、あなたは運動療法を続けるのが難しいと気付きます。解決策は何でしょうか？

フィットネス仲間と運動することは、身体的なフィットネスに専念し、また続ける中で楽しい時間を過ごすための素晴らしい方法です。エクササイズの専門家たちは、やる気、支え、成果について報告する義務などが組み合わさったものをエクササイズパートナーがもたらすと言います。そしてもちろん、パートナーたちは、脳を健康に保つのに良い社交的な交際もトレーニングに付け加えてくれます。したがって、友人、隣人、または家族に、あなたのフィットネスのセッションに参加するように求めたり、または近所のジムで信頼できるトレーニングパートナーを探したりしましょう。この簡単な手段が、フィットネスの成功率を倍増させる可能性のあることを示す研究があります。

- バター、クリーム、マヨネーズ大さじ1杯を、1日2回までに制限しましょう。
- この週には、ファーストフードや揚げ物を2食までに制限しましょう。
- この週には、ペイストリー、スイーツ、アイスクリームを3回までに制限し、1回の量をできるだけ少なくしましょう。
- コーヒー、紅茶、またはダークココアパウダーを1日2～3回飲みましょう（コーヒーにダークココアパウダーを加えてもよいでしょう。詳細は232ページを参照）。
- アルコールは節度を保って飲みましょう。女性は1日にせいぜい1回分、男性は多くても2回分にすべきです。

- 食事や飲料に追加する砂糖を1日に70グラム未満に制限しましょう。
- この週では、耐えることができれば少なくとも4夜、夕食と朝食の間少なくとも10 〜 12時間食べるのを控えてください。水、砂糖を含まない紅茶、ブラックコーヒー（カフェイン抜き）、またノンカロリーの飲料はこの時間帯に飲んでもかまいません。

第3週のライフスタイルとエクササイズ

- あなたがこの7日間行った20分間のエクササイズに、さらに新しいエクササイズ20分間を追加しましょう。すでにこれよりも多く運動している場合、あなたの養生法に磨きをかけるように努めましょう。あなたが有酸素運動だけを、または主として有酸素運動を実践しているのであれば、この週は最低でもウエイトトレーニングを1セッション追加しましょう。あなたがウエイトトレーニング、または筋力トレーニングを主として行っているのであれば、この週は有酸素運動を少なくとも1セッション追加しましょう。
- 先週の脳に関わる活動に少なくとも1時間参加しましょう。あなたが生活上の問題としてストレスがあると感じた場合、あなたが選ぶストレス解消テクニックに、少なくとも余分に1時間費やしてください。

APT 食生活の第 4 週

　第 4 週はさらに炭水化物を削減する、脳を健康に保つ特定の食べ物の回数をもっと増やす、もう一晩絶食を加えることによって、前の週に変更した食生活をさらに先に進めます。この週では、エクササイズのための時間も追加して盛り込むことになります。

第 4 週の計画立案と準備
- 脳を健康に保つのに良くないお気に入りの食事を、脳を健康に保つ食事に置き換えるために、新たな食材を購入しましょう。
- 外出時の食事について考えましょう。あなたは、おそらく過去 2 週間に、自宅以外で少なくとも数回、食事を摂ったことでしょう。あなたにとって、簡単なことだったかもしれないし、やりがいのあることだったかもしれません。

　外出しようとするときには、朝食、昼食、夕食のために調理し、パック詰めできる健康に良い食事について真剣に考えましょう。最終的には、どこに出かけるにしても、栄養に富んだ脳を健康に保つ食べ物が食べられることは大切なことです。前夜の夕食を多めに調理し、翌日の食事のために残す、あるいは健康に良い出来合いの食品を買うようにしましょう。次にあなたが足繁く通うレストランで朝食、昼食、夕食のために注文できる健康に良い食事について考えましょう。大多数のレストランでは、例えば魚に衣をつけて揚げる代わりにソテーしたり、またマッシュポテトの代わりにホウレン草を調理したり、煮豆、サラダにするなど、新しい方法で調理したお好みの料理を注文することができます。最近のほとんどのレストランが大盛りの肉や鶏肉を提供しますが、翌日の昼食にそれを家で食べることができるように、接客係にあらかじめその半分をラップしてもらいましょう。あなたがどのような状況にあっても APT 食生活を続けることができるように、この方法を覚えておいてください。

第4週の食事

　この週には、食生活の変更を続け、夜間の絶食回数を増やすようにします。前週までと同じく、APT食生活で勧められている食べ物を確認したい場合は、167ページを、軽食や食事に関するアイディアが必要であれば209ページのサンプルメニューを参照してください。巻末の「栄養摂取と活動日誌」、またはウェブサイト「Alzheimer's Universe」のAD-NTS（300ページを参照）のどちらかに炭水化物摂取量を記録してください。

- 炭水化物を1日130～140グラムに制限しましょう。
- 体重900グラムにつき、少なくともタンパク質1グラムを摂りましょう（107ページを参照）。
- 動物性タンパク質の主要な供給源として、皮なしの鶏や七面鳥の胸肉、卵を摂ってください。主要な植物性タンパク質の供給源として、豆類、ナッツ、種子を摂りましょう。
- この週は、脂肪分の多い魚（1回におおよそ170グラム）を少なくとも2回食べるようにしましょう。
- この週は、牧草で飼育された脂肪分の少ない赤身の牛肉または豚肉（1回おおよそ170グラム）は5回までにしてください。
- 緑色の葉物野菜（調理したものを2分の1カップ、または生野菜を1カップ）を1日に少なくとも1回、できれば数回、また、毎日少なくとも1回、アブラナ科の野菜、または低グリセミック野菜（1回につき調理したものを2分の1カップあるいは生野菜1カップ）を食べましょう。
- この週は、ベリーを2～3回（2分の1カップ）食べましょう。
- 1日にベリー以外の丸のままの果物を1回（1回に2分の1カップ）食事に加えましょう。
- 1日2～3回、全粒穀類（1回につき2分の1カップ）、または全粒

日中におけるストレスを解消するための簡単な方法

　ストレスが、アルツハイマー病のリスクを高めるという研究があります（251ページ参照）。しかし、日中どんなに忙しくても、不安が健康を損なうのを防ぐ簡単な方法があります。以下にいくつかの基本的な方法を挙げます。

- ゆっくりそして深く呼吸しましょう。深呼吸は血液に酸素を供給することで速やかにリラックスするのに役立ちます。お腹の上に手を置き、鼻からゆっくり空気を吸い込むと、お腹が膨らむにつれ手が動きます。呼吸を数秒間止め、ゆっくり息を吐き出し、それを繰り返します。
- 静かに、心に思い浮かべてください。目を閉じ、数回深呼吸しましょう。海辺に横たわっている、あるいは森の中を歩いているくつろいだ気分にさせる光景を静かにイメージしてください。光景や音といった細部に集中すると、あなたのストレスが徐々に消え失せるのを感じるでしょう。
- 歩きましょう。それがあなたのオフィスのほんの噂話であろうとも。もっと深く呼吸することによって、散歩は擦り減った神経を和らげるのに役立ちます。
- 犬や猫を優しく撫でましょう。ペットとの穏やかな交流は、たとえわずか数分間であっても、その行為は血圧を低下させ、穏やかな気持ちを生み出してくれます。
- 週末のお出かけ、または映画のような特別なイベントを計画しましょう。ものごとが行き詰まったと思われるとき、何かを楽しみにすることは展望をもたらします。

粉のパン（1回につき1枚）を食べましょう。
- ミルク（230グラム）、チーズ（30〜60グラム）、またはヨーグルト（260グラム）などの低脂肪または無脂肪の乳製品を1日に1〜2回摂りましょう。できれば牧草で飼育した乳牛の乳製品を選んでください。脂肪の多い乳製品の使用を最小限にしてください（この週には6回まで）。
- 主にオリーブオイルを使用し、さらにナッツ（1回に30グラム）とアボカド半個を週に数回食べることで、食事に一価不飽和脂肪酸を付け加えましょう。
- バター、クリーム、マヨネーズ大さじ1杯を1日1回までに制限しましょう。
- この週にはファーストフードや揚げ物を2食までに制限しましょう。
- この週は、ペイストリー、スイーツ、アイスクリームを3回までに制限し、1回の量をできるだけ少なくしましょう。
- コーヒー、紅茶、またはダークココアパウダーを1日に2回以上飲んでください（コーヒーにダークココアパウダーを加えてもよいでしょう。詳細は232ページを参照）。
- アルコールは節度を保って飲みましょう。女性は1日にせいぜい1回分の量、男性は多くても2回分の量にすべきです。
- 食事や飲料に追加する砂糖を1日70グラム未満に制限しましょう。
- この1週間は、耐えることができれば少なくとも5夜以上、夕食と朝食の間、少なくとも10〜12時間食べるのを控えてください。水、砂糖を含まない紅茶、ブラックコーヒー（カフェイン抜き）、ノンカロリーの他の飲み物は、この絶食時間帯に摂ってもかまいません。

第4週目のライフスタイルとエクササイズ
- あなたが第3週の7日間で実践してきたエクササイズに、必要で

あれば新たなエクササイズを加え、この週には合計60分にします。有酸素運動とウエイト/筋力トレーニング比がほぼ2対1、つまり有酸素運動40分とウエイト/筋力トレーニング20分に増やしましょう。可動性(動きやすさ)の問題が目標の達成を妨げるのであれば、医師を受診するとか、理学療法を試みることなどを考えましょう。関節の動きに制限があったり、関節炎を患っている場合、プールでのウォーキングや水泳は負担の少ない素晴らしいエクササイズです。複数のエクササイズをすでに合計60分以上行っている場合は、プログラムに磨きをかけ、改良し続けましょう。もっと学びたければ、個人のトレーニングインストラクターを雇ったり、エクササイズのクラスで授業を受けることを考えてみましょう。ヨガ、ピラティス、スピンなどの基礎を完全にはものにしていないならば、これらのアクティビティを試みるには最適な時期です。

● 週の終わりに、体重をもう一度チェックし、測定機器が利用できるようであれば、体脂肪率をチェックしてください（139ページの囲みを参照）。

● 前の週の脳に関わる活動に少なくとも1時間以上参加しましょう。あなたが生活上の問題としてストレスがあると感じた場合、あなたが選ぶストレス解消テクニックのために、少なくとも1時間余分に時間を費やしてください。

第5週目のAPT食生活

　あなたは今や9週間の食生活プランの半ばにいます。自宅の食品環境、日々の食生活、アクティビティレベルには、すでに重大な変更が加えられました。この時点で、あなたは新しい脳を健康に保つ食べ物を試みること、そして炭水化物の量を迅速に効率よく見積もることを、心地よく感じるはずです。この週での重要な修正の一つは、耐えることができれば、1晩の絶食時間を12〜14時間に増やすことです。この変更を容易にするために、1週間の絶食する夜を5夜から4夜に削減します。

第5週の計画立案と準備

- 家の外で脳を健康に保つ食事を摂るために、少なくとも2つの改善されるべき課題を特定しましょう。次いでそれぞれの課題に対する2つの可能な解決策を特定し、この情報を進捗状況表に記録しましょう。
- 試してみたい新しい脳を刺激する活動を選んだり、現在の活動を強化するように努力しましょう。例えば以前によく演奏していた楽器を取り出し、それを再開したのであれば指導者の正規のレッスンを受けることを考えましょう。新しい外国語をオーディオ機器を使用して勉強し始めたのであれば、その努力に対する自分へのご褒美とブラッシュアップのための手段として、その言語を話す国へ旅行する計画を考えてみるのはどうでしょう。

第5週の食事

　この週には、わずかな食事の変更を行い、夜間の絶食時間を増やします。推奨される食べ物のリストを確認したい場合は167ページを、またこの週のガイドラインに沿った1日の軽食と調理の手引きが必要であれば210ページのサンプルメニューを参照してください。巻末の「栄養摂取と活動日誌」、またはウェブサイト「Alzheimer's Universe」の

AD-NTS（300ページを参照）のどちらかに炭水化物摂取量を記録してください。

- 炭水化物を1日130～140グラムに制限しましょう。
- 体重900グラムにつき、少なくともタンパク質1グラムを摂りましょう（107ページを参照）。
- 動物性タンパク質の主要な供給源として、皮なしの鶏や七面鳥の胸肉、卵を摂ってください。主要な植物性タンパク質の供給源として、豆類、ナッツ、種子を摂りましょう。
- この週は、脂肪分の多い魚（1回におよそ170グラム）を少なくとも2回食べましょう。
- この週は、牧草で飼育された脂肪分の少ない赤身の牛肉または豚肉（1回およそ170グラム）は4回までにしてください。
- 緑色の葉物野菜（調理したものを2分の1カップ、または生野菜1カップ）を少なくとも1日1回、できれば数回、また毎日少なくとも1回、アブラナ科の野菜または低グリセミック野菜（1回につき調理したものを2分の1カップ、あるいは生野菜1カップ）を食べましょう。
- この週は、ベリーを2～3回（2分の1カップ）食べましょう。
- 1日にベリー以外の丸のままの果物を1回（1回に2分の1カップ）食事に加えましょう。
- 1日2～3回、全粒穀類（1回につき2分の1カップ）、または全粒粉のパン（1回につき1枚）を食べましょう。
- ミルク（230グラム）、チーズ（30～60グラム）、またはヨーグルト（260グラム）などの低脂肪または無脂肪の乳製品を1日に1～2回摂りましょう。できれば牧草で飼育した乳牛の乳製品を選んでください。脂肪の多い乳製品の使用を最小限にしてください（この週には6回まで）。
- 主にオリーブオイルを使用し、さらにナッツ（1回に30グラム）と

アボカド半個を週に数回食べることで、食事に一価不飽和脂肪酸を付け加えましょう。
- バター、クリーム、マヨネーズ大さじ1杯を1日1回までに制限しましょう。
- この週は、ファーストフードや揚げ物を2食までに制限しましょう。
- この週は、ペイストリー、スイーツ、アイスクリームを2回までに制限してください。砂糖の多い食べ物を少ししか食べなければ、それだけ健康に良いことを思い出してください。1回に食べる量をできるだけ少なくするようにしましょう。
- コーヒー、紅茶、またはダークココアパウダーを1日に2回、または3回飲みましょう（コーヒーにダークココアパウダーを加えてもよいでしょう。詳細は232ページを参照）。
- アルコールは節度を保って飲みましょう。女性は1日にせいぜい1回分の量、男性は多くても2回分の量にすべきです。
- 食事や飲料に追加する砂糖を1日65グラムまでに制限しましょう。
- この1週間は、耐えることができれば少なくとも4夜、夕食と朝食の間少なくとも12〜14時間食べるのを控えてください。水、砂糖を含まない紅茶、ブラックコーヒー（カフェイン抜き）、ノンカロリーの他の飲み物はこの絶食時間帯に摂ってもかまいません。

第5週目のライフスタイルとエクササイズ

- できれば先に選択したエクササイズ20分間を少なくとも4回、1週間に合計80分行ってください。最大の恩恵を得るためにおよそ2対1の割合で有酸素運動とウエイト/筋力トレーニングを維持するのを忘れないでください。すでにこれよりももっと多く行っているのであれば、それを継続してください。
- 前の週の脳に関わる活動を少なくとも1時間行い、184ページに紹介したように、新たな活動を追加するか、そうでなければ先の週の

活動を強化しましょう。
- 生活上の問題としてストレスが続いている場合、あなたが選ぶストレス解消テクニックのために、少なくとも1時間余分に時間を費やしてください。この方法でも、あるいは過去1カ月行ってきたアクティビティとライフスタイルの変更によってもストレスが軽減されなければ、よりいっそうの助けを得るためにかかりつけ医に相談したり、カウンセラーまたはセラピストに相談したりすることを考えましょう。ストレスと不安障害を専門に扱う医師のいることを記憶に留めておいてください。

APT食生活の第6週

　第6週は食事に関わる変更を少し小さくし、エクササイズのセッションを増やします。新たな脳の健康を保つ食事と軽食を、食生活に追加し続けてください。課題が見つかったら書きとめ、できるだけ迅速に対処する解決策を見つけましょう。

第6週目の計画立案と準備
- レパートリーを増やし続けるために、新たな脳を健康に保つ食事を創作して記録してください。これはAPT食生活を継続することをより容易にし、またより楽しくします。

第6週の食事
　この週には、炭水化物を減らす、野菜とベリーを増やす、ファーストフードと揚げ物をもっと少なくするなど、食生活のいくつかのちょっとした修正を行います。いつものように、この週のガイドラインに従う1日の軽食と食事を調理するための手引きが必要であれば212ページのサンプルメニューを、推奨される食べ物のリストに関しては167ページを参照してください。巻末の「栄養摂取と活動日誌」、または「Alzheimer's Universe」ウェブサイトのAD-NTS（300ページを参照）のどちらかに、これまでどおり炭水化物の摂取量を記録してください。

- 炭水化物を1日120〜130グラムに制限しましょう。
- 体重900グラムにつき少なくともタンパク質1グラムを摂りましょう（107ページを参照）。
- 動物性タンパク質の主要な供給源として、皮なしの鶏や七面鳥の胸肉、卵を摂ってください。主要な植物性タンパク質の供給源として、豆類、ナッツ、種子を摂りましょう。
- この週は、脂肪分の多い魚（1回におよそ170グラム）を少なくとも

第5章　APT食生活

> ### コーヒーはどのように脳の健康をサポートするのでしょう？
>
> 　私たちはコーヒーが脳を保護する作用を持つことが発見されていると、151ページで述べました。実際、習慣的にコーヒーを飲むことは、アルツハイマー病を発症するリスクを低下させることを明らかにした研究が次々と発表されています。
>
> 　コーヒーは脳の健康をどのようにサポートするのでしょうか？　多くの研究者たちは、カフェインが重要な役割を果たしているだろうと考えています。脳刺激物質であることに加え、通常、カフェインは、興奮性脳化学物質の放出を阻止するアデノシン受容体を阻害します。アデノシン受容体が阻害されると、脳を刺激する化学物質がより自由に流出して、知的能力を改善させ、そして知的低下も遅くする可能性があります。カフェイン以外の物質も恩恵をもたらす可能性があります。コーヒーは1,000を超えるさまざまな植物由来化合物の供給源であり、そのいくつかは抗酸化や抗炎症特性を持っています。
>
> 　私たちがコーヒーの使用とアルツハイマー病予防との関係を理解するのに先立ち、もっと詳細な研究が行われる必要があります。しかし少なくとも、アルツハイマー病との闘いにおける効果的な武器として、1日1〜3杯の適度なコーヒー摂取を支持する研究があります。

　2回食べましょう。
- この週は、牧草で飼育された脂肪分の少ない赤身の牛肉または豚肉（1回おおよそ170グラム）は4回までにしてください。
- 緑色の葉物野菜（調理したものを2分の1カップ、または生野菜1カップ）を1日に少なくとも1回、できれば数回。また1日にアブラナ科の野菜、または低グリセミック指数の野菜を少なくとも1回（調理したものを2分の1カップ、または生野菜を1カップ）を食べましょう。

- この週は、ベリーを2〜4回(1回に2分の1カップ)食べましょう。
- ベリー以外の丸のままの果物を1日1回(1回に2分の1カップ)食事に加えましょう。
- 全粒穀類(1回に2分の1カップ)または全粒粉のパン(1回に1枚)を1日に2〜3回食べましょう。
- ミルク(230グラム)、チーズ(30〜60グラム)、またはヨーグルト(260グラム)などの低脂肪または無脂肪の乳製品を1日に1〜2回摂りましょう。できれば牧草で飼育した乳牛の乳製品を選んでください。脂肪の多い乳製品の使用を最小限にしてください(この週には6回まで)。
- 主にオリーブオイルを使用し、さらにナッツ(1回に30グラム)とアボカド半個を週に数回食べることで、食事に一価不飽和脂肪酸を付け加えましょう。
- バター、クリーム、マヨネーズ大さじ1杯を1日1回までに制限しましょう。
- この週は、ファーストフードや揚げ物を1食までに制限しましょう。
- この週は、ペイストリー、スイーツ、アイスクリームを2回までに制限し、1回に食べる量をできるだけ少なくしてください。
- コーヒー、紅茶、またはダークココアパウダーを1日2回以上飲みましょう。コーヒーにダークココアパウダーを加えてもよいでしょう(232ページを参照)。
- アルコールは節度を保って飲みましょう。女性は1日にせいぜい1回分の量、男性は多くても2回分の量にすべきです。
- 食事や飲料に追加する砂糖を1日65グラムまでに制限しましょう。
- この1週間は、耐えることができれば少なくとも4夜、夕食と朝食の間少なくとも12〜14時間食べるのを控えてください。水、砂糖を含まない紅茶、ブラックコーヒー(カフェイン抜き)、ノンカロリーの他の飲み物はこの絶食時間帯に摂ってもかまいません。

第6週のライフスタイルとエクササイズ

- この週にはエクササイズを少なくとも100分間行ってください。前の週からのエクササイズは続けながら、各セッションの時間を20分～30分、またはそれ以上増やすように努めましょう。ウエイトトレーニングの種類も増やしてください。
- 前の週の脳に関わる活動に少なくとも1時間、できれば2時間参加するようにしましょう。ストレスが相変わらず課題として続いているのであれば、役立つと思われるストレス解消法を続けてください。さらに、例えば、瞑想やマインドフルネストレーニングなどの新たなテクニックを考慮してみてはどうでしょう。

APT食生活の第7週

　第7週は、前の週の食事の大部分を継続しながら、脳を健康に保つ食事に向かわせるためのさらなる調整を行います。1週間のエクササイズ時間の合計が少なくとも2時間になるように、この週でも再度20分間増やしてください。

第7週の食事

　第7週を通して、前の週からの炭水化物制限を維持しますが、調理や飲料に追加する砂糖をさらに制限し、また絶食を増やします。この週のガイドラインに従う1日の軽食や食事の調理については、167ページの推奨される食べ物リストと213ページのサンプルメニューを参照してください。また、巻末の「栄養摂取と活動日誌」、または「Alzheimer's Universe」ウェブサイトのAD-NTS（300ページを参照）のどちらかに、引き続き炭水化物の摂取量を記録してください。

- 前の週の1日炭水化物120〜130グラムの制限を維持してください。
- 体重900グラムにつき、少なくともタンパク質1グラムを摂りましょう（107ページを参照）。
- 動物性タンパク質の主要な供給源として、皮なしの鶏や七面鳥の胸肉、卵を摂ってください。主要な植物性タンパク質の供給源として、豆類、ナッツ、種子を摂りましょう。
- この週は、脂肪分の多い魚（1回におよそ170グラム）を少なくとも2回食べましょう。
- この週は、牧草で飼育された脂肪分の少ない赤身の牛肉または豚肉（1回おおよそ170グラム）は、3回までにしてください。
- 緑色の葉物野菜（調理したもの2分の1カップ、または生野菜1カップ）を1日に少なくとも1回、できれば数回食べましょう。ま

正しい体重測定の方法を学ぶ

　APT食生活を実践する中で、私たちは健康に良い体重を維持していることを確かめるために、数週間おきの体重測定には、測定結果にぶれが出ないよう、毎回同じ体重計を使用するように勧めています。以下に述べる助言は、体重をチェックする際に正確な結果を得るために役立つでしょう。

- 常に同じ時間帯に体重を測定してください。朝食前が理想的です。体重は1日を通じて140グラムくらい変動することがあります。
- 外出して大いに楽しんだ夜の後で体重を測定しないでください。レストランの食事は、通常は量が多く塩も多く含まれているので、体に水が保持されます。少なくとも1日後に体重計に乗るようにしてください。
- 水分に注意が必要です。230グラムのグラス2杯の水は、一過性ですが、体重を50グラム増やすことがあります。大量の水分を摂ったあとでは、1~2時間待ってから体重をチェックしましょう。
- エクササイズしたあと、すぐには体重を測定しないでください。エクササイズは、汗を介して体液を喪失させることがあります。体液の喪失が、実際の正しい数値より体重が減少したように見せる可能性があります。

た1日に少なくとも1回アブラナ科の野菜、または低グリセミック指数の野菜(調理したものを2分の1カップ、または生野菜を1カップ)を食べましょう。
- この週には、ベリーを2～4回(1回に2分の1カップ)食べましょう。
- ベリー以外の丸のままの果物を1日に1回(1回に2分の1カップ)

食事に加えましょう。
- 全粒穀類（1回に2分の1カップ）または全粒粉のパン（1回に1枚）を1日に1〜3回食べましょう。
- ミルク（230グラム）、チーズ（30〜60グラム）、またはヨーグルト（260グラム）などの低脂肪または無脂肪の乳製品を1日に1〜2回摂りましょう。できれば牧草で飼育した乳牛の乳製品を選んでください。脂肪の多い乳製品の使用を最小限にしてください（この週には6回まで）。
- 主にオリーブオイルを使用し、さらにナッツ（1回に30グラム）とアボカド半個を週に数回食べることで、食事に一価不飽和脂肪酸を付け加えましょう。
- バター、クリーム、マヨネーズ大さじ1杯を、1日1回までに制限しましょう。
- この週にはファーストフードや揚げ物を1食までに制限しましょう。
- この週は、ペイストリー、スイーツ、またアイスクリームを2回までに制限し、1回の量をできるだけ少なくしてください。
- コーヒー、紅茶、またはダークココアパウダーを1日2回以上飲んでください（コーヒーにダークココアパウダーを加えてもよいでしょう。232ページを参照）。
- アルコールは節度を保って飲みましょう。女性は1日に1回分の量、男性は多くても2回分の量にすべきです。
- 食事や飲料に追加する砂糖を1日60グラム未満に制限しましょう。
- この1週間は、耐えることができれば少なくとも5夜、夕食と朝食の間少なくとも12〜14時間食べるのを控えてください。水、砂糖を含まない紅茶、ブラックコーヒー（カフェイン抜き）、ノンカロリーの他の飲み物はこの絶食時間帯に摂ってもかまいません。

第7週のライフスタイルとエクササイズ

- この週は、エクササイズ20分間をあなたの養生法にさらに追加してください。おめでとうございます！　1週間2時間のエクササイズは一つの成果であり、それは脳の健康と全般的な健康増進の両方に大いに寄与します。有酸素運動対ウエイト/筋力トレーニングを2対1の割合（有酸素運動80分とウエイト/筋力トレーニング40分が目安）で続けましょう。
- 週の終わりに、再び体重をチェックし、できれば体脂肪率もチェックしてください(139ページの囲みを参照)。
- この週は、少なくとも1～2時間、脳に関わる活動の実践を継続してください。これからも毎週続けてください。必要に応じてストレス解消法を行ってください。

APT食生活の第8週

　第8週では、あなたが摂取する炭水化物の上限を下げ、絶食を多くし、エクササイズのセッションを継続しましょう。あなたは、週の終わりまでにほぼ食事に関する最終目標に到達しており、APT食生活の最後の「微調整」の準備をする状態になっています。

第8週の食事

　第8週を通して、あなたは、毎日の炭水化物のさらなる減少と、絶食時間の増加などの食事に関わるわずかな修正を行います。この週のガイドラインに従う軽食や食事を作るために、214ページのサンプルメニューを参照し、推奨される食べ物のリストは167ページを参照してください。巻末の「栄養摂取と活動日誌」、または「Alzheimer's Universe」ウェブサイトのAD-NTS（300ページを参照）のどちらかに、これまでどおり炭水化物摂取量を記録してください。

- 炭水化物制限を1日110〜120グラムに減らしましょう。
- 体重900グラムにつき少なくともタンパク質1グラムを摂りましょう（107ページを参照）。
- 動物性タンパク質の主要な供給源として、皮なしの鶏や七面鳥の胸肉、卵を摂ってください。主要な植物性タンパク質の供給源として、豆類、ナッツ、種子を摂りましょう。
- この週には脂肪分の多い魚（1回におよそ170グラム）を2回以上食べましょう。
- この週は、牧草で飼育された脂肪分の少ない赤身の牛肉または豚肉（1回おおよそ170グラム）は2回までにしてください。
- 緑色の葉物野菜（調理したもの2分の1カップ、または生野菜1カップ）を1日に少なくとも1回、できれば数回食べましょう。また1日に少なくとも1回アブラナ科の野菜、または低グリセミッ

最良のヨーグルトを選ぶ方法

　私たちは、本書を通して、腸にとって有益な細菌は健康にも良く、タンパク質やその他の栄養素を提供するので、低脂肪または無脂肪ヨーグルトを食べることを勧めています。しかし、すべてのヨーグルトが同じように作られているとは限りません。APT食生活にとって最良のヨーグルトを見つけ出すために、次に述べるガイドラインに従ってください。

- ヨーグルトの容器の「生きた活発な培養」(訳者注64)のシールを探しましょう。それはその製品が少なくともグラム当たり１億個の培養菌を有していることを示しています。
- 毎日のタンパク質の必要量を満たそうとするのであれば、通常のヨーグルトよりもタンパク質含有量の多いギリシャヨーグルトを選びましょう。
- いくつかのヨーグルトには、砂糖がたっぷり入っていることに注意しましょう。砂糖が比較的少ないものか、甘味を加えていないものに、蜂蜜またはアガベシロップを加えましょう。グラノーラやチョコレートチップのような付加物が入った製品を避けてください。
- ヨーグルトは時間がたつと生きた細菌数が減少する傾向があるので、賞味期限内に食べるようにしてください。

ク指数の野菜（調理したものを２分の１カップ、または生野菜を１カップ）を食べましょう。

（訳者注64）生きた活発な培養：日本では使用されている乳酸菌の種類のみが表示されていて、こうした表示の製品はない

- この週は、ベリーを2〜4回（1回に2分の1カップ）食べましょう。
- ベリー以外の丸のままの果物を1日に1回（1回に2分の1カップ）食事に加えましょう。
- 全粒穀類（1回に2分の1カップ）または全粒粉のパン（1回に1枚）を1日に1〜3回食べましょう。
- ミルク（230グラム）、チーズ（30〜60グラム）、またはヨーグルト（260グラム）などの低脂肪または無脂肪の乳製品を1日に1〜2回摂りましょう。できれば牧草で飼育した乳牛のミルク製品を選んでください。脂肪の多い乳製品の使用を最小限にしてください（この週には6回まで）。
- 主にオリーブオイルを使用し、さらにナッツ（1回に30グラム）とアボカド半個を週に数回食べることで、食事に一価不飽和脂肪酸を付け加えましょう。
- バター、クリーム、マヨネーズを1日に大さじ1杯までに制限しましょう。
- この週にはファーストフードや揚げ物を1回までに制限しましょう。
- この週は、ペイストリー、スイーツ、アイスクリームを2回までに制限し、1回の量をできるだけ少なくしてください。
- コーヒー、紅茶、またはダークココアパウダーを1日2回以上飲んでください（コーヒーにダークココアパウダーを加えてもよいでしょう。232ページを参照）。
- アルコールは節度を保って飲みましょう。女性は1日に1回分の量、男性は多くても2回分の量にすべきです。
- 食事や飲料に追加する砂糖を1日55グラムまでに制限しましょう。
- この1週間は、耐えることができれば少なくとも4夜、夕食と朝食の間の少なくとも12〜14時間は食べるのを控えてください。そのうち1夜は、14〜16時間食べるのを控えてください。水、砂糖を含まない紅茶、ブラックコーヒー（カフェイン抜き）、ノンカロ

リーの他の飲み物はこの絶食時間帯に摂ってもかまいません。大多数の人たちはこの程度の絶食に耐えられますが、この変更を実行に移す前にかかりつけ医と相談する必要があります。目まい、衰弱、頭がクラクラするのいずれかの症状があれば、ただちに絶食を中止してください。

第8週のライフスタイルとエクササイズ
- この週は、あなたが確立した有酸素運動とウエイト/筋力トレーニングとの組み合わせを少なくとも140分行ってください。
- 引き続き脳に関わる活動を続け、友人や家族の誰かがこれらの活動にいっしょに参加する方法を考えてください。必要に応じてストレス解消法を継続しましょう。

APT食生活の第9週

　第9週は、食生活プランの最終週です。この週には、炭水化物摂取を最終的にもう1回減らし、エクササイズ時間を少なくとも20分増やし、絶食スケジュールの最終的な修正を行います。

第9週の計画立案と準備

- 9週を通して食べてきた10種類の好みの軽食と食事を一覧表にしてください。APT食生活を気楽に続けられるようにするために、軽食や食事に関するアイディアが必要なときには、いつでもこのリストを参照するようにしてください。

第9週の食事

　この週には、この章の最初に147〜153ページであらましを述べたように、あなたは食生活の最終的な変更を行い、最終的な目標に到達します。この週のガイドラインに従う軽食や食事を作るために、215ページのサンプルメニューを、推奨される食べ物のリストは167ページを参照してください。巻末の「栄養摂取と活動日誌」、または「Alzheimer's Universe」ウェブサイトのAD-NTS（300ページを参照）のどちらかに、これまでどおり炭水化物の摂取量を記録してください。

- 最後に、炭水化物を1日100〜120グラムに減らしましょう。
- 体重900グラムにつき少なくともタンパク質1グラムを摂りましょう（107ページを参照）。
- 動物性タンパク質の主要な供給源として、皮なしの鶏や七面鳥の胸肉、卵を摂ってください。主要な植物性タンパク質の供給源として、豆類、ナッツ、種子を摂りましょう。
- この週には脂肪分の多い魚（1回におよそ170グラム）を2回以上食べましょう。

代替食品を利用する

　理想的には、毎日、新たに調理した脳を健康に保つ食事を1日に3回食べるために食卓に着きたいものです。しかし現実の生活では、多忙なスケジュールがこうしたことを許してくれないことがあります。私たちは、仕事などのために持ち運びができるタンパク質が配合された低炭水化物サラダとサンドイッチなどの簡単な食事を考えて準備したり、外出時に栄養価の高い食事を食べることができるレストランや加工調理済みの食品を販売する店を見つけたりすることを勧めます。ちょっとした案を練ることはAPT食生活を続けるのを助けてくれます。しかし、私たちは、時にあなたが食事を摂ることができず、ファーストフード・バーガー1個やピザ1枚のような不健康な食事で済ますように誘惑されるかもしれないこともわかっています。幸いにも、プロテインバー(訳者注65)やプロテインシェーク(訳者注66)のような形の代替食品があります。

代替食品の最適な栄養

全脂肪	バーは5〜10グラム、シェークは0〜5グラム
飽和脂肪	全脂肪の半量未満
炭水化物	15グラム未満
タンパク質	10カロリーごとにタンパク質1グラム
ビタミン	葉酸、B_6、B_{12}、D
繊維	少なくとも5グラム

　プロテインバーは手軽に購入でき、ポケットや机の引き出し、バッグに入れて持ち歩くことが可能で、新たに調理した食事にありつけないときにいつでも手軽に食べることができます。ご存じのように、いくつかの代替食品は、大量の砂糖、果糖が豊富なコーンシロップ、人工着色料と香味料、他の健康にそれほど良くない栄養素を含有する見せ掛けのキャンディバーよりちょっとましです。

高品質のタンパク質、心臓の健康に良い脂肪、有益で見分けのつく食材のものを探すようにしてください。可能であれば、人工甘味料も最小限にしてください。あなた好みの風味があり、下記のガイドラインになるべく近い栄養を供給するものを選んでください。

　慎重に選べば、プロテインバーはAPT食生活をやり通し、次の食事まで満ち足りた気持ちにさせてくれる理にかなった栄養素を供給します。これらのバーは、実際にファーストフードよりも健康に良いのでしょうか？　以下に述べる比較がこの重要な疑問に答えてくれます。おわかりのように、プロテインバーは、あなたが必要とするタンパク質を提供する、非常に健康に役立つ食品です。

ビッグマック対プロテインバー

	ビッグマック	プロテインバー
カロリー	540	290
全脂肪(グラム)	28	9
飽和脂肪(グラム)	10	4
炭水化物(グラム)	47	14
砂糖(グラム)	9	4
タンパク質(グラム)	25	29
繊維(グラム)	3	5

　バーよりもシェークを好むなら、脳をもっとも健康に保つ選択肢は、自分でタンパク質の豊富な飲み物を作ることです。およそ230グラムの低脂肪ミルクまたはギリシャヨーグルトをミキサーに入れ、お玉1杯か2杯の乳清プロテインパウダー、ほんの1握りのベリーまたはその他の低グリセミック果物、1握りか2握りの緑色野菜または低グリセミック指数の野菜を加えて（110ページのプロテインパウダーの囲みを参照）、よくブレンドされるまで混ぜ合わせて味わってください。これは、朝、家を出る前に数分しか時間がないときでも、いつでも簡単に持ち運びが可能な素晴らしい朝食となります。

　脳を健康に保つバランスの良いビタミン、ミネラルなどの微量栄養素を有する加工されていない食べ物は、必要な栄養を得るための最

良の手段です。しかし仕事が忙しいとき、プロテインバーまたはプロテインシェークは順調に生活を続けるのに役に立ちます。

- この週では、牧草で飼育された脂肪分の少ない赤身の牛肉、または豚肉を1回だけ（およそ170グラム）食べましょう。
- 緑色の葉物野菜（調理したもの2分の1カップ、または生野菜1カップ）を1日に少なくとも1回、できれば数回食べましょう。また1日に少なくとも1回アブラナ科の野菜、または低グリセミック指数の野菜（調理したものを2分の1カップ、または生野菜を1カップ）を食べましょう。
- この週には、ベリーを2～4回（1回に2分の1カップ）食べましょう。
- ベリー以外の丸のままの果物を1日に1回（1回に2分の1カップ）食事に加えましょう。
- 全粒穀類（1回に2分の1カップ）、または全粒粉のパン（1回に1枚）を1日に1～3回食べましょう。
- ミルク（230グラム）、チーズ（30～60グラム）、またはヨーグルト（260グラム）などの低脂肪または無脂肪の乳製品を1日に1～2回摂りましょう。できれば牧草で飼育した乳牛の乳製品を選んでください。脂肪の多い乳製品の使用を最小限にしてください（この週には6回まで）。
- 主にオリーブオイルを使用し、さらにナッツ（1回に30グラム）とアボカド半個を週に数回食べることで、食事に一価不飽和脂肪酸を付け加えましょう。

（訳者注65）プロテインバー：タンパク質を多く含んだ棒状の食品でスナック感覚で食べられる。最近、わが国でもプロテインバーが市販されている。

（訳者注66）プロテインシェーク：タンパク質をたくさん摂取できるように配合された飲み物。

- バター、クリーム、マヨネーズを1日大さじ1杯までに制限しましょう。
- この週には、ファーストフードや揚げ物を1週間に1回までに制限しましょう。
- この週は、ペイストリー、スイーツ、アイスクリームを2回までに制限し、1回の量をできるだけ少なくしてください。
- コーヒー、紅茶、ダークココアパウダーを1日2回以上飲んでください。コーヒーにダークココアパウダーを加えてもよいでしょう（232ページを参照してください）。
- アルコールは節度を保って飲みましょう。女性は1日に1回分の量、男性は多くても2回分の量にすべきです。
- 食事や飲料に追加する砂糖を1日50グラムまでに制限しましょう。
- この週は、耐えることができれば少なくとも3夜、夕食と朝食の間少なくとも12～14時間食べるのを避けましょう。1週間に2夜は、14～16時間食べるのを避けてください。水、砂糖を含まない紅茶、ブラックコーヒー（カフェイン抜き）、ノンカロリーの飲料はこの時間帯に飲んでもかまいません。大多数の人たちはこのレベルの絶食に耐えられますが、絶食に先立ってかかりつけ医と絶食について話し合う必要があります。目まい、衰弱、頭がクラクラするのいずれかの症状があれば、直ちに絶食を中止してください。

第9週のライフスタイルとエクササイズ
- 有酸素運動対ウエイト／筋力トレーニングを2対1の比率で、最小限1週間に160分に増やしましょう。
- 先週の脳に関わる活動に少なくとも1時間参加しましょう。ストレスが問題であれば、選んだストレス解消法を用いて、少なくとも1時間を追加してください。

APT食生活のためのサンプルメニュー

　この章を通して、あなたはAPTの食生活の一般的な原則、そして第2週から第9週の食生活を実行する具体的なガイドラインについて学びました（食事に関する変更は第1週の間は行われません）。207ページから始まるサンプルメニューは、健康に良い2種類の軽食と、朝食、ランチ、夕食のサンプルを提案し、あなたが各週の原則を実践するのに役立てる目的で考案されました。

　これらのメニューは何を食べるべきかを示すのでなく、APT食生活に沿った、脳を健康に保つ満足のいく食事と軽食の実例として、役立つことを意図しています。私たちがこの本で紹介している基本的原則に従う限り、167ページで始まる推奨される食べ物のリストから、あなたが望む食べ物を選ぶこともできます。最初は、次に示すサンプルメニューに従うのが簡単ですが、推奨される食べ物を好みの食べ物に入れ替えることもできます。例えば、チキンを七面鳥に置き換える、ホウレン草とマッシュルームの付け合わせの料理をサヤインゲンの小皿に変更したりすることも可能です。第9週を過ぎてさらに先に進むにつれ、私たちは、長期にわたる成功を確かなものにするために、メニューをできるだけ自分の好みに変える、また脳をもっと健康に保つよう、お気に入りのレシピに改変することを勧めます。

　第9週のサンプルメニューの終わりに、毎日の食事に関する総カロリー、脂肪、炭水化物、食物繊維、糖類、添加された砂糖を記載した表が掲載されています。かかりつけ医のアドバイスに基づいて、これらの主要な栄養素を1つ以上増やすとか、あるいは減らすとかしなければならないかもしれません。例えば腎臓障害と診断されていれば、あなたはタンパク質の量を減らさなければならないかもしれません。私たちが提供する栄養素の数値は、自分の食事の必要条件に適するように、メニューを作り替えるのに役立つでしょう。

　メニューのカロリーの数値は、最新の推奨値（139ページを参照）と比

較して低く見えるかもしれませんが、128ページで説明したように、カロリーをいくらか制限することが記憶の保護にとって有益であることが見いだされています。もっと多くのカロリーが必要であれば、健康に良い別の低炭水化物の軽食を追加したり、そうでなければ1回分の量、とりわけ野菜またはチキン、乳製品、ナッツなどのタンパク質が豊富な食べ物を増やすことを私たちは提案します。これは可能な限り脳を保護する食生活を守り続ける一方で、必要とするカロリーを得るのに役立ちます。

コーヒーまたは紅茶について、私たちは砂糖やミルクのような一般的な添加物に言及していません。お好みで、1杯の砂糖、またはグリセミック指数のいくらか低いアガベシロップや低脂肪ミルクをコーヒーや紅茶に加えても差し支えありません。毎朝の朝食の一部としてリストに記載されているココアパウダーは、カフェイン含有量にもよりますが、睡眠を妨げないので、私たちは朝に摂ることを提案しています。しかし、1日を通していつでも摂取できます。無糖ココアパウダーは苦いので、コーヒーまたはヨーグルトに入れてかき混ぜてもよいでしょう。それでもまだ苦ければ、少量の甘味を付け加えてみてください（ココアパウダーについては232ページを参照）。

サンプルメニューを読むとき、肉、魚、鳥肉の1人分の分量は、調理後の量を指していることを承知しておいてください。一定の重量が調理する過程で失われるので、私たちは火の通っていない1人分を45〜60グラム多い量でスタートするよう勧めています。例えば、焼いた鶏の胸肉170グラムで終わるためには、おおよそ210グラムの生の鶏肉でスタートします。

私たちがこの本を通して何度も言及しているように、すべての人の食事についてのニーズは固有なので、かかりつけ医、および/あるいは栄養士と、APT食生活を開始するに先立って相談することが絶対に必要です。

第 5 章　APT 食生活

メニュー

第 2 週

朝食

全粒シリアル(例えばブランフレークなど)を 2 分の 1 カップ
イチゴを 2 分の 1 カップ
低脂肪(1%)牛乳を 110 グラム
ギリシャまたはレギュラーの低脂肪ヨーグルトを 110 ～ 170 グラム
コーヒーまたは紅茶 1 カップ
ココアビアを 1 袋または未加工の無糖ココアパウダーを
ティースプーン 1 ～ 2 杯

朝のスナック

固茹での卵 1 個
中くらいのリンゴを 1 個

ランチ

豆を添えたトルコチリを 1 カップ
トルティーヤチップ(訳者注67)を 30 グラム
生のプラム 1 個

午後のスナック

セロリースティックを 8 本
ピーナッツバターをティースプーン 2 杯

(訳者注67) トルティーヤチップ:トウモロコシ粉を練って薄く伸ばして焼いたもの。

夕食
オーブンで焼いた、または網焼きのサーモンを170グラム
ローストした小さな赤ポテト[訳者注68]を3個
オリーブ油で炒めたサヤインゲンを2分の1カップ

第3週
朝食
大きな卵2個を、オリーブ油でスクランブル、または目玉焼き
七面鳥ソーセージを2本またはパティ[訳者注69]
低脂肪(1%)の牛乳を230cc
コーヒーまたは紅茶1カップ
ココアビアを1袋または未加工の無糖ココアパウダーを
ティースプーン1～2杯

朝のスナック
ティースプーン1杯のアーモンドまたは他のナッツバターを塗った
全粒小麦のパンを1枚

ランチ
黒豆とコメ(加熱調理した黒豆2分の1カップ、
加熱調理した玄米2分の1カップ)
ハマス4分の1カップを添えたスライスした
牛のパプリカ(制限なし)
ブルーベリー2分の1カップ

(訳者注68) 赤ポテト：皮が薄い少し赤みがかった丸くて小型のポテト。ベークドポテトには向かない。

(訳者注69) パティ：挽肉や刻んだ野菜などを練り、円盤状にして焼いた料理。

午後のスナック

低脂肪のチェダー・チーズを30グラム

全粒のクラッカー（例えばウィートブルズ、ウィート シンズ、
またはトリスクイット^(訳者注70)など）を5枚

夕食

オーブンで焼いたまたは網焼きの赤身の豚肉を170グラム、
フレンチドレッシング小さじ2杯で和えたケール
または緑色の野菜サラダを2カップ
蒸した、またはすり潰したカリフラワーを2分の1カップ

第4週

朝食

通常のまたはスティールカットオーツ^(訳者注71)を2分の1カップ、
水で加熱調理したミックスベリーを2分の1カップ、
ギリシャまたはレギュラーの低脂肪のヨーグルトを170グラム
コーヒーまたは紅茶1カップ
ココアビアを1袋、または未加工の無糖ココアパウダーを
ティースプーン1-2杯

朝のスナック

低脂肪のコテージ・チーズを2分の1カップ
小ぶりの桃1個（果汁入り缶詰の桃2分の1カップ）

（訳者注70）ウィートブルズ、ウィート シンズまたはトリスクイット：いずれもブランド名

（訳者注71）スティールカットオーツ：オートミールの種類で、オートミールの中でもっとも栄養価が高く、ミネラルや食物繊維を豊富に摂取できるとされている。

ランチ
ニース風サラダ^(訳者注72)(大さじ2杯のバルサミコビネガーとオイルで
和えたレタス2カップ、水煮の缶詰ツナ140グラム、
トマト1切れ、サヤインゲン2分の1カップ、
中くらいの黒オリーブ230グラム)
ティースプーン1杯のライトクリームチーズ^(訳者注73)を塗った
全粒小麦のベーグル

午後のスナック
ミックスナッツを4分の1カップ

夕食
オーブンで焼いた、または網焼きの皮なしの七面鳥の胸肉170グラム、
蒸したブロッコリーを2分の1カップ
スプーン1杯のバター、またはトランス脂肪酸が入っていない
スプレッドを塗ってカリッと焼いた
中くらいのサツマイモ2分の1

第5週
朝食
ベリースムージー(ギリシャまたはレギュラーの低脂肪ヨーグルト
2分の1カップ、生または冷凍のミックスベリー1カップ、
オレンジジュース4分の1カップ)
コーヒーまたは紅茶1カップ

(訳者注72)ニース風サラダ:トマト,アンチョビー,黒オリーブ,ケーパーなどを載せたサラダ。

(訳者注73)ライトクリームチーズ:低脂肪のチーズで、アメリカではさまざまな商品が売り出されている。

第5章　APT食生活

ココアビアを1袋または未加工の無糖ココアパウダーを
ティースプーン1～2杯

朝のスナック

生またはローストしたアーモンドを2分の1カップ
中くらいのオレンジ1個

ランチ

ニホンカボチャ^(訳者注74)スープを1カップ
全粒クラッカーを5枚(ウィートブルズ、ウィートシンズ、
またはトリスクイットなど)
ブロッコリー、サヤエンドウ^(訳者注75)、セロリなどの生野菜(制限なし)
ヨーグルトで作った野菜のディップを4分の1カップ

午後のスナック

肉とチーズ巻き(ロールアップ)
(1枚30グラムの七面鳥の胸肉3枚、薄いスイスチーズ3枚)

夕食

オーブンで焼いた、または網焼きの脂肪の少ない牛肉を170グラム、
オリーブ油でソテーしたマッシュルームとホウレン草を
各2分の1カップ

(訳者注74)ニホンカボチャ：ひょうたん形の黄色い冬カボチャ。

(訳者注75)サヤエンドウ：アメリカのサヤエンドウは日本のものに近いがサヤがもっと厚く、緑色も濃い。

第6週
朝食
全粒シリアルを2分の1カップ(Kashi GoLEAN®など)

ラズベリーを2分の1カップ

低脂肪牛乳を230グラム

コーヒーまたは紅茶1カップ

ココアビア1袋または未加工の無糖ココアパウダーを
ティースプーン1〜2杯

朝のスナック
固茹で卵2個

ランチ
七面鳥のラップ(訳者注76)(全粒小麦のトルティーヤ、七面鳥60グラム、
スライスしたアボカド2分の1個、ロメインレタス2枚、
スイスチーズ1枚、マスタードティースプーン1杯、
マヨネーズティースプーン1杯)、ベビーニンジンを3本

午後のスナック
スライスした、または刻んだ中くらいのトマトを1個

夕食
オーブンで焼いた、または網焼きの鶏肉を170グラム

加熱調理したそうめんカボチャ(キンシウリ)を1カップ

手作り、または砂糖を加えてないパスタソースを2分の1カップ

バルサミコ・ビネガーと
オリーブオイルで和えた生のケールを1カップ

(訳者注76) ラップ:トルティーヤという薄い皮で野菜や肉、サラダを巻いて包んだサンドイッチ。

第7週

朝食

ベリーナッツィオートミール(水で加熱調理したオートミール2分の1
カップ、大きめにみじん切りしたクルミ30グラム、
ブルーベリー2分の1カップ)

ギリシャまたはレギュラーヨーグルト110～170グラム

コーヒーまたは紅茶1カップ

ココアビア1袋または未加工の無糖ココアパウダーを
ティースプーン1～2杯

朝のスナック

全粒のクラッカー(ウィートブルズ、ウィート シンズ、
またはトリスキットなど)を5枚

ハヴァティチーズ(訳者注77)または他の白チーズを30グラム

ランチ

ツナサラダ(水煮の缶詰ツナ90グラム、ギリシャプレーンヨーグルト
ティースプーン2杯。刻んだタマネギ、刻んだセロリ)

全粒粉ピタパン(訳者注78)を2分の1

グリーンリーフレタスを2片

ホウレン草サラダ(生のホウレン草1カップ、ミニトマト、
好みで刻んだベーコン大さじ1杯、
オリーブ油とビネガーで和える)

(訳者注77) ハヴァティチーズ:ユトランド半島北部ハヴァティで100年以上も前から独自の製法で作られてきたデンマークを代表するチーズのひとつ。特徴はやや柔らかめのハードチーズでピリッとした後味と強めの風味。チーズの断面には小さめのガス孔(チーズアイ)が確認できる。

(訳者注78) ピタパン:半円形のポケットのようなパンで、近頃はスーパーの冷蔵ピザの売り場に一緒に売っていたりもしている。

生のサクランボ5個

午後のスナック
生のラディッシュとセロリ（制限なし）
ハマスを4分の1カップ

夕食
オーブンで焼いた、または網焼きの脂肪の少ない豚肉を170グラム、
蒸した、またはオリーブオイルでソテーしたアスパラガスを4本
オリーブオイルまたはバターで味付けし、
加熱調理したキヌア^(訳者注79)を2分の1カップ

第8週
朝食
茹で卵、またはポーチドエッグ2個
バターまたはトランス脂肪酸の入ってないスプレッドを塗った
全粒のイングリッシュマフィンを2分の1個
グレープフルーツを2分の1個
低脂肪牛乳を230グラム
コーヒーまたは紅茶1カップ
ココアビア1袋または未加工の無糖ココアパウダーを
ティースプーン1〜2杯

朝のスナック
ブルーベリーを2分の1カップ

（訳者注79）キヌア：キノアともいう。ヒユ科アカザ亜科アカザ属の植物。アカザとは同属、ホウレンソウやビートとは同科である。南米アンデス山脈の高地アルティプラーノで数千年前より食用に栽培されている擬似穀物。トウジンビエ、シコクビエ、キビ、アワ、ヒエなどと同様に雑穀に分類される。

チーズ1切れ(30グラム以下)、ミニベビーベル^(訳者注80)など

ランチ

ブラック・アンド・ブルーサラダ(網焼きの小さめにカットした
牛サーロイン肉90グラム、サニーレタス2カップ、
粉々に砕いたブルーチーズ大さじ2杯、
シルバーアーモンド^(訳者注81)4分の1カップ、
バルサミコ・ビネグレットソース大さじ2杯)

午後のスナック

生のスライスしたパプリカとニンジン(制限なし)
グアカモーレ^(訳者注82)(潰したアボカドとトマト)

夕食

オーブンで焼いたあるいは網焼きのサーモンを170グラム、
オリーブオイルでローストした芽キャベツを2分の1カップ、
加熱調理した玄米2分の1カップ

第9週

朝食

ウエスタンスクランブル(スクランブルした卵2個、
みじん切りにしたコショウとタマネギ、みじん切りのハム60グラム、
細く刻んだモッツァレラチーズ)

(訳者注80) ミニベビーベル：北米、南米、ヨーロッパ、オーストラリア、アジアで販売されているブランド名。

(訳者注81) シルバーアーモンド：非常に薄くスライスされて小さなスティックになっているアーモンド。

(訳者注82) グアカモーレ：スペイン語。メキシコのアボカドを潰して作る料理、またはディップ。

コーヒーまたは紅茶1カップ
ココアビア1袋または未加工の無糖ココアパウダーを
ティースプーン1～2杯

朝のスナック

ギリシャヨーグルトまたはレギュラーヨーグルトを110～170グラム
モモ1個

ランチ

ギリシャ風チキンサラダ(網焼きの鶏の胸肉90グラム、
細かくちぎったロメインレタス2カップ、
粉々に砕いたフェタチーズ[訳者注83] 30グラム、
みじん切りにしたトマト1個、スライスした黒オリーブ4分の1カップ、
ギリシャ風ビネグレットソース)

午後のスナック

レモンジュースをサッと振りかけたアボカド2分の1個、
生またはローストしたカシューナッツを4分の1カップ

夕食

地中海風パスタ(加熱調理した全粒パスタ1カップ、
加熱調理したエビ90グラム、ソテーした野菜1カップ、
ニンニク、オリーブ油)
レモン・ビネグレットソース大さじ2杯で和えたケールまたは
ミックス野菜を2カップ

(訳者注83)フェタチーズ:ギリシャ産のヤギのチーズ。

各週の全メニューの主な栄養素

週	総カロリー	総脂肪	総炭水化物	総タンパク質	総植物繊維	総糖類*	添加された砂糖†
2	1,593	68g	157g	101g	29g	65g	10g
3	1,739	75g	157g	115g	34g	53g	10g
4	1,646	71g	140g	122g	26g	47g	9g
5	1,637	58g	140g	125g	31g	59g	8g
6	1,649	79g	125g	123g	30g	54g	13g
7	1,742	88g	130g	118g	25g	36g	6g
8	1,628	82g	118g	113g	25g	51g	6g
9	1,735	94g	117g	121g	29g	49g	8g

* 「総糖類」とは、本来果物や牛乳などの素材に存在する糖類にプラス調理過程で食べ物に加わる砂糖などの糖類を加えた総量。

† 「添加された砂糖」とは、食事を調理する際に、および/あるいは大量生産される過程で食べ物に添加される砂糖。

第9週を過ぎて

おめでとうございます！ あなたは9週間の食生活プログラムを通してライフスタイルの修正に向けての意義深い努力に専念してきました。この時点までに、脳を健康に保つ食事はあなたにとって習慣になっているはずです。あなたは今やAPT食生活の原理と自宅の内外での脳の健康を保つ食事に関連する課題に精通しています。あなたはそれらの課題に取り組むための戦略も持つべきです。あなたの家には数多くの脳を健康に保つ軽食と食材が蓄えられるべきです。あなたが外食したいときはいつでもあなたのニーズに対応できるレストランのリストを持っているべきであり、そしてそれぞれのメニューで、もっとも脳を健康に保つ入

手可能な選択肢を知るべきです。もっとも大切なことは、あなたが口にする食べ物の大半の栄養素含有量、とりわけ炭水化物について熟知していることです。

　9週間の食生活プランを終了したあと、プログラムを維持することに取り組みましょう。炭水化物摂取量を引き続き毎日100〜120グラムに制限し、1週間に5回一晩通しての絶食を維持しましょう。毎週、少なくとも2回は魚を食べましょう。タンパク質のすべてを脂肪分の少ないものにしましょう。果物や野菜が与えてくれる豊かな恵みを食べ、それがいつであれ、低グリセミック指数の食べ物を選択しましょう。エクササイズする時間をできれば、毎週平均180分まで増やしましょう。それは、1週間10,080分のうちの180分に過ぎないのです。

　時間が経つにしたがって、あなたは休暇、休日、パーティーのような、脳の健康を妨げる可能性のある障害に備える方法を学ぶ必要があります。同じく、転居や転職のようなストレスの多い時期にも備えなければなりません。すべての生活上の課題は、あらゆる類いの食生活を実践するのをもっと困難にする可能性があります。予め突発の事態に備えて考え、早くに準備し、脳を健康に保つ代替の食べ物をいつも携行しましょう（201ページを参照）。そうすることで、栄養価の高い健全な食べ物を、あなたはいつも利用することができます。

　食事を意識することは重要ですが、食事とその炭水化物の内容を、もはや本格的に記録する必要はありません。つらい食生活に対する熱意が冷めた場合、言い換えれば、食生活に飽きが来て元の習慣に戻る気持ちが起こったら、この本をもう一度読み、もっと小さな犠牲しか必要としない程度の食生活に変更することに重点的に取り組んでください。脳の健康を保つ新たな食材と食事を試みることを続けましょう。この食生活を役立たせるためにできることをしましょう。脳と胃を幸せにし続けることが必要不可欠であることを記憶に留めましょう。食べ物の選択に強い関心を持つべきです。食事のパターンを「食事」として考えるのではなく、むしろ、脳を健康に保つ新たな生活様式と考えましょう。

第6章

アルツハイマー病予防のためのその他の戦略

食生活は、私たちがアルツハイマー病と闘ううえでもっとも大切な武器の一つです。しかし、食習慣の改善以外にも、脳の健康をサポートするための多くの手段があります。いくつかの異なった戦略と学問分野を組み合わせた包括的で多様なアプローチは、アルツハイマー病の予防と治療の両方に対する最善の方法です。異なった学問領域の多様なアプローチをいろいろ組み合わせる戦略は、相乗効果を生み出し、それは個々ばらばらな学問領域によってもたらされる恩恵の合計よりも優れていることを、明らかにしている研究があります。

　抗酸化物質が豊富な食事、週2回の運動療法、社会化プログラムの増加に取り組んだビーグル犬が、標準的な餌と標準的なケアを受けた犬よりも認知テストで高いスコアを示したという動物研究があります。もっと重要なのは、標準的な餌とケアを受けたグループの犬たちだけでなく、抗酸化物質の食事単独の犬たち、またはエクササイズと社会化プログラムのみを受けた犬たちよりも、組み合わせたプログラムを受けた犬たちのパフォーマンスの方が優れ、新しい課題を学習できたことでした。脳の健康に対する幅広く多様なアプローチは、疑いなくより優れた戦略なのです。

　これらの結果はヒトでの研究に酷似していました。第4章で最初に紹介したフィンランドの認知障害と身体障害を予防するための介入研究（フィンガー研究、129ページを参照）は、現在までのところ、私たちが脳の健康をコントロールし、実際の効果を確かめるためのさまざま技法を用いることができた、もっとも説得力のあるエビデンスをいくつか提供しています。研究者たちは、個々人に見合った食事プラン、身体運動、認知訓練、社会活動と心臓血管系の健康管理を提供するプログラムに参加した高齢者が、通常の健康に関する助言だけを受けた同じような高齢者と比べて、認知テストで良い成績をあげたのを見いだしています。

　わかりやすく言うと、アルツハイマー病の予防と治療に関しては、統一したプログラムのほうが個々のものを合計するより優れているということです。この章で、私たちは脳を健康に保つ新しいライフスタイルを

完成させるために、使用可能な最良の技法をいくつか紹介します。慎重に選んだサプリメントを使用する、身体的・知的ならびに社会的に活動する、ストレスのレベルを下げるなどによって、あらゆる面からアルツハイマー病のリスクを、少しずつ削ぎとることができるのです。

脳を健康に保つサプリメント（栄養補助食品）

　科学者たちがアルツハイマー病の予防と治療をいっそう深く研究するにつれ、多くのサプリメントに一段と注目が集まっています。サプリメントは栄養補給食（nutraceutical）とも呼ばれています。通常の食事に加えて良好な健康状態を維持・促進するために購入するビタミン、ミネラル、ハーブ、アミノ酸などの物質のことです。一部のサプリメントは医師の処方箋が必要ですが、一般には処方箋を必要とせず、インターネットやスーパーマーケット、健康食品店、ドラッグストアで購入できます。ほとんどの場合、未だ結論に到達していませんが、特定のサプリメントが脳の健康のためになり、アルツハイマー病をはじめとする認知症の進行を防ぐ、または遅くすることに役立っていると指摘するエビデンスがあります。私たちは、この節でもっとも有望ないくつかのサプリメントについて概説します。

　私たちは、サプリメントが健康的なバランスの取れた食事に取って代わることができることを提案したいのではありません。脳を健康に保つビタミン、ミネラル、その他の栄養素が豊富な自然食品は、脳と全般的な健康の両方を守るのに役立つ数多くの自然界に存在する物質を供給します。糖類、トランス脂肪酸、飽和脂肪酸を多く含む食事のマイナス効果を弱める魔法のミラクルピル（魔法の薬）は存在しません。しかし、サプリメントは特定の状況下では、栄養不足を補うとか、脳を健康に保つ食べ物と併用して使用される場合に、付加的な利益をもたらす可能性があります。

　サプリメントがあなたにとって適しているか否かをどうやって見分け

ればよいのでしょうか？　サプリメント療法を開始する前にかかりつけ医と相談しましょう。かかりつけ医は、あなたがどの必須栄養素が不足しているかを的確に判定でき、また医学的状態や既往歴に基づいた助言ができるでしょう。例えば脳の健康に良い魚を1週間に2回食べているとか、そうでなくてもオメガ-3脂肪酸が豊富なバランスの取れた食事を摂っているのであれば、オメガ-3脂肪酸のサプリメントは必要ないでしょう。かかりつけ医は、オメガ-3脂肪酸のDHA（ドコサヘキサエン酸）とEPA（エイコサペンタエン酸）のレベルが最適であるか、改善の余地があるかどうかを調べるために血液検査をすることができます。もちろん、私たちがこれから紹介する全てのサプリメントに関して、最小限の血中濃度の基準が決定されているわけではありません。人びとが欠乏を感じていなくても、サプリメントから認知に関わる恩恵を得ていることは、いくつかの研究から指摘できます。そのために、見込みのあるメリットを個々のサプリメントについて見極め、想定されるメリットをあらゆるリスクと対比して検討する必要があります。次いで、脳を健康に保つライフスタイルにサプリメントを追加する必要があるかどうかをかかりつけ医と相談して決めましょう。

　サプリメントが脳の健康にどのような影響を及ぼすのか、私たちの理解を深める新しい研究が次々と発表されています。脳を守ることを手助けする可能性が見込まれる（または可能性がない）ビタミンとサプリメントの全てを綿密に解説することは、本書の役割を超えています。ここでは、私たちは実用的で、エビデンスに基づいた、低リスクのサプリメントを要約して紹介します。このテーマに関する信頼できる最新の情報源については、アメリカ国立補完統合衛生センター（National Center for Complementary and Integrative Health：NCCIH）とアルツハイマー病創薬基金のウェブサイトにアクセスしてください（情報源は299ページを参照）。

ビタミン

　理想的な世界では、食事だけで必要なすべてのビタミンを手に入れることができますが、これはいろいろな理由から必ずしも可能とは限りません。私たちの忙しいライフスタイルにもかかわらず、脳を健康に保つ食事を規則正しく摂ることができたとしても、時に脳を健康に保つ栄養素が不足することは免れないでしょう。前々から存在する内科的疾患や劣悪な食生活によるビタミン不足のリスクがある人たちは、その特定の欠乏に対処するために特定のビタミン、または総合ビタミン剤（マルチビタミン）のようなコンビネーションサプリメントを摂るようにと、かかりつけ医に助言されたことがあるかもしれません。以下は、アルツハイマー病の予防という観点から、ビタミンについて検討しています。

総合ビタミン剤

　医師を含め多くの人たちは、総合ビタミン剤がビタミン欠乏に備えた保険を提供し、またリスクをもたらさないと確信しています。しかし過去数年の間にこの前提に疑問が投げかけられています。バランスの取れた食事を維持していて、どこから見ても健康な大多数の人たちにとって、総合ビタミン剤を摂ることが健康上のさらなる恩恵に繋がらない可能性のあることが、最新のエビデンスから明らかになっています。総合ビタミン剤が有害になることもあるのです。

　2つのミネラル、銅と鉄の補給に関して注意を提言している研究があります（訳者注84）。ある研究では、銅レベルがもっとも高い人たちは、銅

（訳者注84）ミネラル補給：アメリカでは、「マルチビタミン＆ミネラル」としてビタミンだけでなく、ミネラル（カルシウム、銅、鉄、マグネシウム、亜鉛、クロム、セレンなど）を含有するものも販売されている。うたい文句に、「ビタミン12種類とミネラル7種類をバランスよく含有。偏食しがちな方や外食の多い方をはじめ、健康づくりの基本に毎日摂りたいベースサプリメントです」などとある。

レベルが正常であった成人に比べて3倍も早く理解力を失うことが見いだされました。同じように、鉄が脳の損傷を引き起こす疑いが持たれています。また、ことによると銅と鉄が共にニューロンを損傷する酸化ストレスを引き起こすからかもしれません。別の研究は、1,450人が認知テストを受けたとき、もっとも高い得点を出した人たちが、銅と鉄の血中濃度がもっとも低かったことを明らかにしました。

　銅と鉄は赤血球を作るために一体となって働くので、両者は同時に必要です。しかし、あなたがすでに学んだように、これらの金属の過剰は有害である可能性があります。あなたの銅と鉄のレベルについて、かかりつけ医と相談してください。あなたがこれらの栄養素が不足していないにもかかわらず、かかりつけ医が総合ビタミン剤を勧めた場合、総合ビタミン剤を選ぶときに銅も鉄も含まれていないことをサプリメントのラベルで確かめてください。

ビタミンB群

　ビタミンB群は、時にビタミンB複合体とも呼ばれており、食べ物をエネルギーに変換するのに役に立つとか、また赤血球を作るのに役に立つことからもっともよく知られています。また、多くの研究は、ビタミンB群が脳にも恩恵をもたらすことを明らかにしています。研究は、とくにビタミンB複合体の中の葉酸（B_9）とB_6、B_{12}という3つのビタミンについて重点的に取り組んできました。これらは、高レベルで存在するとアルツハイマー病のリスクを高めるホモシステインというアミノ酸のレベルを下げる効果があります。

　ホモシステインレベルの上昇が脳のパフォーマンスの不良と関連し、軽度認知障害（MCI、アルツハイマー病のステージ2）から認知症（アルツハイマー病のステージ3）へと進行させ、脳萎縮率を増大させることを明らかにしている研究があります。低葉酸レベルを伴う高レベルのホモシステインが、アルツハイマー病脳の顕著な特徴の一つである有害物質ベータアミロイドによる損傷に対する脳の脆弱性を高める可能性が

サプリメントを購入する

あなたが購入するビタミンやその他のサプリメントの品質は、明らかに健康に対する影響を持ち、結果として脳の健康にも影響を与えます。サプリメントに4つのグレードのあることを知っていることは大切です。最上級から最低の品質まであり、それらは以下の通りです：

医薬品グレード：このグレードは純度、溶解（溶解能）、吸収に関して最上級の法的要求項目を満たしています。医薬品グレードのサプリメントは、添加物や未知の物質が含まれない99パーセントの純度です。品質は外部の第三者であるアメリカ薬局方（USP）によって保証されています。しかし、高品質なものは安くありません。医薬品グレードのサプリメントは、スーパーマーケットのサプリメントより費用が3倍かかることがあり、また調剤薬局、優良健康食品店、クリニックからのみ入手可能です。ある州では、この品質のサプリメントを手に入れるのに処方箋を必要とします。

医療グレード：これらのサプリメントも高品質ですが、アメリカ薬局方の純度基準の全てを満たしていない可能性があります。

化粧品または栄養グレード：このグレードのサプリメントは、たいていは純度、溶解、吸収に関して検査されておらず、ラベルに記載されている有効成分量を含有していない可能性があります。

飼料または農業グレード：このグレードのサプリメントは、動物医療目的のために生産されており、ヒトによって使用されるべきではありません。

栄養補助プログラムの完全な恩恵を受けるためには、入手が可能であれば医薬品グレードの製品を選びましょう。優良健康食品店は、普通いくつかの異なったグレードのサプリメントを揃えています。どれが医薬品品質か尋ねましょう。臨床試験は、一般に医薬品グレードのサプリメントを用いて実施されており、推奨投与量はこれらの高品質製品に基づいています。それよりも低いグレードの製品を使用するの

であれば、良い結果を得るために必要とするよりもはるかに少ない量を摂っている可能性があります。例えば、含有量「700ミリグラムEPA」と表記する医薬品グレードのオメガ-3脂肪酸サプリメントは、実際に完全に700ミリグラムを含有しています。それよりも低品質の製品を購入すれば、「700ミリグラム」の記号がついたカプセルでも、はるかに少ない量しか含有していない可能性があります。

　私たちのサプリメントの考察を通して、脳を健康に保つプログラムに含めるべき栄養素についてかかりつけ医と相談することを強く勧めます。かかりつけ医はいろいろな栄養素を選ぶ際に手助けし、あなたを最良のブランドに導くのに役立ってくれるかもしれません。いくつかのサプリメントは処方箋によって入手可能であり、それはサプリメント容器のラベルに記載されている量と質を正確に供給することを保証することでしょう。

　医薬品グレードでないサプリメントを購入する場合であっても、やはり可能な限り最高品質を探すべきです。以下に述べる指針は、あなたが入手可能なもっとも高純度でもっとも有効な製品を識別するのに役立つはずです。

- 栄養素そのものではない防腐剤や人工着色料を含有しないサプリメントを探しましょう。過敏症またはアレルギーの原因となる成分や混ぜ物を避けるために、とくに注意してください。一般に、サプリメントのラベルには、製品があなたにとって問題になる可能性のある大豆、乳製品、グルテン、その他の成分を含有しているかどうか表示されています。
- 可能であれば、合成型よりも天然型の栄養素を選びましょう。例えば、天然のビタミンEは、合成ビタミンEよりも吸収されやすく活性が高いのです。
- 多くのハーブサプリメントがヒ素、鉛、水銀、カドミウム、農薬のような汚染物質を含有していることが発見されています。アメリカ薬局方、NSFインターナショナル、またはConsumerLab.comの承認印のあるハーブを探しましょう。これらのグループは

> ラベルの正確さや、汚染がないこと、溶解して体に吸収される能力に関する製品テストを行っています。
> - サプリメントが紫外線から保護する容器に包装されていることを確かめましょう。琥珀色のガラス容器が最良の選択肢です。
> - 栄養素を購入する場合、冷凍保存が必要かどうか尋ねましょう。
> - 鮮度を保つために真空包装された製品を選びましょう。容器の口の紙のシールに穴を開けたとき、真空だったことを示すちょっとしたポプ音（プチッという音）を確認したほうがよいでしょう。容器の開封を防ぐための封印がしてあることを確かめましょう。

あると指摘されています。

　そこで、オックスフォード大学では、ビタミンＢ群を補充することによってホモシステインレベルを低下させることが、アルツハイマー病との闘いに有用かどうかの研究が計画されました。軽度認知障害の診断を受けた70歳以上のボランティアの高齢者に高用量の葉酸（B_9)、B_6、B_{12}を含むサプリメントと偽薬のいずれかが経口投与されました。ビタミンＢ群を摂った人たちの脳萎縮率は、２年後、偽薬を服用した人たちに比べて30パーセント低く、効果はホモシステインレベルがもっとも高い人たちで最大でした。同じ研究チームによる追跡研究は、ビタミンＢ群が軽度認知障害の人たち、とりわけホモシステインレベルが上昇していた人たちで認知低下と臨床的な衰えを遅らせ、記憶と実行機能において有益である可能性を指摘しました。

　ビタミンＢ群の補充は、すでにステージ３に進んだ人たちでは有益であると明確にはされていません。しかしオックスフォードの研究者たちは、まだ認知症と診断されていない人たちにとって、ビタミンＢ群が脳の萎縮を遅らせる可能性のある「簡単で安全な治療」を提供するとの感触を持ちました。

　ビタミンＢ群は、豆類、エンドウ豆、葉物野菜だけでなく、魚、鶏肉、

牛肉、豚肉、卵、乳製品(とくにチーズ)といったほとんどの動物性タンパク質に存在します。しかし、食べ物からビタミンB群を吸収するのが50歳を過ぎると困難な人たちもいます。さらに、ビタミンB群は水溶性なので、通常は過剰に摂取しても体から尿中に排泄されます。B_6の摂取が多量(1日100ミリグラム以上)になると安全性が失われる可能性がありますが、水溶性であることで比較的安全に使用できます。したがって、さらなる研究が、これらの栄養素がアルツハイマー病の予防に果たしている役割を明確するために必要であるとしても、脳を守る手段として葉酸(B_9)、B_6、B_{12}を摂ることを検討することは、血中ホモシステインレベルの高い人たちにとっては理にかなっています。研究から、1日に葉酸を800マイクログラム、B_6を20ミリグラム、B_{12}を500マイクログラム摂取することが推奨されています。もちろん、かかりつけ医は血液検査に基づいて別の用量を勧めるかもしれません。

　先に紹介した研究で、ビタミンB群の脳に対する有益な効果は、血中オメガ-3脂肪酸レベルの高い人たちだけで観察されたことに留意することが大切です。重要なこれらの栄養素が互いに作用していることは明らかであって、このことは私たちが本書で主張している多様なアプローチを支持しています(オメガ-3脂肪酸については230ページを参照)。

ビタミンD_3

　ビタミンDは、体がカルシウムを吸収し、骨の強化と成長を促進するのに役に立っていることがよく知られています。しかし、ビタミンDもまた認知低下とアルツハイマー病から脳を守るのに役立っている可能性があります。

　多くのアメリカ人、実際には50パーセントをはるかに超えるアメリカ人でビタミンDが不足していることを指摘している研究があります。この欠乏の理由に、体がビタミンDを産生するのに必要な日光に当たることが少ない、年を取るにつれてこの栄養素を吸収する能力と合成する能力の両方の低下、ビタミンDが脂肪組織の中で動きが取れなくなっ

第6章　アルツハイマー病予防のための他の戦略

て簡単に放出されなくなる肥満、サーモン、ツナ、サバ、ビタミンDが強化された乳製品のようなビタミンDを含有する食べ物の摂取不足などがあります。

　医師たちは、ビタミンDの不足が骨を脆弱にする可能性のあることを古くから知っていましたが、最近になって、さらにビタミンD欠乏がアルツハイマー病のリスクの著しい上昇とも関連することを数多くの研究が指摘しています。例えば、「Neurology」誌で発表されたかなり大規模な研究は、ビタミンDが極端に低いレベルの人たちが、正常なビタミンDレベルの人たちに比べて、アルツハイマー病または他の型の認知症を発症する傾向が2倍高いことを明らかにしました。ビタミンDが抗炎症、抗酸化ストレス、神経の成長促進の効果があることを示した研究はありますが、脳機能や認知における役割はいまだに明らかでなく、さらに研究する価値があります。しかしビタミンD欠乏はよく見るので、かかりつけ医に血中レベルの検査を依頼し、レベルが低ければ、高める措置を講ずることは賢明です。

　ビタミンDレベルを高める方法の一つは、午前10時から午後3時の間、直射日光を10〜15分浴びることです。しかしビタミンD欠乏と診断されたのであれば、ビタミンDのもっとも吸収の良い型と考えられるビタミンD_3のサプリメントを投与されるかもしません。ビタミンDは脂溶性ビタミンなので、過量に摂取するとビタミンDが体内に蓄積し、問題を引き起こす可能性があります。ビタミンDの毒性による主な症状は、血中カルシウムの増加であり、食欲不振、吐き気、嘔吐、体重減少、頻繁な排尿などのさまざまな非特異的症状(訳者注85)を引き起こします。これを避けるために、用量に関してかかりつけ医のアドバイスに従ってください。ビタミンD_3の通常の用量は、錠剤の形態で1日におよそ1,000〜2,000IUです。できれば吸収を助けるために脂肪と

(訳者注85) 非特異的症状：疲労や意図しない体重減少など、多くの人が経験し、かつ何らかの病気に特有な症状ではない症状は、非特異的な症状といわれる。発熱(成人の発熱)、吐き気(成人の吐き気と嘔吐)、筋力低下などもある。

いっしょに摂ってください。

その他のサプリメント

　ビタミンに加えて、数多くのサプリメントがアルツハイマー病対策に有効であると立証されています。

オメガ-3脂肪酸
　オメガ-3脂肪酸が認知低下やアルツハイマー病を予防し、または発症を遅らせるのに役立つ可能性があるという重要なエビデンスが存在しています。そのため私たちは、第3章で脂肪の多い魚、オリーブオイル、ナッツなどを食べることによって、オメガ-3脂肪酸をたくさん摂ることを勧めました。オメガ-3脂肪酸が認知低下、および/またはアルツハイマー病から身を守る、また発症を遅らせるのに役立つ可能性があるという重要なエビデンスが存在するからです。食事によって補給されなければならないこれらの重要な栄養素は、加齢と関連する認知低下のような特定のタイプの認知障害の症状を改善または安定させる可能性があります。

　UCLA（カリフォルニア大学ロサンゼルス校）で実施された研究は、オメガ-3脂肪酸の豊富な食べ物をいつも摂っている中年と高齢者では、認知症を引き起こす精神的衰退のリスクが低下していることを明らかにしました。反対に、DHAとして知られているオメガ-3脂肪酸の赤血球レベルの低下は、脳体積の萎縮、視覚的記憶と問題を解決する実行機能のテストにおける低得点、また脳への血液供給の減少と関連しています。アルツハイマー病に関する臨床試験研究会において2015年に発表され、「The Journal of Prevention of Alzheimer's disease」で2014年に報告された画期的な多重ドメインアルツハイマー予防試験（MAPT試験）は、さらに重要な意義を持っています。年齢が70歳以上の被験者を対象とした3年間の無作為試験であるMAPT試験は、栄

養カウンセリング、身体的エクササイズ、認知刺激、オメガ-3脂肪酸DHAによる栄養補助を含めた多重ドメイン（訳者注86）のアプローチを用いました。対照群には栄養補給単独群、多重ドメイン単独群、偽薬群を使用しました。研究者たちは、脳画像研究を使用して、血中DHAの低い人たちが多重ドメイン介入＋DHA（1日800ミリグラム）によって大幅な恩恵を受け、脳代謝の著しい改善を示すのを見いだしました。脳代謝の著しい改善は、とりわけAPOE 4遺伝子検査が陽性であった人たち、すでに脳内にアルツハイマー病の顕著な特徴の一つであるベータアミロイド蛋白が蓄積していた人たちに見られました。研究者たちは、多重ドメインアプローチ＋DHA栄養補助が高齢者での認知低下を遅らせることを立証しました。

　オメガ-3s脂肪酸の脳の健康に及ぼす影響についてさらなる研究が必要とされ、どのような人が脂肪酸に反応するかは明確に確定できていません。しかし、これらの栄養素がアルツハイマー病の予防策として、またアルツハイマー病の早期のステージ（アルツハイマー病による軽度認知障害）の対応策の選択肢として使用される場合に、これらの栄養素がおおむね有益であると、私たちは確信しています。魚を定期的に食べても、2種類のオメガ-3脂肪酸、つまりDHAとEPAから恩恵を受ける可能性があります。

　オメガ-3魚油サプリメントは、一般に忍容性（訳者注87）は良好ですが、その摂取を日課に追加するのに先立ち、かかりつけ医に確認してください。それらは抗凝血作用を有している可能性があるので、クマディン（Coumadin　一般名：ワルファリン）のような抗凝血剤（抗血液凝固作用を持つ薬）を服用している人は注意深く使用する必要があります。さ

（訳者注86）多重ドメイン：複数の分野（あるいは領域）。
（訳者注87）忍容性：薬を患者に投与した際に現れる副作用の程度を示したものである。抗がん剤などの安全性を示すために用いられ、副作用が比較的軽く、患者が耐えられる程度のものであれば「忍容性（認容性）が高い（良い）薬」と表現され、反対に副作用が非常に重い場合は「忍容性（認容性）が低い（悪い）薬」と表現される。

らに、前立腺がんのリスクが高い男性は、高用量のDHAを避けるべきという（非常に）限定されたエビデンスがあります。どのサプリメントでも同じことですが、最初は少量からスタートし、時間をかけて少しずつ用量を増やしましょう。魚アレルギーがある人やベジタリアンにとっては、藻類由来のオメガ-3脂肪酸は良い代替品です。実際、加齢に関連した認知低下の人たちで効果を示したという代表的な研究では、藻類を主成分とするオメガ-3脂肪酸を使用していました。

　魚油サプリメントを購入する場合、DHAとEPAが各カプセルにどれくらい入っているか、1回に何カプセルを服用するか確認するために、ラベルを念入りに調べましょう。1カプセルに少なくともDHAが200～500ミリグラム、またEPAが100～200ミリグラムが入った銘柄を選ぶとよいでしょう。推奨用量はさまざまなファクターに基づいているので、人によって異なってきますが、私たちはたっぷりの食事と一緒に1日1カプセルからスタートすることを勧めます。副作用がなければ、1週後に用量を1日2カプセルに増量し、2回に分けて服用してもよいでしょう。すでに述べたように、オメガ-3脂肪酸サプリメントは安全であると考えられますが、例えば咳、嚥下困難、目まい、頻脈、じんましん、ズキズキする痛みまたは皮膚発疹、眼瞼または目の周り・顔面・口唇・舌の腫れや浮腫、胸苦しさ、普通でない疲労感、衰弱などの副作用に注意すべきです。

ココアパウダー

　現時点では、混ざり物のない甘味料を加えてないココアが、血圧を低下させるなどの健康上の恩恵をもたらすことが広く知られています。しかしあなたは、ココアが認知機能を改善することも見いだされていたのを知っていたでしょうか？

　ココアは、抗酸化物質である天然の化合物「フラボノール」を含有しています。2012年、軽度認知障害の人で、高レベルのフラボノールを含有する精製したココアパウダーをいつも摂取していた人たちに、記憶

ココナッツオイル

　第2章で、私たちは、ココナッツオイルなどさまざまな食べ物に存在するMCTs（中鎖トリグリセリド）が炭水化物の制限がなくてもケトンをどのように産生するかを紹介しました（87ページ）。アルツハイマー病の人たちの多くは脳の主要な燃料源であるブドウ糖を利用する能力が低下しており、細胞を「飢えさせ」て死に至らしめるので、このことは重要です。ブドウ糖よりもきれいに燃焼する代替燃料のケトンを供給することによって、MCTsは脳を損傷から守るのに役立ちます。

　ココナッツオイルの使用がアルツハイマー病にうまく対処するのに有効であると指摘する研究があります。ちなみに、ココナッツオイルの定期的な摂取が認知症患者の認知力を改善すると指摘した報告もあります。さらに、オックスフォード大学の研究は、ココナッツオイルが認知に関して、短期間ではあるが本物の恩恵をもたらすと指摘しています。しかし、これまでのところ、ココナッツオイルが有益であると明確に示す十分な科学的証拠はありません。加えて、ココナッツオイルが、飽和脂肪酸が豊富で、しかも特定の水素化型は、体重の増加とコレステロールレベルの上昇を引き起こす可能性のあるトランス脂肪酸を含有するので、ココナッツオイルを推奨することに慎重な医師たちもいます。さらなる研究が行われるまで、私たちは、ココナッツオイルの使用を推奨できません。しかし、かかりつけ医の同意を得たうえなら、食事にそれを追加することを考慮してもよいでしょう。

　ココナッツオイルを試そうとするのであれば、必ず体重の変化を記録し、コレステロールのような因子をモニターするために、開始前後に臨床検査を受けてください。同じように、トランス脂肪酸を含有しない水素化されていない型を念入りに選び、少量からスタートしてください。適切な用量はわかっていませんが、ココナッツオイルの急激な大量摂取は、下痢、胃けいれん、膨満感、吐き気、嘔吐などの不快

> な副作用を引き起こすことが知られています。消化器系の出血や炎症疾患の既往歴を持つ人たちは、ココナッツオイルの使用にはとりわけ慎重でなければなりません。ココナッツオイルの大量の脂肪は体重を増加させ、APT食生活の脳を健康に保つ原則から外れるので、これらを避けるため、他の食べ物からの脂肪を減らす必要があります。ココナッツオイルを使用している間、食事の量を少し減らし、活発な運動療法を続けるのは良い考えです。

機能の改善が生じたことを明らかにした胸を躍らせる研究が発表されました。被験者たちに、血圧のコントロールと感受性の改善も見られました。同じ方法を用いた追跡研究が、2014年に年齢が61～85歳の、認知機能障害のない人たちに的を絞って行われました。被験者たちは3つのフラボノール群のいずれか1つに割り当てられ、高、中等度レベル、低レベルのフラボノールココアを8週間摂取しました。認知機能は研究の前後で評価され、研究者たちは、高レベルまたは中等度レベルのフラボノールを摂取した被験者たちに、全般的な認知機能の顕著な改善を見いだしました。また血圧の低下とインスリン抵抗性の改善も見いだされました。

　ココアを加工するほとんどの方法が、生の植物に存在するフラボノールの多くを取り除いてしまうことは見逃せません。先に紹介した研究は、ココア豆からフラボノールを抽出するために特別に開発されたココアビア（CocoaVia）[訳者注88]、つまり無糖のダークチョコレートを使用しました。さらなる研究が必要とされますが、私たちは副作用リスクの低いココアフラボノールを追加することは、脳を健康に保つライフスタイルにとって価値があると考えています。軽度の記憶障害のあるなしにか

(訳者注88) ココアビア：ブランド名、Cocoa Via。ブラックチョコレートともいい、ミルクが（ほとんど）添加されていない苦いチョコレートである。

かわらず、軽度のインスリン抵抗性があれば、なおさら取り入れるべきです。

ただし私たちが、ダークチョコレートをお腹いっぱい食べてもよいとは言っていないことに注意してください！　ダークチョコレートは確かにフラボノールをいくらか含有していますが、通常、それは多くの飽和脂肪酸と糖類も供給します。ココアビアを選ばないのであれば、その代わりに、フラボノール含有量を減らすオランダの方法では加工されていない、可能な限り精製された無糖のココアパウダーを探しましょう。コーヒー、スムージー、あるいはヨーグルトにティースプーン1〜2杯を入れてかき混ぜましょう。あまりにも苦ければ、アガベのような低グリセミック指数の天然の甘味料を、少量加えてください。私たちは、ココアフラボノール1日およそ150ミリグラムからゆっくり始めることを勧めます。ココアフラボノールに十分耐えられれば、1週間後に、1日おおよそ375ミリグラムまで増やしてください。

ココアフラボノールの忍容性は一般に良好ですが、カフェインを含有しているので、大量摂取することは不眠、神経質、頻脈、または排尿増加のようなカフェインと関係するいくつかの副作用を引き起こすことがあります。ココアフラボノールは、時にアレルギー性皮膚反応、頭痛、便秘、吐き気、おならのようなさまざまな症状の原因にもなります。

クルクミン

クルクミンとは、インドをはじめとする南アジアの国々で、何世紀にもわたって使用されてきたスパイスであるターメリックに含まれる天然化合物の一つです。今日、クルクミンを豊富に含む食事が、脳に対して保護作用を持ち、さまざまな疾患だけでなく、アルツハイマー病のリスクを減らす可能性があるというエビデンスがあります。

クルクミンは、その抗炎症と抗酸化特性によってアルツハイマー病の治療法の一つになる可能性があるのではとの考えで研究されました。疫学研究は、ターメリックを頻繁に摂る人たちが、ターメリックを摂らな

い人たちに比べて、アルツハイマー病の発症率が低いことを明らかにしました。しかし最近の研究では、アルツハイマー病の治療に関しては、クルクミン栄養補助は効果がなく、このことはクルクミンが体内に十分に吸収されないことと関連する可能性が高いと、指摘しています。

現時点で、クルクミンの恩恵を得る最良の方法は、吸収を助けるため、何か脳を健康に保つ脂肪と一緒に、家庭料理でスパイス用のターメリックを使用することにあると、私たちは考えています。ターメリックの治療的使用は期待が持てるように思われますが、治療よりもおそらくはアルツハイマー病の予防により期待が持てるようです。もっとも適切な投与ルート、製剤、用量を解明するためにさらなる研究が必要です。

しかし、クルクミンサプリメントを使用すると決めたのであれば、クルクミンがクマディンのような抗凝血剤の作用を増強し、タガメット（一般名：シメチジン）のような胃酸を減少する薬剤（消化性潰瘍治療薬）の作用を妨げ、糖尿病治療薬の効果を増強する可能性のあることに留意してください。そのため、かかりつけ医と相談することなく、サプリメントの形で使用すべきではありません。

レスベラトロール

レスベラトロールは、特異な抗酸化特性を有するユニークなフィトニュートリエント（植物性栄養素）の一つです。レスベラトロールは赤ブドウと紫ブドウ、クランベリー、ブルーベリー、ピーナッツ、ピスタチオナッツ、ココアパウダーに存在し、ブドウの皮にとりわけ豊富に含まれます。そのため、それはワインを「健康に良い」とする物質の一つとして多くの人たちに馴染みがあります。

レスベラトロールが加齢に関係する認知低下を遅らせることが動物実験において指摘されたのですが、アルツハイマー病を予防するためにヒトで行われた研究データは限られています。記憶障害のない23人にレスベラトロール1日200ミリグラムを与えた最近の研究では、記憶機能が向上することが見いだされています。研究者たちは神経画像を用い

第6章　アルツハイマー病予防のための他の戦略

研究されている追加のサプリメント

　アルツハイマー病の予防と治療において、その応用が検討されているさまざまなサプリメントがあります。これらには、

- αリポ酸(訳者注89)
- フィセチン(訳者注90)
- アシュワガンダ(訳者注91)
- リチウム
- ココナッツオイル(233ページの囲みを参照)
- マグネシウム
- フラーレンC_{60}(訳者注92)
- メラトニン
- カルニチン(訳者注93)
- ビタミンC
- ビタミンE

があります。

　これらの物質に関わる研究結果はいまだに一致していないか、または非常に限定されていて、どれも、この時点で私たちが勧めるものはありません。今のところは、アルツハイマー病の家族歴を持つ人で入眠障害があるときに、メラトニンのようなサプリメントが治療的選択肢になるかもしれません（メラトニンの使用については第7章の276ページを参照）。上に述べた代替サプリメントを試みることに関心があれば、どれが選択肢になるかは、かかりつけ医に相談してください。

　いくつかのサプリメントは、これまでの研究成果から、アルツハイマー病の治療または予防には、一般的に効果のないことがわかっています。これらにはイチョウとコエンザイムQ10（Co Q10）があります。私たちは、これらのサプリメントの摂取を勧めません。

　認知機能、認知症、アルツハイマー病に及ぼすサプリメントの効果についての情報は、日々更新されています。進行中の研究の最新情報を概観するために、私たちはアメリカ国立補完統合衛生センター（the National Center for Complementary）とアルツハイマー病創薬基金（the Alzheimer's Drug Discovery Foundation）のウェブサイトにアクセスすることを勧めます（情報源の300ページ参照）。

て脳の記憶中枢の機能がいっそう良くなることを発見しました。軽度〜中等度のアルツハイマー病患者119人が合成的に製造・精製された高用量のレスベラトロールを摂取した研究では、ベータアミロイドレベルは1年経っても一定に保たれているように見え、安全でしかも忍容性も良好でした。高用量（1日2,000ミリグラム）を用いた他の研究も興味をそそる結果が示されています。そうであっても、レスベラトロールとアルツハイマー病の予防と治療との関係を解明するためには、もっと大勢の人たちが参加する研究が必要です。

　あなたが食事の中のレスベラトロールを増やしたければ、この物質が豊富な食べ物を追加することを考えてください。毎日小さなグラス1杯の赤ワインを楽しみ、食事や軽食にはブルーベリー、ピスタチオナッツ、ココアを加えることを考えてください。これらすべての食べ物はAPT食生活で推奨されています。サプリメントを選ぶのであれば、1日におよそ100ミリグラムで開始し、忍容性が良ければ最大1日500〜1,000

（訳者注89）αリポ酸：腸内微生物で生産される他に食物からも微量摂取できる。加齢とともに体内の活性酸素は増加する傾向にあるため、αリポ酸の体内での生産量は40歳ごろを境に減少するので、体内で形成される抗酸化ネットワークの要であるαリポ酸をサプリメントで補給することは重要。αリポ酸は食事と同時摂取すると吸収率が落ちることがあるので食前に摂る方がよい。

（訳者注90）フィセチン：ポリフェノール類のフラボノイド群に属する構造的に特徴のあるフラボノールの一種の抗酸化物質で、多くの植物に含まれている。ソーク研究所の研究者たちは、2017年、フィセチンが、アルツハイマー病や脳卒中のような、加齢と共に進行する精神的な衰退や症状の改善の手助けをする可能性があると報告した。

（訳者注91）アシュワガンダ：ナス科の常緑低木。インドでは、伝統医学に利用され、加齢に対する強壮剤、抗炎症作用、不安、鎮静、緩和、免疫賦活などの作用がある。

（訳者注92）フラーレンC_{60}：閉殻空洞状の多数の炭素原子のみで構成される塊。C_{60}は炭素原子60個で構成される。抗酸化作用をもち、化粧品や電子材料などに応用されるが、HIVの遺伝子治療にも応用されつつある。

（訳者注93）カルニチン：L-カルニチンは、アミノ酸由来の脂質代謝に関与するビタミン様物質で、身体のほぼすべての細胞に存在する。心臓疾患、運動能力改善などに使われている。筋肉中のカルニチンは加齢に伴い減少する。

ミリグラムまで増量してください。レスベラトロールの副作用は確かな事実でなく、個人の話に基づいた形で報告されているにすぎません。低用量では、副作用として胃けいれん、下痢、食欲低下などがあります。高用量では、関節痛、筋肉がピクッと動く感じ、腱炎が出現しています。サプリメントは血液凝固を遅くすることがあるので、レスベラトロールによる栄養補助をスタートするに先立ち、かかりつけ医の同意を得ることが大切です。

　ここで述べた推奨は、一般的なものであることを忘れないでください。私たちは、大勢の人たちに有用である可能性があると思われているサプリメントについての情報を提供しています。科学者は、ゲノム情報科学(ニュートリゲノミクス)の分野が進歩するにつれ、個々人の遺伝的プロファイルが、特定の栄養学的または栄養補助的アプローチに対応する能力にどのような影響を及ぼすかに関する優れた認識力を身に付けるでしょう(栄養ゲノム情報科学については89ページを参照)。イサクソン博士は、治療を患者固有の遺伝子とニーズに合わせるためにすでに自身の臨床において遺伝子検査を開始しています。残念なことですが、遺伝子検査は新しい手法であり、一人ひとりに合わせた治療計画は、今日までのところ大多数のアメリカ国民は手にすることができません。このアプローチがもっと一般的になるまで、APT食生活を補完する手引きとして先に提供した情報を利用することを勧めます。

エクササイズ

　第5章で紹介したように、エクササイズは認知に関わる健康をサポートするための最良の方法の一つです(154ページを参照)。研究は例外なく、身体的エクササイズが脳を守り、薬物や栄養補給ではできない方法で、アルツハイマー病の発症を遅らせるのに役立つ可能性があると指摘しています。他方、運動不足は、ますますアルツハイマー病の潜在的なリスクファクターとして見られるようになっており、この病気の発症傾

向を高めています。一説によると、アメリカの全アルツハイマー病症例の20パーセント以上は、運動不足が原因となっている可能性があります。

　エクササイズはどのようにして脳に役立っているのでしょうか？　第5章で説明したように、エクササイズは脳と体への血流を増やし、高コレステロール血症、高血圧、糖尿病などの認知低下のリスクファクターを低下させます。身体的エクササイズは、同じく脳の記憶中枢である海馬のためになるようです。高齢者では、海馬は正常な老化過程の一環として、ゆっくり時間をかけて萎縮、または縮小します。アルツハイマー病の患者で、海馬はより劇的に縮小することは、記憶障害がアルツハイマー病患者でとても顕著なことを説明するのに役立ちます。エクササイズが海馬の活動を高め、海馬の崩壊を阻止する、あるいは崩壊を縮小する可能性のあることを示している研究があります。エクササイズは、海馬体積を増大させる可能性があり、老化過程を逆転する可能性を秘めています。ピッツバーグ大学のカーク・エリクソン博士とイリノイ大学のアーサー・クレーマー博士によって行われた研究において、認知症のない高齢者が、1年間の定期的な有酸素運動（小道のウォーキング）をしたあとで、海馬の体積が平均2パーセント増大していました。ちなみに、運動療法に参加しなかった同じような高齢者の対照群は、同じ期間で平均1.5パーセントの海馬の体積の縮小を示しました。

　エクササイズが脳由来神経栄養因子（brain-derived neurotrophic factor: BDNF）を上昇させることによって、海馬の体積を増大させることを示唆した動物実験があります。脳由来神経栄養因子は、神経細胞の成長と維持を促すタンパク質で、神経可塑性または脳細胞間の新しい結合を形成する能力を促進するとされます。したがって、高レベルの脳由来神経栄養因子は、より良い記憶維持とより良い学習の両方とに関連しています。

　本書で紹介した他の介入と同じように、エクササイズの効果として、ある特定の人たちの記憶と脳機能が、他の人たちと比べて大幅に改善す

第 6 章　アルツハイマー病予防のための他の戦略

る傾向があることから、エクササイズがどのような人たちに有益であるかを決定するのに、遺伝的特性がその一翼を担っている可能性があります。例えばAPOE4遺伝子を保有する人たちでは、エクササイズは脳内アミロイドレベルの減少にとくに効果があるようです。しかし、あなたがどんな人であるか、あなたの遺伝子プロフィールがどうであるかを問わず、エクササイズは脳の健康を守りまた強化するための最良の方法の一つであることに変わりありません。エクササイズは、記憶と実行機能、つまり計画を立案して特定の作業を実行することに関わる、いわゆる高次の思考能力を改善し、学習能力を高める可能性があります。私たちは、この説得力ある証拠を念頭に、すべての人がアルツハイマー病を予防、または治療するために、定期的にエクササイズを行うことを勧めます。

　どのような種類のエクササイズがもっとも効果的で、どの程度行うべきでしょうか？　心臓血管系エクササイズ、いわゆる有酸素運動は心臓をポンプのように動かし、血液を循環させることによって脳機能にもっとも大きな恩恵をもたらすことを示す研究があります。心臓血管系エクササイズは、心拍数を増加させるために筋肉の動きを用いるエクササイズの一種です。アメリカ疾患管理センター（CDC）とアメリカスポーツ医学会は共に、成人が中等度または激しい強度の有酸素運動を行うように努めることを推奨しています。強度が中等度の有酸素運動は、心拍数を増加させ、汗を少しかく程度のエクササイズと定義されています。エクササイズ中に話ができても歌うことができなければ、中等度と考えられます。激しい強度の運動は、心拍数の増加と、汗のレベルはよりいっそう多くなります。このレベルでのエクササイズをしながらでは、1回に数語しか話すことができません。強度が中等度の身体活動には、早歩き、時速16キロ以下の速度で自転車に乗る、ダブルスのテニス、社交ダンス、多くのガーデニングがあります。激しい強度の身体活動には、ジョギングまたはランニング、プールで何往復も泳ぐ、シングルスのテニス、時速16キロ以上の速度で自転車に乗ることがあります（有酸素運動と筋力トレーニングの両方に関しては、243ページの囲みを参照）。

しかし、多くの人々にとって、ウエイトトレーニンやウエイト/筋力トレーニングとしても知られている筋力トレーニングは、とりわけ大切です。筋力トレーニングとは、筋肉量、筋緊張、筋力、および/あるいは筋持久性の増大を目指して、外部の抵抗に逆らって筋肉の収縮を引き起こすあらゆるエクササイズです。すでにおわかりだと思いますが、体脂肪率が高い人たちは、失われた筋肉を取り戻し、動きと筋力を改善するために、筋力トレーニングに集中的に取り組む必要があります。同じく、筋力トレーニングの脳に対する恩恵も立証されています。カナダのバンクーバーにあるブリティシュコロンビア大学の研究者たちによって行われた研究は、軽度認知障害（MCI）の高齢者たちが1週間に2回の筋力トレーニングに6週間にわたって参加したところ、注意力、記憶、高次脳機能を測定するテストで対照群よりも優れていたことを明らかにしました。

　私たちがエクササイズをどれくらいすべきか、どれくらいの頻度ですべきかに関する核心に立ち入る前に、別のタイプのエクササイズ、つまりいろいろな種類の有酸素運動について検討する価値があります。インターバルトレーニングやスピードトレーニング[訳者注94]、またはスピードワークとも呼ばれるこの種類のエクササイズは、一気に行う激しい運動と、もう少し軽い運動を交互に行います。例えば、有酸素運動に早歩きを採り入れるのであれば、短時間（1分または2分間）に一気に行うジョギングと通常のウォーキングを組み合わせても良いのです。あなたに向いていなければ、いつものんびりしたウォーキングと、速いペースのウォーキングを交互に行うような、自分に適した方法に変えてもかまいません。特別の機器や技能は必要としません。あなたは単に一定の間隔で、1〜2分間ずつ運動のレベルを引き上げていきます。あるいは、スローペースのウォーキングと速いウォーキングを交互にして、自分に

（訳者注94）スピードトレーニング：目的地へ最短距離でたどり着くためのものであって、筋肉を連動させて、速く強く動ける能力を最大限に引き出すトレーニング方法。

推奨される有酸素運動とウエイト/筋力トレーニング

　239ページから始まるエクササイズに関する説明で、有酸素運動（心臓血管系エクササイズ）とウエイト/筋力トレーニングが、共に脳の健康のために必要なことをわかっていただけたと思います。しかし、エクササイズに馴染みがなければ、どのエクササイズが有酸素運動で、どれが筋肉を増強するエクササイズか迷うかもしれません。そこで各グループのよく知られているエクササイズのいくつかを以下のリストに列挙しました。エクササイズにはこのように幅広い選択肢があります。いくつかはトレッドミルまたはウエイトマシンのような特別の装置を必要とし、またあるものは良いランニングシューズ一足、または床運動のスペースだけしか必要としません。例えば、水中エアロビクスとエリプティカルマシン(訳者注95)は、体に負担が少なく、背中や関節に優しいエクササイズです。理想的には、エクササイズプログラムを始めるに先立って、かかりつけ医から許可をもらうべきです。機器の使用、または健全なエクササイズ療法を組み立てるのに手助けが必要であれば、フィットネス指導者と相談してください。

心臓血管系(有酸素)エクササイズ
- エアロビクスのクラス
- 舟漕ぎ(ボートあるいは器械で)
- クロスカントリースキー
- サイクリング(通常のまたはサイクリングマシン)
- 階段を登る(実際の階段または器械で)
- ダンス
- 水泳
- エリプティカル・トレイナー
- テニス
- ハイキング
- ウォーキング(屋外またはトレッドミルで)
- ジョギング
- 縄跳び
- 水中エアロビクス

ウエイト/筋力トレーニング
- スクワット、腕立て伏せ、脚を持ち上げる(訳者注96)ような自分の体重

- を利用するエクササイズ
- メディシンボール(荷重ボール)^(訳者注97)
- フリーウエイト^(訳者注98)
- レジスタンスバンド
- ウエイトマシン

　適した方法に変えてもかまいません。インターバルトレーニングと通常のエクササイズを組み合わせることによって、一般に必要とされる半分以下の時間で身体的に健康になれることを示した研究があります。

　一般的には、エクササイズを多くすれば、それだけ健康に良いのです。私たちの食生活とエクササイズに関する9週間のプログラムを詳しく述べた第5章において、9週間かけてゆっくりエクササイズの時間を増やすこと、最終的には1週間に180分間のエクササイズを行い、それを3または4セッションに分けることを私たちは勧めました。有酸素運動対ウエイト/筋力トレーニングが大まかに2対1の割合になるように努力しましょう。言い換えれば、7日間に合計180分のエクササイズを行うのであれば、おおよそ120分は有酸素運動、およそ60分はウエイト/筋力トレーニングに充てられるべきです。エクササイズの時間を増やし、エクササイズを変化させるときも、2対1の割合を維持しましょう。ストレッチ体操、ヨガ、ピラティスなど他のタイプの運動を組み合わせることは有益です。身体的に可能であれば、有酸素運動1セッション

(訳者注95) エリプティカルマシン:機械は、回転運動をする負荷をかける部分と、ステッパーのような足を置く場所、そして足のパーツとつながった長い棒状のハンドルで構成されおり、クロスカントリースキーのような体の動きをするのが特徴。着地をする動作がないので、膝や足首など関節にかかる負担が少ない。

(訳者注96) 脚上げ:垂直脚の持ち上げ、脚を立てる、ハンギングレッグリフト、などがある。

(訳者注97) メディシンボール:肩幅ほどの大きさの比較的重いボールで、筋力トレーニングやリハビリなどに用いられるもの。

(訳者注98) フリーウエイト:いろいろな重量を用いたウエイトトレーニング。

第6章　アルツハイマー病予防のための他の戦略

を1週間に1回、インターバルトレーニングに向けることを考えてみましょう。長期の激しいトレーニングは大きな効果がありますが、あなたがあまり体を動かさないライフスタイルを過ごしているのであれば、強度が低いエクササイズであっても有益です。毎日1.6キロを20～30分かけてのウォーキングが、長期間にわたって脳の容積を失わないことを示した研究があります。また一度にすべてのエクササイズをやろうとしないで、その代わりに、1日を通して別の手段をうまく取り入れることが大切です。エレベーターを使わず階段を上るとか、家の周りをちょっと掃除するといった、何らかの身体的な運動は、全くしないよりも健康に良いのです。

　あなたが、しばらくエクササイズから遠ざかっていたのであれば、エクササイズ療法を再開してもよいか、かかりつけ医に相談し、最適なエクササイズの種類を話し合ってください。かかりつけ医の許可が得られれば、ゆっくり開始し、時間をかけて能力を高め、トレーニング時間と強度を増やしましょう。体の動きに問題があって、目標とするエクササイズレベルに到達するのを妨げるようであれば、理学療法が有用であるかどうかかかりつけ医に尋ねましょう。エクササイズの技法をもっと学ぶ必要があると感じたり、モチベーションを維持しにくいと感じるのであれば、個人的に専用の運動インストラクターを雇うことを考えてください。

　エクササイズの話題を終える前に、費用について少し述べる必要があります。自分専用の運動のインストラクターを確保する選択肢を選べば、比較的費用がかさみますが、費用を抑える方法もあります。特別の機器や指導がなくても、1人でできるウォーキングをする、自転車に乗る、腕立て伏せをするというような運動が多くあります。いくつかのジムの会費は高いのですが、プラネットフィットネス(訳者注99)のような手頃な価格のジムも数多くあります。多くの町には、自由に参加できるジムの時間を設け、エアロビクス、ヨガ、ウエイトリフティングのようなクラスを開催するコミュニティーやリクリエーションセンターがありま

す。似通った選択肢に地元のYMCAがありますが、一般に営利目的のジムで提供されるよりも少ない会員にしか提供していません。家庭で、好きな公園の散歩道で、地元のジムまたはYMCAでトレーニングしても、身体的運動に費やす時間と努力は、全体的なウェルビーイングと脳の健康の向上という観点で恩恵をもたらすことは明らかです。

知的活動

　知的活動と認知症の低リスクとの関連が、相次ぐ研究によって明らかにされています。「The New England Journal of Medicine」に発表された高齢者469人を対象とした5年間の研究によって、研究者たちは読書、ボードゲーム、楽器の演奏すべてが認知症を予防する可能性のあることを発見しました。フランスの研究者たちもガーデニング、編み物、旅行のような活動が認知症のリスクが低いことと関係するのを見いだしました。クロスワードパズルを解く、また知的に困難だがやりがいがある仕事をすることも同じく、認知低下のリスクを低くすることが見いだされています。

　これらの活動が、脳のニューロン（神経細胞）間の接続の豊かなネットワークを構築することが指摘されているので、接続の一部が加齢などの原因によって壊れても、他のネットワークが引き継ぎ、認知低下を阻止する、または遅らせるのです。関与するメカニズムが何であれ、知的活動が脳の健康という観点から恩恵をもたらすのは明らかなようです。ニューロン間の接続の一部が加齢などの原因によって壊れても、他のネットワークが引き継ぎ、認知低下を阻止または遅らせます。

　ある種の知的活動がとりわけ脳を強化するのに有用であることを示した研究があります。例えば、ノースウエスタン大学での研究は、楽器を

（訳者注99）プラネットフィットネス：1992年、ニューハンプシャー州ドーバーで設立されたフィットネスセンターで、現在、ハンプトンに本拠を置き、全米各地に1,400以上のクラブを有している。

演奏する人たちの重要な認識能力である集中力の持続時間と記憶力（どちらも重要です）が、おおむね平均以上であることを発見しました。音楽鑑賞には、複数の脳領域が関与し、そして活性化するので、音楽を聴くだけでも有益ですが、楽器を演奏することは脳全体を活動させるのでもっと有益です。ピアノまたはギターを常々習いたいと思っていたのであれば、すぐにでも始めましょう。あるいは以前に高校のコーラスで歌っていたのであれば、地域でのコーラス活動を探してみましょう。楽器の演奏に興味がなければ、毎日、単に音楽を聴いてしばらくの時間を過ごしましょう。私たちは、日中には刺激のある音楽を、夜にはもっとホッとさせる、または落ち着いた気分にさせる音楽を楽しむことを勧めます。

　脳の健康をもっと向上させるための理にかなった選択肢と考えられるものに、新しい言語の習得もあります。音楽を演奏するのと同じくらいに言語を習得することは脳を活性化させます。２カ国語以上の言語を話す人たちが、１カ国語しか話さない人たちよりも全般的に優れた認知スキルを持つことも見いだされています。新しい言語を学習した人たちでは、脳の記憶の中枢である海馬の体積が増大することを指摘した研究があります。したがって、新しい言語の習得に着手するとか、一度学習したことのある外国語を復習してみましょう。独力で学ぶのも良いのですが、社会参加の恩恵も手にするためには、語学クラスに登録することはもっと良いでしょう。

　以下に、私たちはあなたの気持ちが持続し、おそらくは時間をかけて知的スキルを向上させることにもなる活動について、いくつかのアイデアを提供しました。これらのアイデアのいくつかは、すでに述べた考察で言及しています。

- 　新しい趣味を始める、またはあなたが遠い昔楽しんだ趣味に戻りましょう。創造的な趣味、例えば編み物をする、刺繍をする、木工作業をする、彫刻をする、絵を描くといった趣味は、とりわけ脳を明敏な状態に保つのに有用であることを示した研究があります。

- 楽器を演奏しましょう。そうでなければ単に音楽を聴くだけでもかまいません。
- 新しい言語を学びましょう。できればグループで学習するとよいでしょう。
- 思考力を大いに刺激されるような映画を観ましょう。例えばドキュメンタリー映画のようなものです。
- 何であれ興味の虜となるような本、雑誌、または新聞を読むことです（もちろん、題材が意欲をそそるものであれば、それだけ多く認知に関わる恩恵をもたらす可能性があります）。
- 地元の大学で生涯教育の講座を受けることによって、興味の対象を探してみましょう。地元の学校、図書館、コミュニティーセンターで提供される講演に出席することも考えましょう。
- 常々行きたいと思っていた場所への旅行を計画しましょう。目的地に関する情報を得て、その情報に関するあらゆることがらを詳しく研究しましょう。旅行のための準備が新しい言語を学ぶことも含むのであれば、なおさら良いのです。

心を活性化することは、単に脳を刺激する良い方法以上のものであり、あなたが人生を生きていくための一つの良い方法なのです。あなたは、興味を持てる趣味を発見することによって、毎日をもっと楽しめるようになります。

社会的活動

あなたが若く、仕事に関わりを持ち、子育てをしているのであれば、社会的な関わりがあなたの人生のかなりの部分になっています。しかし、年を取るにつれて、社会的に関わり続けるのは困難になる可能性があります。子供たちは成長して家を離れ、あなたはもはや働くことができず、身体的制約により自分が望むほど頻繁に外出できなくなるかもし

第6章 アルツハイマー病予防のための他の戦略

れません。

しかし、社会的に活発なままでいることは非常に良い理由があります。社会的交流に定期的に参加する人たちが脳の活力を維持する傾向にあることを明らかにした研究があります。スウェーデンのストックホルムのクリスター・ハカンソンによって実施された研究では、研究者たちは、中年の婚姻状況と晩年の脳の健康との関連を詳しく調べました。パートナーと生活を共にし、他の人と絶えず交流を持つ人たちが、そうでない人と比べて、高齢期に認知症にかかるのが50パーセント少ないことが見いだされました。世界各国と全米各地で行われた他の研究によると、社会的交流、つまり存続している人間関係を維持することと新しい人間関係を構築することの両方が、記憶を保護し、認知症の発症を遅れさせることを示しており、この研究成果を支持しました。第4章の初めに紹介した画期的なフィンガー研究（129ページを参照）は、認知低下を遅らせることが証明された多面的なアプローチの中にソーシャライゼイション（社会化）を含めていました。研究は、社会的参画が寿命をのばす可能性のあることも明らかにしました。

社会化がストレスを調節する特定のホルモンの産生を刺激し、脳が劣化するのを防ぐ可能性のあることを指摘している人たちがいますが、科学者たちは、社会化がどうして脳の健康を促進するのかわかっていません。脳を使用する活動のように、社会的人間関係を構築し、維持する「作業」は、ニューロン間の繋がりの構築に役立つ可能性があります。

そこで、あなたが社会的に活動的になるために何ができるでしょうか？　ここにいくつかの提案があります。

- 友人や家族と絶えず連絡を取り合いましょう。または連絡が意図せずに途絶えているのであれば、電話をかけるとか、再び連絡を取り始めましょう。夕食のためにレストランで集まる手配をする、人びとを自宅に招く、または映画をいっしょに観る計画を立てるなどしましょう。可能であれば、定期的に家族またはグループでの食事

会やイベントをスケジュールに入れましょう。
- 投資やバードウオッチングとか、ジュエリー制作など、あなたの心に訴えるテーマの授業を受けましょう。この章の初めに紹介したように、地元の大学や社会人向け教育でさまざまなクラスを見つけることができます。
- １人でしてきた活動をグループ活動に変えましょう。例えば、図書館は頻繁に読書会を開催します。編み物店では、しばしば人びとがいっしょに編み物をしたり、かぎ針編みをする集まりがあります。カメラクラブは写真を撮って楽しむ人たちを引き会わせます。これらの趣味だけを追い求めるのではなく、趣味を他の人たちと共有しましょう。
- 身体的に可能であれば、ソフトボールのようなチームスポーツをしましょう。または地元のボウリングチームに参加しましょう。
- あなたの時間をボランティア活動に充てましょう。政治運動に取り組むとか、病院や地元のフードバンク[訳者注100]で働いているのであれば、おそらく同じ志の人たちと出会っています。加えて、自分の能力を地域社会に還元していることに満足できるでしょう。
- 地元の教会、寺院、コミュニティーセンター、または高齢者センターに参加しましょう。そこで、地域の他の人たちと触れ合うことのできる活動の主催者が見つかるでしょう。
- www.meetup.com のミートアップウエブブサイトにアクセスしましょう。ミートアップは互いに関心のある活動のために人びとが集まるように策定された、地域でのさまざまなイベントを提供しています。例えば、ブッククラブの会合、ボウリングの夕べ、映画と食事の夕べ、コンサート、ダンス、公園巡りを見つけるでしょう。さらに、各イベントは、地元のグループによって開催されています。

（訳者注100）フードバンク：困窮者や、困窮者に食料援助を行うNPO団体に食料を配給する民間の組織またはその施設。最初のフードバンクはアリゾナ州フェニックスで1967年に設立された。

第6章　アルツハイマー病予防のための他の戦略

団塊世代の人たち、熟年の単身者たち、美術工芸愛好家たち、またはテニスに熱中している人たちなど、あなたが偶然に出会う特定のグループの人たちを選べば、あなたが是非とも知り合いたかった人たちと近づきになる良い機会を持つことになるでしょう。

以上で取り挙げたリストは、247ページで提示した推奨される脳を刺激する活動と多少なりとも重複すると思われるでしょう。あらゆる知的活動は社会的探求へと変化する可能性があり、またあらゆる社会的探求は、ある程度の知的刺激を包含しています。一つのアプローチだけを使用するよりも、知的活動と社会参加のようなさまざまな種類の活動を組み合わせることによって、より多くの、脳の健康に対する好ましい影響を手にすることを研究結果は示していて、これはすごいことなのです。そしてこの組み合わせにAPT食生活を追加すれば、あなたはウェルビーイングを守るために、さらに多くのことを実践することになるでしょう。

ストレス解消のための技法

何年もの間続く慢性のストレスが、アルツハイマー病の一因であることがわかっていました。このテーマについて、さまざまな研究が行われています。スウェーデンで、ある研究者のグループは、仕事と関係するストレスの影響を詳細に調査するために、75歳以上の人たちを追跡調査しました。彼らは、仕事上で継続したストレスを体験した人たちが、認知症やアルツハイマー病の高いリスクを持つことを見いだしました。同じく、アメリカでの研究は、高齢者における自己申告によるストレスと精神的退化の進行具合の間に関連性があるのを明らかにしました。カリフォルニア大学サンディエゴ校医学部から発表された研究では、慢性ストレスに暴露されたマウスが、アルツハイマー病の人たちと類似の認知障害を示すことが見いだされています。同大学の別の研究では、脳の

ストレス回路の活動を減弱させる薬物が、ストレスに暴露されたマウスの認知障害の発症を阻止することが見いだされました。

　反復ストレスが神経細胞の成長を妨げ、アルツハイマー病の際立った２つの特徴であるタウタングルとベータアミロイドプラークの発現を促進すると指摘した研究があります。反復ストレスは脳の記憶中枢である海馬の萎縮、同じく認知にとって重要な前頭葉前部皮質の弱体化さえも引き起こします。

　ストレスは生活の一部なので、あなたはそれを完全に取り除くことができません。したがって、ストレスが脳に影響を与える効果を阻止するために、この状態を上手に処理する方法を習得することは理に適っています。身体的エクササイズ、十分な睡眠、楽しい活動、社会化はすべて、緊張を軽減するのに役立つ可能性があります。しかし、あなたがずっと不安を抱き心配しているのであれば、漸進的筋弛緩法、ヨガ、視覚化、瞑想、深呼吸、鍼治療、バイオフィードバックのようなストレス解消法を試みることは役立つかもしれません（週休３日でも緊張をほぐすのに役立つ可能性があります）。これらの技法のいくつかに関しては、あなたが必要とする手引きをインターネット、本、CDを通じて見つけることができます。効率よく他の方法を利用するためには、指導してくれる有資格の専門家と連絡を取る必要があるでしょう。ストレスが、アルツハイマー病と同じく心疾患、喘息、糖尿病、うつ病のようなさまざまな重篤な疾患と関係していることを考慮すると、慢性的に続く不安な気持ちに対処することは、長くそして健康的な生涯を生きたい人にとっては優先事項になることは明らかです。

まとめ

　おわかりのように、脳の健康をさらに良くするための数多くのいろいろな方法があります。また、私たちが絶えず強調してきたように、アルツハイマー病を阻止する、また治療する最善のアプローチは、脳を健康

に保つ食生活をサプリメント、エクササイズ、社会的並びに知的活動、そしてストレス解消法を組み合わせる多面的なアプローチです。これは、アルツハイマー病になる可能性を減らし、またアルツハイマー病を適切に治療するもっとも有望で可能性のある機会を与えてくれるでしょう。

　これらのライフスタイルの変更には、長い期間をかけて取り組むことがなにより大切です。一見すると成功の見込みがないように思われるかもしれませんが、ゆっくりと時間をかけて変更していくならば、目標を達成することは可能です。ローマは一日にして成らず、また健康によいライフスタイルも一日にして成らずといえます。第5章では、健康に良い食べ物を食事に付け加える、エクササイズのプログラムを確立する、知的な、また社会的な関わりを持つようにする、そしてストレスを少なくするといったように、あなたを毎週少しずつ変えていくようガイドしました。5章で述べた指針に即してもらうよう勧めたいとは思いますが、変更のペースは、あなたがより快適になれるよう自由に修正してかまいません。あなたの目標は、あなたの人生を変えるのではなく、脳にとって不健康な習慣を生涯にわたってゆっくり、そして確実に守ることのできる、脳を健康に保つ習慣に置き換えることです。あなたが行う努力のすべてが、あなたに計り知れないほど貴重な恩恵をもたらすことをわかってください。あなたの健康、またあなたの愛する人たちの健康に対して行う投資こそが、もっとも重要な投資なのです。

第7章

アルツハイマー病の難問にうまく対処する

第5章で述べたAPT食生活（アルツハイマー病の予防と治療のための食生活）は、表題が示すように、アルツハイマー病の兆候または症状をまだ発症していない人たちと、アルツハイマー病とすでに診断された人たちの脳の健康と全般的なウェルビーイングを守るのを手助けするために考案されています。何はともあれ、アルツハイマー病がステージ3の半ばから後半へと進行するにつれて、混乱し、取り乱し、落ち込み、または自力で食事を摂るのが困難になるので、最適な栄養摂取を維持することは一つの難題になります。症例によっては大食症（過食症）、または他の要因による不健康な体重増加を引き起こすこともあります。もっと一般的には、アルツハイマー病の患者は望ましくない体重減少をきたします。

　この章では、アルツハイマー病にかかったときにしばしば生じる、脳を健康に保つ食事摂取に関わる難題について考えます。この章では、アルツハイマー病の人びとが、必要とする栄養をもっと摂りやすくするために、食事の時間をもっと簡単にまたもっと楽しいものにする提案をします。さらに、好ましくない体重減少、または、頻度は低いものの体重増加に直面している人たちのために修正できる方法についても検討します。食生活は、薬物治療によって、良きにつけ悪しきにつけ影響される可能性があります。この章では、アルツハイマー病の症状に対して役に立つもっとも一般的に処方されている薬について検討します。最後に、アルツハイマー病の人たちを介護している人やその他の人たちにとって役立つ助言や戦略を提供します。

　以下のページを読むにあたって、アルツハイマー病の進行が人によって違いのあることを常に念頭に置いてください。したがって、ある人に役立つ戦略が他の人には効果がない可能性があるので、アプローチの柔軟性が大切です。APT食生活がきっちり守られる場合、恩恵がもたらされる可能性が高いとはいえ、アルツハイマー病の人が食習慣の改善（または通常の食生活を続ける場合にも）に抵抗する可能性があることを認識することもきわめて大切です。行動と気分の変化については、治療

にあたっている医師と相談すべきです。医師は適切な薬剤または行動療法によってこれらの問題に対処できるかもしれません。かなり進行したアルツハイマー病では、一般的に、彼らのための健康的な食事に関する考えを修正する必要のあることを承知してください。

アルツハイマー病に関連する食事の問題

　アルツハイマー病（ステージ２）による軽度認知障害では、APT食生活を忠実に守り、良い栄養摂取と適切な体重を維持するのは比較的簡単かもしれません。しかし、摂食困難はアルツハイマー病の人たちの間でよく見られます。病気が進行するにつれて、多くの場合、人びとは食べる量が少なくなり、その結果体重が減少します。これはいろいろな原因で生じる可能性があります。多くの人たちは食欲不振になります。ある人たちは単純に食べるのを忘れます。ある人たちは嗅覚と味覚が衰え、食べ物、皿、器具などが彼らの前に置かれたときにそれらを認識できなかったり、実際には食べ物でない物（石鹸または室内用の植木鉢に用いられる鉢植え用の土など）を間違って食べたりします。緩くなった歯またはフィットしていない義歯などの口腔または歯科の問題があります。食べ物を噛むのを物理的に不快にする可能性があるのです。また、うつ病、糖尿病、消化器系の問題、さらに便秘のような慢性疾患は、患者が食べることにあまり興味を抱かせなくすることがあります。さらに、アルツハイマー病またはアルツハイマー病と関連する障害を治療する薬剤が食欲不振を招くこともあります。ステージ３では、よりいっそう怒りっぽく、そして非協力的になって、食事の時間が、食事を摂る静かな時間というよりも戦いの時間に変わってしまいます。最終的に、平衡感覚、協調運動、または運動技能が障害された人たちは、テーブルにつくとか、自力で食事を摂るのが難しくなる可能性があります。

　幸いにも、アルツハイマー病の人を介護する人たちは、適切な栄養摂取を確実にするための多くの手助けができます。まず、かかりつけ医と

の定期的なアポイントをとっておきましょう。良いかかりつけ医は、アルツハイマー病と関連する症状だけでなく、食欲または体重に影響を与えているかもしれない他の病気や薬剤もチェックするでしょう。食事の摂取目標を満たし、健康的な体重を維持して、バランスの取れた食事を摂り続けるのを手助けできる管理栄養士と相談することも、同じように有益です。アルツハイマー病の人に嚥下困難があるように思われる場合、嚥下の専門家（通常は言語聴覚士）に相談することは役立つかもしれません。言語聴覚士は問題を評価するために特定のテストを指示し、治療するための戦略を提案します。例えば、特定の食べ物の固さ、頭と首の位置、そして介護に関わる戦略を勧めるかもしれません。

　かかりつけ医との相談に加えて、定期的に歯科医にも診てもらいましょう。歯科受診は、歯、歯肉、セメント充填に問題がなく、疼痛や不快感なく食べ物を咀嚼して嚥下できることを確かめることができます。

　アルツハイマー病の人の摂食習慣を記録することも役立ちます。アルツハイマー病の人と生活を共にしているのであれば、口にする食べ物の量と種類、または空腹になる時間帯に注意しましょう。体重、食欲、行動の変化もチェックしましょう。生活を共にしていなければ、担当する介護士に摂食情報を記録してもらい、新たに生じた健康上の課題を特定し、必要に応じたより良い食事のスケジュールとより適切な食事を作るのに役立たせましょう。

　最後に、安全確保を常に念頭に置いてください。すでに述べたように、進行したアルツハイマー病の人たちは嚥下障害で喉を詰まらせる危険があります。そのために、ハイムリック法（訳者注101）を学ぶのはもちろんのこと、基本的なそしてより進歩した応急処置と安全性確認が介護者たちには望まれます。医学的な、緊急事態などが発生した場合は、直ちに救急車を呼ぶ必要があります。

（訳者注101）ハイムリック法：気道に詰まった異物を除去する救急救命法。「腹部突き上げ法」とも呼ばれる。

第 7 章　アルツハイマー病の難問にうまく対処する

　次の項目では、食欲と摂食困難を克服し、アルツハイマー病による認知症の人にとってフラストレーションの少ない食事時間を作るための、いくつかの一般的なヒントを紹介します。引き続いて、意図せずに体重が減少する、または過度に増加するアルツハイマー病の人たちに役立つ具体的な戦略を紹介します。

アルツハイマー病の人の摂食困難を最小限にする

　摂食困難はアルツハイマー病の人たちでよく見られ、その原因は食欲不振から実際に食事を摂るという身体的作業が困難になるまでの広い範囲に及びます。以下に述べるヒントは、食事の時間をより楽しいものにし、アルツハイマー病の人が必要とする栄養を首尾よく摂取できるように導くためのものです。

- 参加と自立をある程度勧めましょう。愛する人がいつまでも長く自立して食事できることは素晴らしいことです。同じく、食事の支度をする、テーブルをセットするといった、関連する仕事を手伝うことができれば、愛する人は食事に多く関わっている、また力を注いでいると感じることでしょう。しかし安全確保はもっとも考慮すべきことがらです。結果として、食事の支度と食事の摂取の両方に、常に目を光らせていなければなりません。進行したアルツハイマー病の人に、熱いレンジや鋭いナイフを使用するような危険を伴う仕事をしてもらうのは避けましょう。こうした仕事をしてもらうのであれば、進行状況を注意深くチェックしましょう。例えば、進行したアルツハイマー病の人は、ガスレンジが火の点いたままになっているのを忘れがちです。
- 新しい食習慣が許す範囲で、愛する人が長い時間をかけて身に付けてきたいくつかの日課が維持できるように目指しましょう。例えば、毎日同じ方法で、同じ時間に、同じ部屋で出される食事を摂ることは、楽しみながらきちんと食事を摂るのにとても役立ちます。

- 食事の時間には、気を散らすものを減らしましょう。気を散らすものは、進行したアルツハイマー病の人が食事に集中するのを妨げることがあります。テレビやラジオを切り、携帯電話はマナーモードに設定して、視覚や聴覚刺激を最小限にしましょう。食事を摂る場所が清潔で埃(ほこり)がない状態に、そして装飾品や散らかった物を最小限にし、部屋が明るくて気持ちの良い温度であることを確認してください。食事をいっしょにすることはアルツハイマー病の人をリラックスさせるのに役立ちますが、大家族で騒音が多ければ、一足早く食事をすませ、家族の食事時間にお付き合いで参加させるのが良いアイディアかもしれません。

- 愛する人が、目の前に何が置かれているのかを見て理解できるようにするために、食事の体裁をシンプルにしましょう。手の込んだ、気を散らす飾り物や複雑な提供の仕方を避けてください。模様のある、または多彩な食器の使用も、進行したアルツハイマー病の人を混乱させるので避けましょう。単色で無地の、とくに白色の食器がおおむねベストといえます。

- あまりにも多い食べ物を一度に用意すると、アルツハイマー病の人は何を選べばよいか困惑してしまいます。どんな時でも、皿に一種類の食べ物だけを載せるべきです。例えば、最初に少しのホウレン草、次いで魚一切れというように。

- 食事を食べやすく作りましょう。アルツハイマー病の人が自力で食べることができるのなら、大きな摑みやすい柄の付いた道具を用意してください。自力で食べやすくするために、平皿よりも優れたボウルに食事を入れましょう。リンゴのスライス、スティック状の裂いて食べるチーズ、一切れの鶏肉、固茹での卵など、手で食べることのできる一口サイズ、または指でつまんで食べられる食べ物を用意しましょう。あるいは、必要に応じて食べ物の固さを変えてください。咀嚼や嚥下が困難な人たちには、特定の食べ物を滑らかなピューレにするとよいかもしれません。他には、ヨーグルトまたは

第7章　アルツハイマー病の難問にうまく対処する

スクランブルエッグのような単純に柔らかい食べ物があります。
- 　モデルになるようなふさわしい行動をして見せましょう。時にフォークをどのように持ち、食べ物を口に運ぶかをアルツハイマー病の人に見せることは役に立ちます。多くの場合、実際にやって見せると、アルツハイマー病の人はそれを見習うのが簡単だと感じます。
- 　食べ物の温度に注意を払ってください。あなたが出す食べ物の温度をチェックしましょう。年を取るにつれ、アルツハイマー病の人たちは、食べ物の温度を判断する能力を失うので、食べ物が熱過ぎると簡単に口を火傷してしまいます。多くの飲み物は冷たいまま出すのが好ましいのです。アルツハイマー病の人たちは十分に冷やした料理、氷で冷やしたスムージーやプロテインシェークのほうを好みます（202ページを参照）。なお、温かい料理を冷やし過ぎてしまうとよくないので注意してください。
- 　アルツハイマー病の人が食事を終えるのに時間が長くかかるようなら、一部を温め直しするのもよいでしょう。そうでなければ食べ物を2回に分けて出しましょう。最初に食事の半分を出し、残りの半分は、本人がそれを食べる準備ができるまで温めておきます。
- 　愛する人に水分を摂るように勧めてください。脱水は高齢者の間で頻繁に遭遇する問題です。脱水は混乱を引き起こし、また便秘や目まいの原因になるので、1日を通して十分な水を摂っていることを確認しましょう。飲み物をよりおいしくするために冷やしましょう。飲み込みやすくするために、必要に応じて飲み物に増粘剤を加えてください。アルツハイマー病の人が通常のコップから飲むのが困難であれば、丈夫な作り付けのストローが付いた子供用のコップまたはシッピーカップ（訳者注102）を試してください。もう一つの方法として、低グリセミック指数の果物のような、水分が豊富な食べ物を出してください。
- 　愛する人と一緒に食べましょう。食事を共にすることは時間を共

に過ごす素晴らしい方法であり、愛する人に社交の機会を提供します。食事の時間は有意義な体験であるべきなので、愛する人の心を刺激し、会話やフォークやスプーンを使うというような基本的な技能を維持するのに役に立ちます。

- リラックスさせましょう。アルツハイマー病の人が食事を終えるのに必要とする十分な時間をとりましょう。自力で食事を摂ることができるのであれば、食べ物を床、テーブル、衣類に落としても腹を立てないでください。愛する人は必ずしも気持ちを言葉で表現できないかもしれませんが、あなたの不機嫌や苛立ちに気付いて心を痛める可能性があります。

好ましくない体重減少に対応する

　アルツハイマー病の人たちが、とりわけ後期になると、長い時間をかけてゆっくり痩せていくことがよく見られます。すでにおわかりのように、体重減少は多くの要因によって引き起こされる可能性があります。多くは食べ物の味と香りに関わる知覚の変化、薬剤による食欲不振、身体的に食事を摂取するのが困難といったような原因で食べる量が減少します。しかし、他の要因も存在します。例えば、常軌を逸した行動や落ち着きのない徘徊によって、カロリー消費量が増大して引き起こされる可能性があります。体重減少がアルツハイマー病に付随する全般的な代謝障害の一環として起きている可能性がある、と指摘する新たな研究もあります。実際、体重減少は、多くの場合、アルツハイマー病による軽度認知障害や認知症のいずれかの診断に数年先行して生じます。

　可能であれば、体重減少の根本的な原因を見つけだすために、治療に当たっている医師と相談し、食欲を抑えている可能性のある薬剤を減量するなど、治療の選択肢について検討することが望まれます。アルツハ

（訳者注102）シッピーカップ：哺乳瓶を卒業した幼児が手に持ってジュースなどの液体を飲むためのカップ。蓋と一体になった吸い口から直接飲むタイプが多い。

第 7 章　アルツハイマー病の難問にうまく対処する

イマー病の人が筋肉量に対して過度に体脂肪を失っていないかを明らかにすることも大切です。通常、太り過ぎの人が数キログラム痩せることはかまいませんが、筋肉量の減少は転倒の可能性を高めるので、筋肉量を失うのは好ましくないのです。可能であれば、ウエイト／筋力トレーニングを中心に取り組む定期的なエクササイズが勧められます。自分専用の運動のインストラクターは、個々の人のニーズに基づいた個別化したプランを作成することができ、管理栄養士は基本栄養所要量が満たされていることを確認するうえで有用でしょう（エクササイズについては第6章を参照）。嚥下困難な人ではすでに紹介したように、言語聴覚士またはヘルスケアの専門家が必要になるかもしれません。

　ヘルスケアチームによって提供される個人に合わせた指針に加え、食事の時間をよりたやすく、そしてより楽しくするために259ページで提案した一般的な助言を参考にしましょう。また、好ましくない体重減少の課題に対処するために、特別に作られた以下の提案を考えてみてください。食欲が低下した人に対応する場合、いくつかの戦略を試みて、どれがもっとも効果があるかを確かめる必要があります。

- あなたがAPT食生活に従っているのであれば、カロリーをさらに追加するために、必要に応じてAPT食生活を修正してください。できれば、鶏の胸肉と魚のような脂肪分の少ないタンパク質、オリーブオイルとナッツのような、脳を健康に保つ脂肪が豊富な食べ物を選んでカロリーを追加してください。必要に応じて、もっとたっぷりの量の玄米と全粒小麦粉製のパンのような、脳の健康のためにもっとも良い形の炭水化物を与えてください。また、低脂肪または脂肪分の多いヨーグルトを無脂肪ヨーグルトに交換するとか、無脂肪のチーズを低脂肪、あるいは通常のチーズに置き換えることもできます。
- 必要であれば、成分無調整の牛乳、できればオーガニックな牧草で飼育された牛乳で作られた、栄養価の高いカロリーが豊富な

シェーク、ギリシャヨーグルト、ブルーベリーやイチゴのようなベリー類、バナナ、ダークココアパウダー（232ページを参照）、乳清タンパク質などで、通常の食事、および/または固形食の軽食を補ってみましょう。この「流動」食は、アルツハイマー病の人たちが固形食を苦手とするときにとりわけ助けになります。

- 可能な限り食べ物の見た目を魅力的にしましょう。例えば、小さなまたは中くらいの分量の色鮮やかな果物や野菜は、山積みの無色のポテトよりもはるかに食欲をそそるでしょう。

- 量の多い食事を1日3回出す代わりに、栄養価の高い「軽食」を回数多く出してみてください。少量の食べ物は、肉と野菜が山盛りの皿よりも威圧感を感じることが少ないでしょう。

- 可能であれば、定期的なエクササイズ、とりわけ筋肉量低下の阻止に役立つウエイト/筋力トレーニングを用いて身体的活動を増やしましょう。最低でも起き上がり、家の周りまたは街区の周りを散歩するように勧めましょう。身体的活動は、脳と全般的な健康にとって良いばかりでなく、食欲を高める可能性があります。ちょっとしたエクササイズであっても効果があります！

- 私たちは、先に提案した通常の食事時間に関するリストで、愛する人に社交の機会を与え、食事の時間をもっと有意義な体験にするために、いっしょに食事をすることを勧めました。食事をいっしょにできなければ、食べるのを促すために、そばについて少なくとも1つか2つの食べ物をいっしょに食べましょう。

- 私たちはアルツハイマー病の誰でもがいつも最適な栄養を摂ってほしいのですが、脳を健康に保つ食事は、それを食べようとしない人にとっては役に立たないことを知っておいてください。食生活の目標は、ある時点で脳を健康に保つ食事から、アルツハイマー病の人が喜んで食べる食事に焦点を移す傾向が高くなることを知っておきましょう（267ページの囲みを参照）。

好ましくない体重増加に対処する

　好ましくない体重増加は、アルツハイマー病の人にとって体重減少に比べてあまり一般的でないものの、特定の人たちにとっては問題になります。アルツハイマー病における過度な体重増加は一般に大食症、とりわけ甘い食べ物に対する欲求によって引き起こされます。甘い物への欲求は二重の脅威です。甘いものに対する欲求は過剰なカロリーと大量の糖分を含む食事へ誘導するだけでなく、脳を健康に保つ食べ物を摂るのを頓挫させるからです。アルツハイマー病の人たちは、すでに食べたことを単純に忘れてしまい、余計な食事を摂ろうとします。病気と関係していると思われる退屈さをまぎらわせるために食べようとする人たちもいます。彼らは、過去に行っていた時間潰しの活動にもはや参加できないので、不健康な選択肢ですが、通常はおやつを食べるとかします。実際にガツガツ食べたりもします。いつものように、あなたはこれらの問題に関係する可能性のある医学的原因をチェックするために、治療に当たっている医師、および/あるいは管理栄養士と相談すべきです。さらに、以下の戦略が役に立つ可能性があります。

- あなたがAPT食生活を実行しているのであれば、脳の健康にもっとも良くないカロリーを減らすために、必要に応じてAPT食生活を修正してもかまいません。添加される砂糖、デザート、揚げ物を可能な限り減らしましょう（または完全に除きましょう）。低脂肪の乳製品を選び、ナッツのような高脂肪の食べ物を制限してください。健康に良い脂肪であっても、高カロリーであることを覚えておきましょう。
- 甘い食べ物やジャンクフードを家の中に置かないようにする、ロッカーに仕舞い込む、包装紙で隠すなどして手に取る機会を減らしましょう。
- 1日を通して栄養価の高い軽食、例えば糖類への欲求を満足させるのに役立つであろう甘い（しかし低グリセミック指数の）果物など

をごく少量与えましょう。食事を摂ったばかりなのに、また食べたがるアルツハイマー病の人のためには、栄養になる軽食をごくわずかですが用意するのもよいでしょう。小皿に盛った野菜やスライスした果物は、余分なカロリーを多く追加することなく、もっと食べたいという欲求を満足させることができます。

- 退屈さが問題のように思われるのであれば、愛する人の気持ちを逸らし、過食を防ぐのに役立つ適当な活動を計画しましょう。可能であれば、散歩のようなカロリーを燃焼さる活動はとりわけ有用です（ウォーキングは脳を活性化させ、気分も好転させるのに役立ちます）。また、家族の写真を見るとか、聞き覚えのある昔の歌を唄うなど、その人の関心を引くような気晴らしには、過食を減らす付加的な効果があるでしょう。

医薬品

今のところ、どんな医薬品でもアルツハイマー病を予防したり治したりはできませんが、アルツハイマー病の症状を軽減するためにさまざまな薬が処方されています。これらの薬剤は、比較的長い期間、優れた癒しと自立を確保する能力を患者にもたらすことがあります。さらに、アルツハイマー病のために特別に創薬されたのではありませんが、一部のアルツハイマー病の人たちにとって、アルツハイマー病の一因になる可能性がある疾患やアルツハイマー病と関連する行動変化のいずれかに対して、良い影響を及ぼす薬剤があります。

時として生ずる可能性のある副作用には、吐き気、嘔吐、下痢、食欲喪失などがあるので、薬剤が健全な食生活の足を引っ張るように見えることがあります。しかし、混乱を治療する、覚醒レベルを改善する、またその人の日常の活動を続ける能力を高めることによって、薬剤は、アルツハイマー病の人がより長い間、健康に良い食生活を送ることを可能にすることもあります。目標は、例えば栄養摂取に影響を与えるよう

第7章 アルツハイマー病の難問にうまく対処する

アルツハイマー病の人が APT 食生活を拒否したとき

　本書のこれまでの章で、脂肪分の少ないタンパク質、栄養素豊富な野菜、果物、穀類、心臓に良い脂肪、また炭水化物の少ない食事に、脳を健康に保つという恩恵のあることを強調しました。APT食生活は、他のライフスタイルの改良と共に脳を守り、そしてアルツハイマー病の発症を遅れさせるのに役立ちます。アルツハイマー病がすでに始まっているのであれば、APT食生活はその進行を遅れさせる可能性があります。良い栄養素を提供しない食事は、反対に脳機能と全身的な健康をより早く低下させる可能性があります。

　しかし介護者として、アルツハイマー病の人のための食事に関する目標は時間をかけてゆっくり改良することにあるのを忘れないでください。この章では、アルツハイマー病の人が中等度さらに重症の段階へと進むにつれて、食欲低下から特定の食べ物を嫌うという、APT食生活に従うことに対するさまざまな障害が生じることがあるのを説明しています。脳を健康に保つ食事は、それを食べない人には役立ちません。栄養不良や低体重は、進行したアルツハイマー病の人たちにとって深刻な問題であり、できることなら避けるべきです。認知症がより重篤になるにつれ、脳を健康に保つ食事から十分な栄養を摂取する食生活へと、焦点を変更する必要が出てきます。食事の時間が戦いになるのを避ける必要があります。したがって、アルツハイマー病の人が脳を健康に保つ食べ物を食べるのを拒否する、または全体的に食べ物に対する関心が低ければ、もっとも好むものを与えることです。特定の食事、例えば朝食だけを欲しがるように見える場合、その食事を1日に2回または3回食べさせることも考えてみましょう。どんな食事であっても、APT食生活に含まれていない食べ物であっても、全く何も食べないよりはましです。

な、常に生ずる恐れのある副作用を最小限にしながら、薬剤の効果を最大限に利用することにあります。これは食事と薬剤を与える時間を適切に決めることで達成でき、その結果、それらが協力して効果を発揮します。

アルツハイマー病のための医薬品

　症状の対処に役立ち、しばらくの間、認知機能を安定させるまたは改善する可能性があるので、FDA（アメリカ食品医薬品局）が承認を与えたアルツハイマー病で使用される医薬品は、アルツハイマー病のどの治療計画においても重要なファクターとなります。しかし、先に述べたように、それらは副作用も引き起こし、いくつかの副作用は脳を健康に保つ食生活を実践するという目的を妨げることがあります。このことは、用量を必要に応じて適切に調整するとか、望ましいのであれば食事といっしょに投薬するなど、医薬品を適切に使用することがとても重要であることを示しています。

　アルツハイマー病のために処方される薬剤は、コリンエステラーゼ阻害剤とNMDA拮抗薬の2種類に分類されます。患者は、一部の症例では2つの種類のうち1種類だけを服薬し、また他の事例、とりわけ病気の経過の後半では、コリンエステラーゼ阻害剤とNMDA拮抗薬の両方が処方されることがあります。表7.1に、現在使われているアルツハイマー病治療薬に関して、その分類、適用、使用できる剤形、よく見られる副作用を一目でわかるようにまとめました。また、それぞれの薬を使うにあたってのより詳細な情報を以下に述べます。

　次に提供される情報は、大多数の医療提供者が推奨している薬物治療の計画を示していますが、今現在の主治医が行っている治療の変更を意図してはいません。また、アルツハイマー病の薬剤は、医師による同意と再検討を経て、継続して管理されるなかで服用すべきものであり、どのようなものであっても有害事象が見られたら、直ちに医師へ報告すべきです。

コリンエステラーゼ阻害剤

　「ニューロン」と呼ばれる脳の神経細胞は、神経伝達物質と呼ばれる化学物質を放出することによって互いに情報を交換しています。神経伝達物質「アセチルコリン」は、記憶と学習において重要な役割を果たしていることが知られていますが、アルツハイマー病の人では異常に不足していることがわかっています。さらに、アセチルコリンは一時的にしか効果がなく、放出されたのちコリンエステラーゼと呼ばれる酵素によって壊されます。この薬物の分類名が示唆するように、コリンエステラーゼ阻害剤はこの崩壊を止める、あるいは妨げ、アセチルコリンの分解を遅らせることにより、多くのアセチルコリンがニューロン間（あるいは神経細胞間）の情報交換のために利用可能になります。

　コリンエステラーゼ阻害剤には3種類の薬剤があります。アリセプト（一般名：ドネペジル）、イクセロン（一般名：リバスチグミン）、ラザダイン（一般名：ガランタミン）[訳者注103]です。それぞれの薬剤は少しずつ増やしていき、高用量レベルとなります。ほとんどの場合、治療に当たっている医師は、アルツハイマー病による軽度な認知症と診断されると、これらの薬物治療の一つを開始することを決めます。これら3つの薬剤はすべて、アルツハイマー病による軽度から中等度の認知症治療薬としてFDAから承認されています。またアリセプトとイクセロンは、アルツハイマー病による重篤な認知症の治療にも承認されています。

　医師たちは、一般にできる限り低用量で始め、薬に耐えられるかどうかを確かめるためにその用量を4週間続けます（場合によってはもっと長い期間）。つまり、顕著な副作用のないことをこのような方法で確かめます。副作用は低用量では滅多に見られませんが、吐き気、嘔吐、下痢、食欲不振、体重減少などがあります（各薬剤のもっともよく見られる副作用に関しては、表7.1を参照）。これらの副作用は、高用量で

（訳者注：103）一般名：ガランタミン：日本での商品名はレミニール

起こる可能性が高く、空腹時の服用、および/あるいは低体重（BMIが18.5未満）の人たちが服用した場合によく見られます。これらの薬剤の内服による副作用を防ぐためには、食べ物が忍容性を高めるので、たっぷりとした食事、通常は朝食またはランチ（どちらの食事であっても多いほう）といっしょに薬剤を服用することが望まれます。イクセロンカ

表7.1 アルツハイマー病を治療するために用いられる薬剤

薬剤名：銘柄/一般名	適用と薬剤のタイプ	剤形	よく見られる副作用
アリセプト（ドネペジル）	軽度、中等度、重篤なアルツハイマー病を治療するためのコリンエステラーゼ阻害剤	・錠剤 ・口腔内崩壊錠	下痢 倦怠感 筋けいれん 吐き気、嘔吐、体重減少
イクセロン（リバスチグミン）	軽度、中等度、（パッチの場合）重篤な症状を治療するためのコリンエステラーゼ阻害剤	・錠剤 ・パッチ ・経口液剤	食欲低下 下痢 筋力低下 吐き気、嘔吐 体重減少
ナメンダ（メマンチン）(訳者注104)	中等度、重篤なアルツハイマー病を治療するためのNMDA拮抗薬	・錠剤 ・口腔内崩壊錠 ・徐放性カプセル（日本では未認可）	錯乱 便秘 下痢 目まい 頭痛
ナムザリック（メマンチン/ドネペジル）（日本では未認可）	中等度、重篤なアルツハイマー病を治療するためのNMDA拮抗薬とコリンエステラーゼ阻害剤	・徐放性カプセル	食欲低下 下痢 目まい 頭痛 吐き気、嘔吐
ラザダイン（ガランタミン）	軽度、中等度のアルツハイマー病を治療するためのコリンエステラーゼ阻害剤	・錠剤・経口液剤 ・徐放性カプセル（日本では未認可）	食欲低下 下痢 吐き気、嘔吐 体重減少

（訳者註104）メマンチン：日本での商品名はメマリー。現時点では錠剤と口腔内崩壊錠、ドライシロップ剤があり、アメリカで流通している徐放性カプセルやドネペジルとの配合剤は認可されていない。

プセルは1日2回服用する必要があるので、なるべくならばしっかりとした朝食、夕食といっしょに服用するべきです。イクセロンパッチ^(訳者注105)の場合、成分のリバスチグミンは、24時間かけて身体にゆっくり吸収されるので、多めの量の食事はそれほど重要ではありません。

　何らかの副作用が出現した場合、治療に当たる医師は数回服薬を止めて再び試みるとか、悪影響が消失するまで、例えば錠剤を半分に割って服用することによって全体の用量を減らすように助言するかもしれません。そうしたうえで、基準用量を再び試みることがあります。副作用が生じなければ、多くの場合4週間以上経ってから、薬効を高めるために用量は次のレベルに増量されます。医師たちは副作用のチェックを続け、不都合な症状が発現すれば用量を減らすことがあります。個々の患者の反応にもよりますが、副作用がなくて中等度のレベルの用量で数カ月経ったのち、または認知低下が悪化する場合、医師たちは用量を上げることを提案するかもしれません。副作用のリスクは用量が高くなるとともに増えるので、患者は何らかの好ましくない症状があるかどうか、医師たちと定期的に連絡を取り続けることが必要です。胃食道逆流症（GERD）のようないくつかの内科的疾患が、副作用の出現を高めることを覚えておいてください。

　特定のコリンエステラーゼ阻害剤に耐えられない場合でも、別のコリンエステラーゼ阻害剤ならば耐えられることがあるので、治療に当たる医師は、別の種類に切り替えることを考えるかもしれません。現在使用している薬剤の効果がないか、認知低下が続くようであれば、同じように別のコリンエステラーゼ阻害剤を処方するかもしれません。

　アルツハイマー病薬の効果を最大限に引き出すには、きちんと服用し続けることが大切です。アルツハイマー病予防クリニックのイサクソン博士は、数日または数週間服薬を中止したために認知低下に苦しんだ数人の患者を経験しています。その人たちは薬物治療を再開しても、中断

（訳者注105）パッチ：薬を染み込ませて皮膚に当てるもの。

する前と同じ認知レベルに戻れませんでした。そのため私たちは、どんな薬剤でもふだんから医師の指示通りに、例えば、十分な食事と一緒に服用するなど、服薬を確実に実行するために介護者と患者が協力し合うことを勧めています。

コリンエステラーゼ阻害剤のアリセプトといっしょに葉酸（ビタミンB_9）を服用すると、アリセプトの効果が増強されることを指摘した小規模な研究があります。アリセプトが処方された場合、医師に葉酸を服用する可能性について相談してみてください。葉酸を服用する場合、葉酸とビタミンB_{12}との間には緊密な相互作用があるので、ビタミンB_{12}も服用することが望まれます（ビタミンB群と脳の健康については224ページを参照）。

NMDA拮抗薬

グルタミン酸は脳における重要な神経伝達物質であり、脳のニューロン間の情報交換、記憶の形成、学習に関与しています。アルツハイマー病のいくつかの症状は、脳のグルタミン酸受容体のNMDA（N-メチル-D-アスパレート）受容体の過度な興奮と関連している可能性があります。NMDA拮抗薬はNMDA受容体と結合し、グルタミン酸の働きを調節することによって、より良い認知機能のために効果を発揮します。

ナメンダ（一般名：メマンチン）はNMDA拮抗薬としてだけ作用する薬剤で、徐放性カプセル（日本では未認可）などいろいろな剤形があります。ナムザリック（成分名：メマンチン/ドネペジル）は、すでに紹介したコリンエステラーゼ阻害剤のドネペジルをメマンチンと組み合わせたものです（日本では未認可）。両薬剤はアルツハイマー病による重篤な認知症を治療するために用いられています。

ナメンダは一般に低用量で開始され、1日に1回服用します。忍容性が認められる場合、1日2回服用することによって効力を強め、段階的に増量されます。副作用は頻繁ではないのですが、錯乱、便秘、目まい、下痢、頭痛があります。この薬剤は食べ物と一緒に服用する必要はあり

ません。この薬物の徐放性製剤であるナメンダXR（日本では未認可）は、1日に1回服用します。用量は一般に最大用量に達するまでゆっくり増やされます。

　ナムザリックは合剤なので、毎日服用する薬剤の総数を減らす目的で提案されるかもしれません。ただし、この薬剤は患者がメマンチンとドネペジルそれぞれの用量で安定化して初めて使用することができます。よく見られる副作用には食欲低下、下痢、目まい、頭痛、吐き気、嘔吐があります。空腹時に服用すると副作用を引き起こす可能性のあるドネペジルを含有しているので、食事といっしょに服用することを勧めます。

アルツハイマー病薬をいつまで服用するのか？

　アルツハイマー病の人は、通常、病気の間はアルツハイマー病薬を服用しますが、人生の終末頃になると薬剤を中止する医師がいるかもしれません。薬剤を中止する場合、すべての薬剤を一度にやめるのではなく、時間をかけてゆっくり減らすことが大切です。薬剤をやめると、例えば行動上の変化など、患者の状態を悪化させる一因になることがあるので、主治医とはあらゆる変化について詳細に話し合うことが必要です。

アルツハイマー病の人に使用されるその他の薬剤

　アルツハイマー病の進行に関係するかもしれない疾患の治療とか、アルツハイマー病の進行につれて生ずる付随的な症状の治療のために、医師はアルツハイマー病の患者に、しばしばさらなる薬剤を処方します。
　循環器疾患はアルツハイマー病の進行速度を速める可能性があるので、医師は患者の心臓の健康について細心の注意を払わなければなりません。血圧やコレステロールレベルは日頃からチェックし、必要に応じて治療されなければなりません。周到なチェックと治療は、患者がアルツハイマー病と関連する別の疾患、例えば糖尿病にかかっている場合に

も必須です。現在、ある種の糖尿病薬が、アルツハイマー病の進行に対して薬効を持つか否かについて検討している研究（進行中のもの）が増えています。

　うつ病、活動に対する無関心、易刺激性、人格変化などの行動上の変化は、アルツハイマー病のどのステージでもよく見られます。先に紹介されたアルツハイマー病薬を1種類以上すでに服用していれば、多くの専門医は、うつ病のためにFDAが承認している特定の薬剤を勧め、低用量で興奮などの問題行動の軽減に役立つことを明らかにしています。これらの目的のために使用されるもっとも一般的な薬物は、いわゆるハッピネスホルモンと呼ばれている神経伝達物質セロトニンのニューロンへの再取り込みを阻害して、脳内濃度を増加させる作用を持つ「選択的再取り込み阻害剤」または「SSRI」と呼ばれているものです。もっとも研究されたSSRIはセレクサ（一般名：シタロプラム）です（日本では未認可）。この種類の別の薬剤レクサプロ（一般名：エスシタロプラム）も同じく使用されます。これらのいずれも、FDAは、アルツハイマー病そのものの治療のためには承認していません。そのため、医師がアルツハイマー病の人に処方するに先立って、この治療で予測されるリスクと恩恵を慎重に調べる必要があることを念頭においてください。もっともよく見られる副作用には、体重増加・減少の他に、吐き気、イライラや情動不安、目まい、眠気、不眠、頭痛があります。高用量が心拍リズムの異常の原因になることがあるので、低用量のセレクサを維持することが望まれます。

　最近研究された別の戦略には、デキストロメトルファン（一般名）とキニジン（一般名）の合剤であるニューデクスタがあります。今までのところ、FDAはニューデクスタについてとくにアルツハイマー病患者の治療薬として承認していませんが、まれに出現するPBAとも呼ばれるコントロールできない情動調節障害(訳者註106)（長時間にわたって泣き叫んだり笑ったりする）を治療するのに使用されています。もっともよく見られる副作用には、下痢、目まい、咳、嘔吐、衰弱、足や足関節の浮腫、

胃腸の中のガスがあります。

　すでに紹介された薬物が、アルツハイマー病による興奮や攻撃性のような、より重篤ないくつかの行動上の症状に役立たない場合、セロクエル(一般名：クエチアピン)、リスパダール(一般名：リスペリドン)、ジプレキサ(一般名：オランザピン)などの抗精神病薬と呼ばれる薬剤が処方されることもあります。これらの薬剤には、死亡例を含む重大な医学的転帰を招く傾向を高めるだろうとFDAが明言している「ワクつき警告」がつけられていることを念頭に置いてください。しかし一般に、低用量で開始される抗精神病薬は特定の状況に有用なことがあります。リスクと恩恵について、主治医から詳細な説明を聞く必要があります。副作用が重大になることがあり、また認知症の増悪、振戦や不安定、血栓や脳卒中のリスクが増加することもあるので、どの抗精神病薬であっても常に管理下でのみ使用されるべきであり、定期的に慎重に見直されなければなりません。

　アルツハイマー病の人たちに見られる行動上の症状のすべてが、必ず

日本で承認されている選択的セロトニン再取り込み阻害剤

	商品名	一般名	承認年
SSRI (選択的セロトニン再取り込み阻害剤)	ルボックス、デプロメール	フルボキサミン	1999年
	パキシル	パロキセチン	2000年
	ジェイゾロフト	セルトラリン	2006年
	レクサプロ	エスシタロプラム	2011年

(訳者注106)情動調節障害：非自発性の情動発作を特徴とする神経性障害の一つで、多くの神経変性疾患や頭部外傷などに併発して出現する。患者は発作の出現や感情変化を自覚することもあるが、多くは制御困難であって、発作はしばしば数分にわたって継続する。単に情動反応の程度が変化するだけでなく、怒りを覚えているにもかかわらず笑い続けるなど、場にそぐわない感情表現に至ることも多い。

しもアルツハイマー病の結果でないことに注意しましょう。むしろ、随伴している内科的疾患が実際の原因であることがあります。例えば、アルツハイマー病の人が尿路感染症になると錯乱、興奮、不眠のような行動上の変化として現れることがあります。そのため、行動上の問題が起きたらすぐに主治医に報告したり、治療を選択するのに先立って可能性のある基礎疾患を探しておくことが非常に大切なのです。

　薬物療法が必要となるアルツハイマー病でよく見られる別の問題に、不眠があります。アルツハイマー病が進行するにつれ、多くの人たちは短時間しか眠らないようになり、頻繁に目覚める場合では、夜間よりむしろ日中に多く睡眠をとることがあります。155ページで紹介したように、睡眠／覚醒リズムの崩壊は薬剤なしで解決されるべきです。大多数の医師は、非ベンゾジアゼピン系の鎮静・催眠薬であるアンビエン（一般名：ゾルピデム）や、バリウム（一般名：ジアゼパム）、ザナックス（一般名：アルプラゾラム）、アティバン（一般名：ロラゼパム）など[訳者注107]のベンゾジアゼピン系鎮静薬の使用は避けることを選びます。これらの薬物は役立つかもしれませんが、たいていの場合、それらは長期的に見て良い解決策ではありません。多くの医師たちは、その代わりに、サプリメントのメラトニンや、睡眠を促す作用で知られている抗うつ薬のトラゾドン（一般名）のような、より忍容性のある代替薬を勧めます。これまで述べてきた薬剤のすべてと同じく、「ゆっくり始めて、慎重にやる」戦略がベストです。例えば、患者がベッドに入るおよそ15〜20分前に、0.5ミリグラムまたは1ミリグラム用量のメラトニンを服用することから始めることが一般に勧められています。その後、用量は治療に当たっている医師の了解があれば、およそ3ミリグラムまでゆっくり増量します。これが有効でなければ、ベッドに入るおよそ30分前にトラゾドンを服用します。あらゆる治療法と同じく、これらの選択肢は、治療を始

（訳者注107）アンビエン、バリウム、ザナックス、アティバン：日本での商品名はマイスリー、セルシン、ソラナックス、ワイパックス。

める前にあらかじめ医師と話し合い、同意を得ておくべきであり、どのような副作用であっても慎重に気を配り、医師に報告する必要があります。

介護する家族に対する助言

　アルツハイマー病の人を介護することは、骨の折れる仕事に違いありません。愛する人が記憶、意思疎通、運動技能を失うのを見ること、また人格や行動が変わっていくのを受け入れるのはつらいことです。病気が少しずつ悪化していく人にとって第一の介護者でいることは、さらに大変なことでしょう。感情的に疲れていくことに加え、アルツハイマー病の人の世話には、膨大な時間、エネルギー、経済的負担を要します。他方、アルツハイマー病の人たちにとって、今のところ限られた医学的治療が利用できるだけなので、介護者であるあなたの努力こそが、日々の生活にもっとも大きな違いをもたらすのです。

　アルツハイマー病の人のための良い介護者になる第一歩は、時間を共に過ごすあなた自身や家族、または友人たちを教育することです。あなたはこのことを本書を読むことで十分にわかっており、この病気に関してかなりの基礎知識もすでに持っていますが、さらに多くの詳細な情報を持つことは決して困ることではありません。アルツハイマー病に関する信頼に足る教育サイトがインターネット上に数多くあります。介護者たちのための無料のクラスを提供しているものもあります。299ページからの情報源のリストを参考にしてください。あなたがアルツハイマー病のステージ、治療、困難な行動に対処するための効果的な方法などについて学べば、アルツハイマー病のケアに伴う多くの新たな問題に対して、有効な準備ができます。あなたは、知識が増えるにつれ、自分の能力にもっと自信を持てるようになります。

　介護をするということは非常にストレスが多いので、フラストレーション、怒り、悲しみのはけ口を持ち、あなたの身体と心の健康を守る

ための措置を講ずることがきわめて重要です。あなたのニーズは、アルツハイマー病の人のニーズと同じくらい大切であることを忘れないでください。あなた自身のウェルビーイングを維持するために、以下の助言を肝に銘じてください。

- **強力なサポートネットワークを維持してください。**友人たちや家族は重荷の軽減に役立ちます。使い走り、食事の準備、愛する人の世話など実際の責務という面でも、またそうした責務が時に引き起こす情緒的、心理的なダメージという面においても、彼らに手助けを求めることを躊躇しないでください。
- **自分のことを話しましょう。**多くの人は、アルツハイマー病の親、配偶者、または親戚の介護に関わる自分自身の体験を話すことが救いになると感じています。あなたの状況を、家族や友人たちと話し合うのを快く感じないのであれば、セラピストやソーシャルワーカーに相談したり、アルツハイマー病患者の親族のためのサポートグループに参加したりしましょう。サポートグループは、アルツハイマー病の人たちのケアに関する有益な見通しや助言を提供してくれるでしょう。話し相手があなたの問題の解決方法を提供してくれなくても、あなたの気持ちを共有する、ちょっとした行為が心を癒すことがあります。
- **ストレスに上手に対処しましょう。**アルツハイマー病の人をケアすることは、あなたにとってこれから引き受けるもっとも大きなストレスをもたらす仕事になるかもしれません。このストレスと闘うには、新たな活動や方法を試みるとか、すでに実践していればさらに熱心に取り組む必要があるでしょう。エクササイズ、ヨガ、瞑想の3つは、エネルギーを集中させる、心を落ち着かせる、気分を高めるための素晴らしい方法です。エクササイズを選ぶのであれば、1日に少なくとも30分間を目指し、それが難しければ、とりあえずは10分間のいくつかのセッションに分けて試みましょう。

第7章　アルツハイマー病の難問にうまく対処する

- **楽しみを忘れないでください。**毎日の1つや2つのお楽しみといったものは、単に楽しいだけではなく、良い薬にもなります。愛する人がアルツハイマー病の初期段階であれば、ジグソーパズル、簡単なボードゲーム、散歩をする、小さな花畑に草花を植えるといったようなことを、いっしょに楽しむことができるでしょう。アルツハイマー病が進行するにつれ、ペットと遊ぶ、ゴルフのスイングの練習をする、クロスワードパズルをする、編み物を編む、スケッチをするなど、自分自身が楽しむ時間を組み入れるようにしましょう。あなたが興味のあるものならば、なんでもかまいません。インターネットは、あなたが「仕事中」であってもプレーできるような遊びを数多く提供しています。

- **自分の健康を管理しましょう。**愛する人のニーズにばかり気を遣っていると、自分の健康を顧みなくなりがちです。これが続けば、あなたは最終的にはあなた自身だけでなく、介護している愛する人も損なうことになります。定期的な健診を必ず受け、介護者ストレス（281ページの囲みを参照）があると感じたら、助けを得るために、かかりつけ医またはアメリカアルツハイマー病財団（Alzheimer's Foundation、299ページ参照）と連絡を取りましょう。

- **外部の助けを求めましょう。**あなたが患者さんの唯一の介護人であるといった状況では無理がありますし、望ましいことでもありません。また、介護に関して、家族や友人に手助けを頼むことができないといったときもありうるでしょう。そのようなときには、実際に役立つ支援を他のどこかで探しましょう。在宅ヘルスケア、老人のためのデイケアサービス、レスパイトケア[訳者注108]、訪問看護師、ホスピスサービスなどは、ほんの数時間であろうと、もっと長

（訳者注108）レスパイトケア：高齢者や障害者を介護する家族の負担を軽くするために、一時的に施設が預かる介護サービス。

期間の取り決めであろうと、あなたが愛する人の世話をするのを手助けしてくれます。地域によっては、ボランティア組織が、相当なサポートをあなたに提供できるかもしれません。主治医に地元のサポートに関する助言を求め、できれば、メディケアが提供しているインターネットのホームヘルス比較サイト（Home Health Compare）で、ケアの提供者を比較しましょう。

アルツハイマー病の人を介護する旅路では、初めから終わりまで、あなた自身と愛する人に優しくあってください。アメリカ国立老化研究所が表明しているように、記憶障害と人格変化を引き起こすのは、アルツハイマー病という「病気」なのであって、「病気を持った人」ではないということを忘れないことが大切です。アルツハイマー病が進行するにつれ、愛する人は、あなたの世話に対して感謝の気持ちを表す能力が衰えていき、そのことが介護は割に合わないと思わせるかもしれません。しかし、多くの人たちにとって、アルツハイマー病の人を介護し、その人生に好ましい変化を与えるために費やされた時間は、かけがえのない褒美を与えてくれます。

まとめ

アルツハイマー病が進行するにつれ、本書のテーマである健康に良い栄養摂取を維持することは、難しいけれどやりがいのある課題となります。しかし、この章で明らかにしたように、アルツハイマー病の人たちの、意図しない体重の減少や増加を避け、そして全般的な健康を向上させ、脳をより強力に保護するのに必要な栄養を摂るために役立つ戦略はたくさんあります。この章では、アルツハイマー病患者のための独自の薬剤と、アルツハイマー病にまつわる困難な事態を治療するための薬剤の両方に関して、効果的な使用方法を説明しました。また、健全な食事を促進するために、適切に調整したり加減したりする方法についても説

介護者のストレスと燃え尽きに関する10の危険信号

　アルツハイマー病の人の介護にはストレスが多く、不安におちいり、体が疲弊することがあります。277〜280ページで、私たちはあなたが愛する人を介護する間、あなた自身の健康を管理するための助言について述べました。しかし、介護はあなたを簡単に打ちのめします。それは認知症の介護者の30〜40パーセントが不健康なレベルのストレスやうつ病を経験していると推定されていることからもわかります。あなたが日頃から次に述べる症状のいずれかを体験しているのであれば、それらを介護者のストレスまたは燃え尽きの兆候と認識し、必要な援助を得るためにかかりつけ医と相談してください。

1. 病気があり、それがあなたの愛する人に影響していることを否定する(「お父さんはよくなってきているじゃない」)。
2. アルツハイマー病の人、あなた自身、またはあなたを取り巻く人たちに対する激しい怒りを抱く(「彼女はどうして同じ質問をいつまでも繰り返すの?!」)。
3. あなたがこれまで楽しみにしていた友人たちや家族とのつきあい、活動をやめ、社会的に引きこもる。
4. 目の前にある事柄を対処するあなたの能力についての不安。
5. 悲しみや絶望といった感情を伴ううつ病。
6. 毎日の仕事を処理することが難しい、または不可能にする疲弊。
7. 終わることのない心配によって引き起こされる不眠。
8. 感情的な行動や爆発の原因になる易刺激性(怒りっぽさ)。
9. その仕事に集中して、それを完了させることができない。
10. 健康問題、例えば常に体調がすぐれないと感ずる、意図しない体重減少あるいは増加、頻繁な風邪または他の病気、さらに高血圧や頭痛のような慢性の疾患。

明しました。最後に、アルツハイマー病を患っている愛する人を介護することはとても厳しい仕事なので、この章では、患者の世話と同時に、介護者自身の健康を維持するために役立つ助言を提供しています。患者と介護者の両者のための適切なケアとサポートは、関係するすべての人の生活の質を最大限に高めるために大いに役に立つでしょう。

おわりに

　食生活が、脳をアルツハイマー病から保護または予防するための、もっとも優れた武器の一つであることが、研究によって明らかになっています。APT食生活は、最新の研究に基づき、食品を選択して食事プランを作成するための段階を追ったガイド（指針）であり、アルツハイマー病のリスクを減らし、またすでに発症している場合ではその進行を遅らせる可能性を持っています。APT食生活はまた、身体的エクササイズから知的・社交的活動までを含む、脳を強化する活動を提案しており、脳の健康を保つための多面的なアプローチを可能にしています。

　まだ健常な認知機能を有している患者さんと、早期のアルツハイマー病の段階にある患者さん数千人の協力を得て、このアプローチに効果のあることがわかりました。それには真剣な取り組みを必要とすることもわかりました。私たちが提唱している食生活は、脳を健康に保つライフスタイルに導くように考案されてはいますが、脳の健康の改善を目指し、時間をかけて日常生活を段階的に変える、その第一歩を踏み出すことができるのは、あなただけなのです。日常生活の難題に直面しているのはあなたであり、あなただけがAPT食生活を続けることができるのです。本書は、他の多くの人たちが脳を健康に保つライフスタイルを継続するよう手助けしてきた立証済みの戦略と戦術を使って、あなたをサポートし続けることでしょう。

　私たちは、今でもなお、アルツハイマー病について多くを学ばなければなりません。研究によって、この疾患の原因と発症についてさらに詳細なことがわかってくるはずです。私たちの予防と治療へのアプローチは、ゆっくり時間をかけて手直しされることになるでしょう。あなたが本書の中で学んだように、アルツハイマー病の治療に対するもっとも有望な鍵の一つは、食べ物と私たちの遺伝子構造の関係を研究する科学領域、すなわち栄養ゲノム情報学（ニュートリゲノミクス）にあると思われ

ます。この分野が進歩するにつれ、遺伝子変異が特定の栄養素と食べ物に対する個人の反応を決定するのにどのように役立っているのか、食べ物が遺伝子発現にどのような影響を及ぼすのか、遺伝子が栄養所要量をどのように制御しているのかなどの知識は、間違いなく増えていきます。このことはオーダーメードの病気の治療と予防を可能にするかもしれません。アルツハイマー病に対してだけでなく、多種多様な他の疾患に対しても同様です。

　本書の初めから終わりに至るまで一貫して、私たちはアルツハイマー病についての情報を提供してきました。あなたが脳の健康への取り組みを最適化するレッスンとアクティビティを提供し、APT食生活を実践するうえで進歩を追跡できる「Alzheimer's Universe」（www.alzu.org）にアクセスすることを勧めてきました。あなたはアルツハイマー病とその治療について最新情報を提供し続けるこのサイトを利用することができます。情報源（299ページ）でリストアップされた団体もぜひ検索してください。それらの多くは継続的にアルツハイマー病に関する最新の詳細情報を特集しています。さらにアルツハイマー病の研究が進歩するにつれて、この本は予防と治療における飛躍的進歩を反映して改訂されるでしょう。

　私たちは、アルツハイマー病への詳細な洞察を得ることを待ち望んでいますが、まさに今現在が、脳を健康に保つライフスタイルをスタートさせる最適なときなのです。あなたの食生活とライフスタイルは今やあなたの手の内にあり、あなたが少し変更を加えれば、認知機能を守り、また向上させることすらできることを私たちは知っています。本書を読んだあなたは、生涯にわたって、あなたのウェルビーイングを大いに増進させる食品と日常の活動に関して、確かな情報に基づいて決断する準備が十分に整っているのです。私たちは、あなたがた全員の幸せを願っています。

用語集

　本書は、アルツハイマー病および/あるいは栄養学を論じるに当たっては、あなたにとって馴染みがないかもしれませんが、誰もが使用している用語を時折使用しています。あなたは、医師、栄養士、その他のヘルスケア専門家たちと話し合ったときに、こうした用語を耳にしたかもしれません。あなたがアルツハイマー病の文献をよりよく理解するために、また医師との話し合いで意思疎通を図るために、アルツハイマー病を診断・治療する人たちや栄養学の分野で働く人たちが、しばしば使用する用語の説明を以下に掲載しました。

1型糖尿病：「糖尿病」を参照。
1人分の量の歪み：1人分の食事の量が異常に多いにもかかわらず、正常であるとみなすようになる現象。レストランでは、客が金額に見合う以上の価値を得ていると感じさせるため、しばしば1人分を過剰な盛り付けで提供している。このことによって、レストランの人気は上がるが、過剰な1人分の量は、人びとの1人分の量のイメージを歪めさせ、家庭で1人分を大量に料理し摂取する原因にもなっている。
2型糖尿病：「糖尿病」を参照。
APOE遺伝子：「アポリポ蛋白イプシロン遺伝子」を参照。
MCI：「軽度認知障害」を参照
NMDA（N-メチル-D-アスパレート）拮抗薬：アルツハイマー病の症状を治療するために処方される薬剤の1つのカテゴリー。NMDA拮抗薬は、記憶形成と学習を担っている神経伝達物質のグルタミン酸が結合するNMDA受容体と呼ばれる特別な受容体と結合し、グルタミン酸の作用を調節する。このカテゴリーの医薬品にはナメンダ（一般名：メマンチン）とナムザリック（一般名：メマンチン

/ドネペジル）がある。

SSRI（選択的セロトニン再取り込み阻害剤）：抗うつ薬の一つのカテゴリー。SSRIはハッピーホルモンと呼ばれる神経伝達物質であるセロトニンの脳内濃度を高めることによって効果を発揮する。このクラスの医薬品にはセレクサ（一般名：シタロプラム）、レクサプロ（一般名：エスシタロプラム）、シプラレックス（一般名：エスシタロプラム）がある。

アブラナ科の野菜：ブロッコリー、芽キャベツ、キャベツ、カリフラワー、大根など（ただし、これらに限定されない）のアブラナ科（キャベツ科）の仲間。

アポリポ蛋白イプシロン遺伝子：一般にアポE（APOE）と呼ばれる遺伝子で、主にコレステロールの輸送と代謝を調整するのを助ける。この遺伝子にはAPOE2、APOE3、APOE4の3つの異なる型が存在する。APOE4を遺伝で受け継ぐ人はアルツハイマー病を発症するリスクが高い。

アミノ酸：タンパク質の構成単位。天然には約500種類ほどのアミノ酸が存在している。全アミノ酸のうち22種類がタンパク質の構成要素であるが、ヒトでは20種類である。その中の11種は体内で合成され、食事によって供給される必要がないことから「必須でない」と考えられている。他方、体内で合成できないアミノ酸は「必須アミノ酸」と呼ばれており、ヒトでは9種類のアミノ酸は、食事から摂取しなければならない。

アミロイドプラーク：「ベータアミロイドプラーク」を参照。

アルツハイマー病による認知症：アルツハイマー病のステージ3。日常生活活動を妨げる記憶障害などを特徴とする。

アルツハイマー病（AD）：脳のニューロン、または神経細胞を襲うゆっくりと進行する変性疾患。これは結果的に記憶、思考、言語技能の喪失を招き、行動の変化を引き起こす。

一価不飽和脂肪酸：一般に室温では液状であるが、冷却されると固体

化しはじめる食物油の1つのタイプ（個々の分子が1つの不飽和炭素結合を有するので「一価不飽和」と呼ばれる）。一価不飽和脂肪酸は、アボカドやオリーブ、ピーナッツ、ナタネ油のほか、アーモンド、ヘーゼルナッツ、ピーカン（ナッツ）、カボチャやゴマ種子など多くのナッツや種子に含まれる。これらの脂肪はコレステロールレベルを改善し、インスリンレベルを低減し、血糖をコントロールするのに役に立つと考えられているので、医療の専門家は一般に、一価不飽和脂肪酸を供給する食物の摂取を勧めている。

インスリン：体がグルコース（食物中の炭水化物が代謝された糖類の一種）を利用してエネルギーを産生できるように、膵臓から分泌されるホルモン。

インスリン抵抗性：細胞はグルコースを取り込み、エネルギーに変換するが、そのために膵臓から分泌されるホルモンのインスリンは細胞に信号を送って血液内のグルコース（糖類）レベルを調節する。インスリン抵抗性とは、細胞のインスリンに対する応答レベルが低下をきたした状態。

インターバルトレーニング：エクササイズの1つの型。スピードトレーニングまたはスピードワークとも呼ばれ、一気に行う激しい運動と、比較的軽度の運動を交互に繰り返す。

栄養ゲノム情報科学（ニュートリゲノミクス）：栄養に関するゲノミクスとも呼ばれ、遺伝子の成長と行動に食べ物がどのような影響を与えるか、または栄養素や他の自然発生的な化合物に対する体の反応に遺伝学的違いがどのように影響するか、さらに体の栄養所要量を遺伝子がどのように調節するかを研究する。

オメガ-3脂肪酸：「必須脂肪酸」を参照。

オメガ-6脂肪酸：「必須脂肪酸」を参照。

介護者ストレス：介護者シンドロームまたは燃え尽きとも呼ばれ、慢性的な病気の人を介護することによって生ずる状態。患者が認知症のような行動困難を有する場合にとくによく見られる。介護者

ストレスの症状には疲労、ストレス、不安、強度の疲労、うつ病、罪業感がある。

海馬：記憶の形成、統合、保管、検索に関わる脳の領域。海馬は情動反応、ナビゲーション、空間的見当識(訳者注109)においても重要。

家族性アルツハイマー病：「早期発症アルツハイマー病」を参照。

加齢に伴う記憶障害（物忘れ）：主として記憶を侵し、他の認知能力は顕著に侵さない加齢に関連する認知低下の一型。

加齢に関連する認知低下：アルツハイマー病のような疾患よりも、加齢に原因のある認知変化。

カロリー制限：カロリー摂取を制限する習慣。カロリー制限は心臓血管疾患のリスクの低減、インスリンレベルの低下、炎症マーカーの低下、血圧の抑制、アルツハイマー病の予防に役立つことが見いだされている。

完全タンパク質：体が細胞、筋肉、臓器を作るために、食事によって供給されなければならない9種類の必須アミノ酸すべてを含むタンパク源（鶏肉など）。

機能的可塑性：「神経可塑性」を参照。

筋肉内脂肪：筋肉の間に蓄積された脂肪。

筋力トレーニング（筋トレ）：筋肉量、筋緊張、筋力、または持久力の増大を目的として、負荷を加えて筋肉を収縮させるエクササイズ。

グリセミック指数（GI）：食べ物がどれくらいの速さで血糖値を上昇させるかを1～100のスケールで示す方式。高グリセミック指数の食べ物は、血液グルコースレベルが迅速に上昇する。低グリセミック指数の食物は、血液グルコースレベルを比較的ゆっくりと上昇させる。

グリセミック負荷（GL）：食べた食物の量とそのグリセミック指数

(訳者注109) 空間的見当識：人が空間における自分の身体位置を正しく決定する機能。

(GI) に基づき、食べ物が血中グルコースをどれくらい上昇させるかを示す方式。20以上のグリセミック負荷は高いと考えられ、11から19は中位と考えられ、10以下は低いと考えられている。低グリセミック負荷は高グリセミック負荷よりも健康に良い。

グルコース：人の活動のすべてのエネルギーを供給するために使用される主要な糖類で、体内で食べ物から作られる。

グルコース代謝低下：脳の主要な燃料源であるグルコースを代謝（使用）する能力が低下した状態。

グルテン：小麦、大麦、ライ麦に含まれているタンパク質の混合物。セリアック病のような一種のグルテン過敏症の患者では、グルテンは、胃痛から小腸の損傷までの範囲で症状を引き起こす可能性がある。

軽度認知障害（MCI）：アルツハイマー病の第2のステージ。通常、患者の日常生活には影響を及ぼさないが、他人が気付く程度の思考能力における変化を特徴とする。記憶、言語、または判断力にはっきりした支障を認められるが、これらの支障は日常生活の活動を営む能力を制約しない。軽度認知障害は、加齢と関連して生ずる認知力低下と認知症によるもっと深刻な認知低下との間の中間段階と記述されることもある。

血液－脳関門：脳を養い、また脳を取り囲む体液と、体のいたるところを循環する血液を隔てる、特殊な細胞の複雑なネットワーク。この関門は有害な化学物質が脳に入るのを防ぎながら、グルコースのような必須物質が入れるようにする。

血管性認知症：2番目に頻度の高いタイプの認知症。脳への血液の供給が障害されたことによって引き起こされる。この疾患は、脳卒中または血管の損傷あるいは血液循環の減少に起因する栄養素と酸素の供給が奪われることから引き起こされる。

血糖：血液に存在するグルコース（糖）。

ケトアシドーシス：高レベルのケトン体が血液を過度な酸性に傾かせ、

生命を脅かす状態。吐き気、嘔吐、腹痛、呼吸促迫、意識喪失などの症状がある。この状態が糖尿病によって引き起こされた場合、糖尿病性ケトアシドーシスと呼ばれる。

ケトン症（ケトーシス）：体がグルコースを燃焼する代わりに、ケトンと呼ばれる脂肪の断片を燃料として燃焼する代謝状態。

ケトン食：大量の脂肪と著しい炭水化物制限によってケトン体の産生を促す食事。

ケトン体：燃料源としてグルコースを利用しないで、体が燃料として体脂肪を分解するときに作り出される有機物。

高グリセミック食品：食べたとき血液のグルコースレベルが比較的迅速に上昇する食品。「グリセミック指数」を参照。

高血糖（症）：血流中のグルコース（糖類）が過剰に存在している状態。多くの場合、糖尿病と関連する。

抗精神病薬：精神疾患の患者を治療するための薬剤の一種。興奮や攻撃性を持つアルツハイマー病の、より重篤な行動症状を治療するためにも時に使用される（アメリカ食品医薬品局［FDA］は、この薬剤をこれらの目的で使用することを認可していない）。この種の数ある薬剤のうち、リスパダール（一般名：リスペリドン）、ジプレキサ（一般名：オランザピン）、セロクエル（一般名：クエチアピン）がある。抗精神病薬は、命に関わる副作用のリスクがあるので、他の医薬品が症状をコントロールできない場合にだけ使用されるべきである。

構造的可塑性：「神経可塑性」を参照。

高比重リポ蛋白（HDL）コレステロール：「コレステロール」を参照。

コリンエステラーゼ阻害剤：アルツハイマー病の症状を治療するために処方される最大のカテゴリーの薬剤。コリンエステラーゼ阻害剤は、神経伝達物質のアセチルコリンの分解を阻害し、記憶と学習を促進するアセチルコリンが脳内でより多く利用できるようにすることで、その薬効を発揮する。この種類の薬剤にはアリセプ

ト（一般名：ドネペジル）、イクセロン（一般名：リバスチグミン）やラザダイン（一般名：ガランタミン）がある。

コレステロール：体内で産生される、または肉、魚、卵、バター、さらに牛乳のようないろいろな食べ物から摂取される油性物質で、すべての細胞の中に含まれる。コレステロールには2つのタイプが存在する。低比重リポ蛋白（LDL）コレステロールは、時に「悪玉コレステロール」と呼ばれ、コレステロールを肝臓から血流の中に運び出し、血管に付着させ、血管を詰まらせる。高比重リポ蛋白（HDL）コレステロールは、時に「善玉コレステロール」と呼ばれ、血液中の過剰なコレステロールを取り出して肝臓に戻し、そこでコレステロールは分解される。

時間制限食：「断続的な絶食」を参照。

失行(症)：髪をすく、歯を磨く、または運転するといったような意図した動作、または作業を実行する能力の喪失。

実行機能：食べ物を買うといった日々の活動や仕事を体系化し、計画し、そして実行するための認知技能をまとめる高レベルの知的技能。注意を払う、計画の立案、仕事の優先順位付け、問題解決、抽象的思考、関連する感覚情報の選択は、すべて実行機能の一部である。

失認(症)：物、顔、声、または場所を認識する能力の喪失。

シナジー（相乗作用）：個々ばらばらの利益の総計よりも大きな複合効果を作り出す、2つ以上の物質、または戦略の相互作用。

脂肪：主要栄養素の1つで、燃料源として使用され、またコレステロールの調整のように、体内のさまざまな機能を果たす。食物脂肪には、飽和脂肪酸、多価不飽和脂肪酸、トランス脂肪酸のような数多くの種類がある。余剰なカロリーを蓄え、体を防護するのに役立つ正常な構成成分である。炭水化物によるカロリーを使い果たしたとき、体は機能するために必要とするエネルギーとして脂肪を燃やしはじめる。

若年発症アルツハイマー病：「早期発症アルツハイマー病」を参照。

修正可能なリスクファクター：修正または取り除くことによって、特定の疾患にかかる機会を低くできるリスクファクター。例えば、喫煙をやめることによってがんになるリスクを減らすことができるので、喫煙は肺がんの修正可能なリスクファクターである。

修正不能なリスクファクター：本人の意思でコントロールできないリスクファクター。例えば、年齢は修正不能なリスクファクターの構成要素である。

主要栄養素：生命体が成長、発達、そして機能するために比較的大量に必要とする栄養素。タンパク質、炭水化物、脂肪を三大栄養素という。

情動調節障害（PBA）：アルツハイマー病のような特定の神経疾患の患者で見られる制御不能の笑いや泣き叫びなどの、暴発を特徴とする状態。

食事パターン（食習慣）：通常、食生活と呼ばれている食事摂取の特定のパターン。

神経可塑性：脳可塑性とも呼ばれ、新しいニューロン結合を形成したり、個人の経験に反応して一生の間に神経経路を再建する脳の能力。神経可塑性には2つの形態がある。一つは機能的可塑性で、脳が障害を受けた領域から障害のない領域に機能を移す能力であり、もう一つは構造的可塑性で、脳が学習に反応してその構造を変更することができるようにする。

神経経路：神経細胞（ニューロン）の長くて、ほっそりした突起物の神経軸索によって比較的遠方の領域との間で作られる連結。

神経伝達物質：脳細胞が互いに情報を交換できるようにするセロトニンやアセチルコリンのような化学物質。神経伝達物質は、心拍の調整といった体の機能を調節する重要な役割を果たしており、また気分、集中、記憶、睡眠などにも影響を与える。

神経変性疾患：主に脳のニューロン（神経細胞）が侵され、進行性の変

性や細胞死をもたらす疾患。神経変性疾患にはアルツハイマー病、パーキンソン病、ハンチントン病などがある。

心臓血管エクササイズ：心臓エクササイズ、または有酸素運動とも呼ばれ、ゆっくり時間をかけて筋肉を動かして心拍数を上げるエクササイズ。

スピードトレーニング：「インターバルトレーニング」を参照。

セリアック病：グルテンが摂取された場合に、小腸に炎症と損傷を引き起こす自己免疫疾患。

繊維：「炭水化物」を参照。

早期発症アルツハイマー病：若年発症アルツハイマー病とも呼ばれ、65歳よりも若い人たちを侵すアルツハイマー病の一つのタイプ。早期発症アルツハイマー病の特定のタイプは遺伝で受け継がれるので、家族性アルツハイマー病とも呼ばれている。

体組成分析：例えば脂肪、水分、筋肉のようなヒトの体の構成要素の割合を測定する試験。

タウタングル：タウと呼ばれるタンパク質で構成され、タンパク質がもつれた糸状になったもの。神経細胞（ニューロン）の中で生じ、神経細胞が相互に情報交換するのを妨げ、最終的に細胞死に至らす。神経原線維変化とも呼ばれ、アルツハイマー病の顕著な特徴の一つと考えられている。

多価不飽和脂肪酸：室温では一般的に液体であるが、冷却されると固形に変化し始める食物油の一種（各分子が複数の不飽和炭素結合を有するので「不飽和」と呼ばれる）。多価不飽和脂肪酸はヒマワリ、トウモロコシ、大豆、アマニ油、クルミなどのナッツ類、サーモンやサバのような脂肪が豊富な魚に含まれる。多価不飽和脂肪酸は炎症を軽減し、多くの健康障害、例えば心臓疾患、脳卒中、がんのリスクを低めるので、これらの脂肪酸を含む食物の摂取が推奨されている。

炭水化物：主要栄養素の一つで、デンプン、糖類、繊維の形で食べ物

の中に存在する。光合成の過程で植物によって産生され、体の主要なエネルギー供給源としての炭水化物は、単炭水化物と複合炭水化物の2つのグループに分類される。通常、単炭水化物は糖類と呼ばれ、摂取されると迅速にグルコースに分解する単純な化学構造を有している。単炭水化物は果実、野菜、乳製品の中に存在している。複合炭水化物は、しばしばデンプンと呼ばれ、摂取された場合にゆっくりグルコースに分解され、単炭水化物よりも複雑な化学構造を有している。全粒粉、豆、特定の野菜の中に含まれている。炭水化物の第3のグループは、全粒粉、果実、野菜、豆、ナッツ類、種子の中にある繊維で、消化されないためにグルコースに分解されない。繊維は、糖類の利用を調整するのに役立っている。

断続的な絶食：時間制限食とも呼ばれる、毎日、一定の決められた時間枠に制限して食事を摂ること。

単炭水化物：「炭水化物」を参照。

タンパク質：主要栄養素の一つで、1つ以上のアミノ酸鎖で構成されている。タンパク質はすべての生きている細胞の基本要素であり、体のある目的に向けた多くの一連の過程を促進する。

腸内(腸管)微生物叢：小腸内微生物群。

低グリセミック食品：食べたあと、血中のグルコースレベルが比較的ゆっくり上昇する食べ物。

低比重リポ蛋白(LDL)コレステロール：「コレステロール」を参照。

糖尿病：血液中にグルコースが過剰になる代謝疾患。エネルギーを産生するためにはグルコースが細胞に取り込まれる必要があるが、1型糖尿病では、膵臓からインスリンがほとんどまたは全く分泌されない。2型糖尿病はもっとも普通に見られる糖尿病で、細胞はインスリンを適切に利用できない（インスリン抵抗性と呼ばれる状態）、または有効に利用できるだけの十分なインスリンが産生されない。

糖尿病性ケトアシドーシス：「ケトアシドーシス」を参照。

トランス脂肪酸：食物脂肪の一つのタイプ。そのいくつかは自然界に存在し、いくつかは人工的に産生される。LDLコレステロール（「悪玉」コレステロール）を増やし、HDLコレステロール（「善玉」コレステロール）を減らすと考えられている。自然界に存在するトランス脂肪酸は、ある種の肉と乳製品にわずかに存在する。トランス脂肪酸の主要な供給源は、部分的に水素化された油で、それらは工業的に作られる。例えばドーナツ、焼き菓子、スティックマーガリン、冷凍ピザのような多くの加工調理済み食品を作るために使用される。もっとも害を与えるタイプの脂肪と考えられているので、多くの医療専門家たちは、食事からのトランス脂肪の全排除を勧告している。

内臓脂肪：胃や肝臓などの内臓やその周囲に貯蔵される脂肪。このタイプの脂肪は心臓疾患、高コレステロール血症、インスリン抵抗性など、健康にとって悪影響の原因となる可能性がある有害な化学物質を産出する。

ニューロン：神経細胞とも呼ばれる。電気化学的過程を介して情報を脳に伝え、また脳からの情報を他へ伝える特殊細胞。

認知症：毎日の仕事に影響を及ぼすような重篤な記憶または他の認知技能の低下を表す一般的な用語。アルツハイマー病は認知症のもっとも一般的な原因。

認知低下：記憶、情報処理、言語、そして認識と理解に関係する機能が阻害され、これが増大することを特徴とする認知機能の低下。認知低下は加齢やアルツハイマー病のようなさまざまな医学的状態によって引き起こされる。

認知的予備力：アルツハイマー病のような病気で、進行性の脳病理が認められても、重篤な臨床症状を示さないで過ごすことができる個人の能力。この予備力は、自然の加齢過程を超えて生じる、脳の損傷または萎縮を補う脳のバックアップシステムと説明される。

認知能力：人間社会において理解し、また機能するために必要とされる脳の能力。これらの能力には記憶、注意（意識・興味・関心・活動などへの焦点）、理解力、順応性（一度にいくつかの概念について考え、また異なった視点から考える能力）、視空間技能、問題解決のための概念の応用、情報分析、古いアイディアの一部を組み立てることによる新しいアイディアの合成、そして情報評価が挙げられる。

脳の可塑性：「神経可塑性」を参照。

脳由来神経栄養因子（BDNF）：脳神経細胞の成長と維持を促すタンパク質。またBDNFは、神経可塑性、あるいは脳細胞間の新たな連携を形成する能力を促進するとされる。

バイオマーカー：病気の存在または結果を意味する体内の測定可能な物質、構造、または過程。

発症前のアルツハイマー病：アルツハイマー病の最初のステージ。このステージでは病気の外的徴候を示さない。言い換えれば、脳はすでにアルツハイマー病の発症と関連する変化を受け始めているにもかかわらず、記憶や認知技能は損傷を受けていないように見える。

皮下脂肪：皮下に貯蔵された過剰な脂肪。

微生物：細菌、菌類、原虫、ウイルスなどの単細胞の生命体。

必須アミノ酸：細胞、筋肉、臓器などさまざまな構造物を創り出すために、食べ物によってのみ供給される9つのアミノ酸。

必須脂肪酸：体が必要とするが体内で作れない多価不飽和脂肪の種類。これらの脂肪は食事の中に含まれなければならないので「必須」と名付けられている。オメガ-3脂肪酸とオメガ-6脂肪酸は必須脂肪酸に含まれ、さまざまな健康に有益であり、心臓疾患、脳卒中、がん、そしてアルツハイマー病のリスクを減少すると考えられている。オメガ-3脂肪酸はサケ、マグロ、イワシ、サバ、クルミ、アマニ油、キャノーラ油、大豆油に豊富に含まれている。オメガ

-6脂肪酸はサフラワー油、グレープシードオイル^(訳者注110)、ヒマワリ油、大豆油に豊富に含まれている。現代食は、オメガ-3脂肪酸よりもオメガ-6脂肪酸を多く供給する傾向がある。

肥満：肥満度指数(BMI)が健康体重よりも高い30以上の状態。

肥満度指数（BMI）：成人男女に適用する身長と体重に基づく体脂肪の指標。

不完全タンパク質：体が機能するために必要とする必須アミノ酸のすべてではなく、いくつかを含有するタンパク源(小麦など)。

複合炭水化物：「炭水化物」を参照。

フラボノール：例えばリンゴ、ブドウ、紅茶、ココア、サクランボのようなさまざまな植物に含まれる、強力な抗酸化能力を有する自然界に存在する化合物。

プレバイオティクス：一部の腸内微生物の成長を促す、消化されない特定の炭水化物(繊維)。

プロバイオティクス：消化管の健康を促進し、サプリメントだけでなくヨーグルトのような食べ物で摂取される生きた細菌や酵母菌。

ベータアミロイドプラーク：脳内の神経細胞（ニューロン）の間隙に生ずるベータアミロイドと呼ばれるタンパク質の塊で、神経細胞が相互に情報を伝達するのを阻害し、最終的に神経細胞死に至らせる。これらのプラークはアルツハイマー病の顕著な特徴の一つと考えられている。

飽和脂肪酸：食物脂肪の一つのタイプ（水素分子によって飽和されているので「飽和」と呼ばれる）。一般に室温では固形物である。飽和脂肪酸は、パーム油、パーム核油、ココナツ油にも含まれているが、一般に動物由来である。飽和脂肪の摂り過ぎは心臓疾患などの疾患と関連するので、医療専門家は飽和脂肪酸の摂取を制限す

(訳者注110) グレープシードオイル：ヨーロッパブドウの種子から得られる油脂、つまり植物油の一種である。ワイン醸造の副産物として豊富に得られるブドウの種子を搾り生産される。

るよう忠告している。

マメ科植物：豆、さや付きエンドウ豆・レンズ豆を含めた植物群。

ミトコンドリア機能障害：体が必要とするエネルギーの大半を作り出す細胞内の特化した構成要素であるミトコンドリアが、正常に機能せず、必要とされる量のエネルギーを産生できない状態。

メタボリックシンドローム：一連の不健康な状態、例えば高血圧、高血糖、過剰な腰回りの体脂肪、コレステロールレベルの異常などが同時に起こる状態で、心臓血管疾患、脳卒中、糖尿病のリスクを高める。

メラトニン：睡眠－覚醒サイクルを制御するために脳内で産生されるホルモン。

有酸素運動：「心臓血管エクササイズ」を参照。

リスクファクター：ある特定の疾患を発症する可能性を高める特質、特性、行動、暴露、または条件。「修正可能なリスクファクター」「修正不能なリスクファクター」も参照。

情報源

社会資源(リソース)

　数多くの組織やウェブサイトが、アルツハイマー病、そのリスクファクター、ステージ、対処法、アルツハイマー病の予防、または進行を遅遅くする、あるいはアルツハイマー病の家族を持つ人にとって関心のあるその他の話題に関する豊富な情報を提供しています。あなたが、食べ物を賢く選択する、肥満度指数(BMI)と健康に関するその他の側面を判断し理解する、認知機能の維持あるいは改善のために必要な栄養に関わる情報を手に入れるのに役立つウェブサイトのほか、とくにアルツハイマー病に重点的に取り組んでいる組織のリストを以下に掲げています。最後に、介護者としてアルツハイマー病を患っている愛する人の世話をしている家族を対象とした組織、また栄養補助食品とアルツハイマー病についての情報を提供するウェブサイトが掲載されています。使いやすいカテゴリーごとに分類していますが、これらの社会資源の中には、通常のアルツハイマー病に関する情報と介護者のサポートのような複数のサービスを提供するものもあるので、さまざまなウェブサイトにアクセスして、何を提供しているかを調べてください。

アルツハイマー病に関する情報とサポート

　Alzheimer's Association(AA) = www.alz.org
　Alzheimer's Disease Education and Referral Center(ADEAR) = www.nia.nih.gov/alzheimers
　Alzheimer's Foundation of American = www.alzfdn.org
　AlzRisk AD Epidemiology Database = www.alzrisk.org
　National Institute of Neurological Disorders and Stroke = http://www.ninds.nih.gov/disorders/alzheimersdisease/alzheimersdisease.htm

栄養学データ

Harvard Health Publications–Glycemic Index and Glycemic Load = http://www.health.harvard.edu/healthy-eating/glycemic_index_and_glycemic_load_for_100_foods

Mendosa.com = http://www.mendosa.com/gilists.htm

Self Nutrition Data = www.nutritiondata.com

Supertracker = https://supertracker.usda.gov/

USDA National Nutrient Database for Standard Reference = http://ndb.nal.usda.gov/

認知機能の維持と改善

Alzheimer's Universe = general Website: www.alzu.org
  Nutrition Tracking System Website (AD-NTS):
    http://www.alzheimersdiet.com/alzu/

Therapy for Memory = http://www.therapyformemory.org/

肥満、その他のリスクファクター

Centers for Disease Control and Prevention-BMI Calculator = http://www.cdc.gov/healthyweight/assessing/bmi/

Global Vascular Risk Score Calculator = http://neurology.med.miami.edu/gvr

National Heart, Lung, and Blood Institute(NHLBI) = http://www.nhlbi.nih.gov/health/educational/lose_wt/BMi/bmicalc.htm

介護者サポートプログラムと機関

Family Caregiver Alliance (FCA) = www.caregiver.org

Medicare.gov Home Health Compare = www.medicare.gov/HomeHealthCompare/

サプリメント

Alzheimer's Drug Discovery Foundation-Cognitive Vitality = www.alzdiscovery.org/cognitive-vitality

Carlson Laboratories = www.carlsonlabs.com
CocoaVia = www.cocoavia.com
National Center for Complementary and Integrative Health (NCCIH) = https://nccih.nih.gov/health/providers/digest/alzheimersscience/

〈補遺〉
日本における「認知症」に関わる社会資源
　私たちの誰もが健康長寿を願っていますが、人生100年時代を迎えようとしている今現在、「認知症」を発症する人が急増する可能性が高まっています。「認知症」を患う人は、2025年には約700万人と推定されています。認知症の前段階と考えられている「軽度認知障害（MCI）」（全ての軽度認知症の人が認知症へと進行するわけではありません）を加えると、その数はわが国の人口の1割をはるかに超える可能性があり、認知症対策は公衆衛生における喫緊の重要課題と言えます。
　こうした状況を踏まえ、2015年、厚生労働省は「認知症施策推進総合戦略（通称「新オレンジプラン」）を策定しました。また、2018年2月22日、政府は「もし、家族や自分が認知症になったら知っておきたい認知症のキホン」という広報をオンラインで提供しています。
　(https://www.gov-online.go.jp/useful/article/201308/1.html)
　この広報で、
1．「認知症」ってどんな病気？
2．どんな症状が出るの？
3．予防方法は？　発症したら治らない？
4．家族や周囲はどうすればいいの？
5．高齢でなければ発症しない？
の各項について概説し、自分自身や家族・同僚、友人などの周りの人で「もしかして『認知症』では」と思われる症状に気づいたら、一人で悩まずに専門家などと相談しましょうと、相談先を紹介しています。

その主な相談先として、
- かかりつけ医
- 医療機関の「もの忘れ外来」
- 地域包括支援センター
- 認知症の電話相談（公益社団法人「認知症の人と家族の会」）

を挙げています。

　各自治体も積極的に「認知症」対策の取り組みを行っており、その地方に適した対策をさまざまな形で紹介しています。例えば、東京都の中核市である八王子市は、「八王子市認知症まるごとガイドブック」という小冊子を発行、「八王子市認知症ケアパス」を紹介しています（https://www.city.hachioji.tokyo.jp/kurashi/welfare/004/002/002/p003745_d/fil/ninchisho-carepass.pdf）。このガイドブックでは、「認知症かもしれない」ときに最初に相談する窓口として、

- 専門職による相談窓口：地域包括支援センター（八王子市では「高齢者あんしん相談センター」と読み替えている）、福祉部高齢者福祉課、保健所（保健対策課地域保健担当）、認知症カフェ（ケアラーズカフェわたぼうし）。
- 介護経験のある家族による相談窓口：家族会、公益社団法人認知症の人と家族の会。

を、さらに認知症についての医療の相談窓口として、

- かかりつけ医、八王子市医師会認知症どんとこい相談窓口（D-net）、保健所（保健対策課地域保健担当）、認知症疾患医療センター、若年性認知症総合支援センター（https://www.moth.or.jp/jakunen.html）。

を挙げています。また、認知症初期集中チームを設置している医療機関、国が新オレンジプランで取り組み強化を図っている「若年性認知症」の支援センターの紹介も行っています。

　これらの用語、相談窓口・医療機関などは、読者の方々にとって馴染みがないと思われます。そこで、是非とも知っておいてほしいと思える

用語、相談窓口や医療機関について簡単に解説します。

1. 認知症ケアパス

　地域ごとに、発症予防から人生の最終段階まで、生活機能障害の進行状況に合わせ、いつ、どこで、どのような医療費・介護サービスを受ければよいのか、これらの流れをあらかじめ標準的に示したものです。

2. 地域包括支援センター

　介護・医療・保健・福祉などの側面から高齢者を支える「総合相談窓口」で、2005年の介護保険法改正で制定され、各区市町村に設置されています。センターには、保健師、主任ケアマネジャー、社会福祉士が置かれ、専門性を生かして相互連携しながら業務にあたります。具体的には、介護サービス、保健福祉サービス、日常生活支援などの相談に応じたり、介護保険の申請窓口も担っています。本センターは、市町村事業である地域支援事業を行う機関ですが、外部委託も可能であって、社会福祉法人、社会福祉協議会、民間企業などが運営しているケースもあります。1つの地域包括支援センターは、人口2～3万人の日常生活圏域（多くの場合、各中学校区域）を担当します。

3. オレンジカフェ（「認知症カフェ」などとも読み替えられている）

　認知症の人とその家族、地域住民の人たちや専門職の人たちなど、誰でも参加でき、集う場所です。気軽にお茶を飲みながら、認知症に関する相談・意見交換を行ったり、認知症に限らずその地域の高齢者の問題の相談に乗ったりする、現代版の「井戸端会議」の場所です。

4. 公益社団法人　認知症の人と家族の会

　（www.alzheimer.or.jp）

　1980年、京都府で任意団体の「呆け老人をかかえる家族の会」として設立、1994年に「社団法人呆け老人をかかえる家族の会」、2006年に現名称の「認知症の人と家族の会」に改称、2010年に公益社団法人化されました。2019年2月末現在、47都道府県に支部を

持っています。認知症に関する相談受け付けや、会報誌やセミナーによる情報の発信を行っています。また、認知症で悩める人同士が交流し、情報交換を行う機会を提供するのも家族の会の役割の一つです。
5. 認知症疾患医療センター

　厚労省が2008年から設置を推進している「認知症の人や家族が安心できる生活」を支援するために、都道府県および指定都市が指定する認知症専門の医療機関です。かかりつけ医や介護・福祉施設、地方自治体とも連携し、地域の中で認知症の方やその家族に、適切な専門医療を提供する役割を担っています。一定の要件を満たした医療機関が「認知症疾患医療センター」として認定されており、もの忘れ相談から診断、治療、介護保険申請の相談まで、ワンストップで支援する役割を担い、地域に根付いた活動を行っています。認知症疾患医療センターは、その規模などにより以下の3つに分類されます。

・基幹型

　　主に総合病院。検査機器・入院設備などが整っており、周辺症状（BPSD）や合併症に対応できる施設です。

・地域型

　　単科精神科病院など。基幹型と同等の人員を確保しており、CT以外の検査機器や入院体制は、他の医療機関との連携体制で対応します。

・連携型（診療型）

　　クリニックなど。独自の検査や入院設備がない代わりに、急性期への対応ができる他の医療機関との連携体制を確保します。

（「日本大百科全書」、「認知症ねっと」を改変）

　地方自治体のウェブサイトには、それぞれの地域の認知症疾患医療センターの案内が載っています。

栄養摂取と活動日誌

　アルツハイマー病の予防と治療のための食生活を紹介した第5章で、私たちは食生活とライフスタイル、そして好みの食べ物と食事を記録するよう勧めました。あなたの活動の経過を記録することは、実践するフードプランがどんなものであれ、とても有益であることが明らかにされています。記録付けは、あなたが何を、どれくらい、どうして食べているかに対する問題意識をすぐに高めてくれます。それは、あなたが、どのような領域を変更する必要があるのかを特定しやすくするのです。例えば、あなたが炭水化物を摂り過ぎていれば、制限すべき（あるいは避けなければならない）食べ物に気付くことができます（さまざまな食べ物の炭水化物総量を一覧表にしてあるウェブサイトのリストがあります（300ページを参照）。加工食品を利用する場合、栄養成分表をチェックしてください）。軽食、食べ物、食事リストの作成を勧めたのは、メニューのアイディアを必要とするときの参考資料とすることができるからです。

　多くの人たちは、以下のような紙のフォーマットに書いて記録したいかもしれません。もしもコンピューターに記録したいのであれば、ウェブサイト「Alzheimer's Universe」にあるAD-NTS（栄養摂取追跡システム）にログオンしてください（問い合わせ先の情報源リストに関しては300ページを参照）。

APT食生活―第1週

　APT生活の第1週では、これまでの食生活とライフスタイルに変更を加えませんが、習慣的に食べている健康に良くない、つまり新たな食生活で制限あるいは避けなければならない軽食と食事を書き留め、また2日間の炭水化物の消費量を検討します。また次週で行うエクササイズを考えて第2週の準備もします。最後に、あなたの体重を記録し、基準体重を設定します。

（訳者注）
以下の記録付けの書式は、見本として掲げています。これを参考に1日の食べ物やエクササイズの行数を増やすなど適宜カスタマイズして使用してください。

- 脳の健康にとって良くない好みの軽食を3つ書いてください（最終的には脳の健康に良い軽食と取り換えます）。

  1.＿＿＿＿＿＿＿＿＿＿＿＿＿＿＿＿＿＿＿＿＿＿＿＿＿＿＿＿＿＿
  2.＿＿＿＿＿＿＿＿＿＿＿＿＿＿＿＿＿＿＿＿＿＿＿＿＿＿＿＿＿＿
  3.＿＿＿＿＿＿＿＿＿＿＿＿＿＿＿＿＿＿＿＿＿＿＿＿＿＿＿＿＿＿

- 脳の健康にとって良くない好みの食事を3つ書いてください（最終的には脳の健康に良い食事と取り換えます）。

  1.＿＿＿＿＿＿＿＿＿＿＿＿＿＿＿＿＿＿＿＿＿＿＿＿＿＿＿＿＿＿
  2.＿＿＿＿＿＿＿＿＿＿＿＿＿＿＿＿＿＿＿＿＿＿＿＿＿＿＿＿＿＿
  3.＿＿＿＿＿＿＿＿＿＿＿＿＿＿＿＿＿＿＿＿＿＿＿＿＿＿＿＿＿＿

- パントリー（食品庫）と冷蔵庫にある脳の健康にとって良くない食べ物を5つ書き出し、食生活を変更するための解決法、例えばそれらを「買う量を抑える」「より健康に良い食べ物に換える」あるいは「台所からなくす」というような方策を考える。

  1.健康に良くない食べ物＿＿＿＿＿＿＿＿＿＿＿＿＿＿＿＿＿＿＿＿

解決法＿＿＿＿＿＿＿＿＿＿＿＿＿＿＿＿＿＿＿＿＿＿＿＿＿＿＿＿＿＿
２．健康に良くない食べ物＿＿＿＿＿＿＿＿＿＿＿＿＿＿＿＿＿＿＿＿＿＿
　　解決法＿＿＿＿＿＿＿＿＿＿＿＿＿＿＿＿＿＿＿＿＿＿＿＿＿＿＿＿＿＿
３．健康に良くない食べ物
　　解決法＿＿＿＿＿＿＿＿＿＿＿＿＿＿＿＿＿＿＿＿＿＿＿＿＿＿＿＿＿＿

- 平日の1日と週末の1日の2日間、あなたが摂る全ての食べ物を記録し、摂取した1人分の食事中の炭水化物の合計（グラム）をメモしてください。そしてその日の炭水化物のグラム数を合計してください。このことは通常摂取している炭水化物の量を意識させることになります。

第1日
食べ物＿＿＿＿＿＿＿＿＿＿＿＿＿＿炭水化物(グラム)＿＿＿＿＿＿＿＿
食べ物＿＿＿＿＿＿＿＿＿＿＿＿＿＿炭水化物(グラム)＿＿＿＿＿＿＿＿
食べ物＿＿＿＿＿＿＿＿＿＿＿＿＿＿炭水化物(グラム)＿＿＿＿＿＿＿＿
　　　　　　　　　　　　　　　　総炭水化物(グラム)＿＿＿＿＿＿＿＿
第2日
食べ物＿＿＿＿＿＿＿＿＿＿＿＿＿＿炭水化物(グラム)＿＿＿＿＿＿＿＿
食べ物＿＿＿＿＿＿＿＿＿＿＿＿＿＿炭水化物(グラム)＿＿＿＿＿＿＿＿
食べ物＿＿＿＿＿＿＿＿＿＿＿＿＿＿炭水化物(グラム)＿＿＿＿＿＿＿＿
　　　　　　　　　　　　　　　　総炭水化物(グラム)＿＿＿＿＿＿＿＿

- 週3回、1回に少なくとも20分行ったいくつかのエクササイズを記録してください。

エクササイズ1＿＿＿＿＿＿＿＿＿＿＿＿＿＿＿＿＿＿＿＿＿＿＿＿＿＿
エクササイズ2＿＿＿＿＿＿＿＿＿＿＿＿＿＿＿＿＿＿＿＿＿＿＿＿＿＿

あなたの基準体重を設定するために体重を記録してください。
　　＿＿＿＿＿＿＿＿＿キログラム

APT食生活―第2週

　第2週では、APT食生活の実践とライフスタイルの修正を開始します。以下に述べるように、第2週の指針に従っていることを点検するために炭水化物の摂取状況の経過を記録してください。エクササイズのセッション、あなたが選んだ脳を活性化する活動、そしてやろうと決断したストレスを軽減する活動も記録してください。脳を健康に保つ食事と軽食に関わる新たなアイディアを考える場合、それらを日誌（第2週目の日誌の末部を参照）に書くことを勧めます。それによって何か良いアイディアが必要なときはいつでもメモを参照できます。

（訳者注）
以下の記録付けの書式は、見本として掲げています。これを参考に1日の食べ物やエクササイズの行数を増やすなど適宜カスタマイズして使用してください。

- 第2週は毎日、食べ物と、その炭水化物の総量を共に記録してください。1日の炭水化物の摂取状況を追跡することで、第2週目の上限である140〜160グラムを守ることができるでしょう。1日の終わりに、炭水化物の総量を記録してください。

日曜日
食べ物＿＿＿＿＿＿＿＿＿＿＿＿＿＿＿炭水化物(グラム)＿＿＿＿＿＿＿
食べ物＿＿＿＿＿＿＿＿＿＿＿＿＿＿＿炭水化物(グラム)＿＿＿＿＿＿＿
食べ物＿＿＿＿＿＿＿＿＿＿＿＿＿＿＿炭水化物(グラム)＿＿＿＿＿＿＿
　　　　　　　　　　　　　　　　　総炭水化物(グラム)＿＿＿＿＿＿＿

月曜日
食べ物＿＿＿＿＿＿＿＿＿＿＿＿＿＿＿炭水化物(グラム)＿＿＿＿＿＿＿
食べ物＿＿＿＿＿＿＿＿＿＿＿＿＿＿＿炭水化物(グラム)＿＿＿＿＿＿＿
食べ物＿＿＿＿＿＿＿＿＿＿＿＿＿＿＿炭水化物(グラム)＿＿＿＿＿＿＿
　　　　　　　　　　　　　　　　　総炭水化物(グラム)＿＿＿＿＿＿＿

火曜日

食べ物_____炭水化物(グラム)_____
食べ物_____炭水化物(グラム)_____
食べ物_____炭水化物(グラム)_____
　　　　　　　　　　　　　　総炭水化物(グラム)_____

水曜日
食べ物_____炭水化物(グラム)_____
食べ物_____炭水化物(グラム)_____
食べ物_____炭水化物(グラム)_____
　　　　　　　　　　　　　　総炭水化物(グラム)_____

木曜日
食べ物_____炭水化物(グラム)_____
食べ物_____炭水化物(グラム)_____
食べ物_____炭水化物(グラム)_____
　　　　　　　　　　　　　　総炭水化物(グラム)_____

金曜日
食べ物_____炭水化物(グラム)_____
食べ物_____炭水化物(グラム)_____
食べ物_____炭水化物(グラム)_____
　　　　　　　　　　　　　　総炭水化物(グラム)_____

土曜日
食べ物_____炭水化物(グラム)_____
食べ物_____炭水化物(グラム)_____
食べ物_____炭水化物(グラム)_____
　　　　　　　　　　　　　　総炭水化物(グラム)_____

- 第2週のエクササイズのセッションを記録してください。

エクササイズ_____時間(分)_____
エクササイズ_____時間(分)_____

- 第2週の脳を活性化する活動を記録してください。
  _____

- 第2週のストレスを軽減する活動を記録してください。
  _____

- これから食べようとする、あるいはすでに食べている脳を健康に保つ軽食と食事に関する新たなアイディアを記録してください。
  朝食_____
  ランチ_____
  夕食_____
  軽食_____

APT食生活—第3週

　第3週では、脳をより健康にするために、食生活の調整を続け（175ページを参照）、第2週における炭水化物の摂取の推移を確認してください。最良の結果を得るために、軽食と食事のための新たなアイディアだけでなく、エクササイズのセッション、脳を活性化する活動、そしてストレスを軽減する活動を記録してください。

（訳者注）
以下の記録付けの書式は、見本として掲げています。これを参考に1日の食べ物やエクササイズの行数を増やすなど適宜カスタマイズして使用してください。

- 第3週は毎日、食べ物と、その炭水化物の総量を共に記録してください。1日の炭水化物の摂取状況を追跡することで、第3週目の上限である140〜160グラムを守ることができるでしょう。1日の終わりに、炭水化物の総量を記録してください。

日曜日
食べ物_____炭水化物(グラム)_____
食べ物_____炭水化物(グラム)_____
食べ物_____炭水化物(グラム)_____
　　　　　　　　　　　　　　　総炭水化物(グラム)_____

月曜日
食べ物_____炭水化物(グラム)_____
食べ物_____炭水化物(グラム)_____
食べ物_____炭水化物(グラム)_____
　　　　　　　　　　　　　　　総炭水化物(グラム)_____

火曜日
食べ物_____炭水化物(グラム)_____
食べ物_____炭水化物(グラム)_____
食べ物_____炭水化物(グラム)_____

　　　　　　　　　　　総炭水化物(グラム)_____

水曜日
食べ物_____炭水化物(グラム)_____
食べ物_____炭水化物(グラム)_____
食べ物_____炭水化物(グラム)_____
　　　　　　　　　　　総炭水化物(グラム)_____

木曜日
食べ物_____炭水化物(グラム)_____
食べ物_____炭水化物(グラム)_____
食べ物_____炭水化物(グラム)_____
　　　　　　　　　　　総炭水化物(グラム)_____

金曜日
食べ物_____炭水化物(グラム)_____
食べ物_____炭水化物(グラム)_____
食べ物_____炭水化物(グラム)_____
　　　　　　　　　　　総炭水化物(グラム)_____

土曜日
食べ物_____炭水化物(グラム)_____
食べ物_____炭水化物(グラム)_____
食べ物_____炭水化物(グラム)_____
　　　　　　　　　　　総炭水化物(グラム)_____

- 第3週のエクササイズのセッションを記録してください。
　エクササイズ_____時間(分)_____
　エクササイズ_____時間(分)_____
　エクササイズ_____時間(分)_____

- 第3週の脳を活性化する活動を記録してください。
　_____

- 第3週のストレスを軽減する活動を記録してください。
  _____

- これから食べようとする、あるいはすでに食べている脳を健康に保つ軽食と食事に関する新たなアイディアを記録してください。
  朝食_____
  ランチ_____
  夕食_____
  軽食_____

APT食生活─第4週

　第4週では、脳をより健康にするために、食生活の調整を続け（179ページを参照）、第3週における炭水化物の摂取の推移を確認してください。最良の結果を得るために、軽食と食事のための新たなアイディアだけでなく、エクササイズのセッション、脳を活性化する活動、そしてストレスを軽減する活動を記録してください。外出中であってもAPT食生活を気軽に実践したければ、あらかじめ用意できる、あるいはレストランやマーケットで購入できるお弁当のアイディアを考えてみましょう。この週の終わりに、理想を言えばあなたがこの食生活を始めたときに使用したのと同じ体重計を使って、再度体重を記録してください。

（訳者注）
以下の記録付けの書式は、見本として掲げています。これを参考に1日の食べ物やエクササイズの行数を増やすなど適宜カスタマイズして使用してください。

- 朝食、ランチ、夕食を外出先で摂取できる脳を健康に保つ食事を2つ（取り換えた食事のほかに）記録してください。これらの食事は自宅から持参したり、またはレストランやマーケットで購入したりできます。

  朝食_____

  _____

  ランチ_____

  _____

  夕食_____

  _____

  軽食_____

  _____

- 第4週は毎日、食べ物と、その炭水化物の総量を共に記録してくだ

さい。1日の炭水化物の摂取状況を追跡することで、第4週目の上限である130〜140グラムを守ることができるでしょう。1日の終わりに、炭水化物の総量を記録してください。

日曜日
食べ物_____炭水化物(グラム)_____
食べ物_____炭水化物(グラム)_____
食べ物_____炭水化物(グラム)_____
　　　　　　　　　　　　　総炭水化物(グラム)_____

月曜日
食べ物_____炭水化物(グラム)_____
食べ物_____炭水化物(グラム)_____
食べ物_____炭水化物(グラム)_____
　　　　　　　　　　　　　総炭水化物(グラム)_____

火曜日
食べ物_____炭水化物(グラム)_____
食べ物_____炭水化物(グラム)_____
食べ物_____炭水化物(グラム)_____
　　　　　　　　　　　　　総炭水化物(グラム)_____

水曜日
食べ物_____炭水化物(グラム)_____
食べ物_____炭水化物(グラム)_____
食べ物_____炭水化物(グラム)_____
　　　　　　　　　　　　　総炭水化物(グラム)_____

木曜日
食べ物_____炭水化物(グラム)_____
食べ物_____炭水化物(グラム)_____
食べ物_____炭水化物(グラム)_____
　　　　　　　　　　　　　総炭水化物(グラム)_____

金曜日

食べ物_____炭水化物(グラム)_____
食べ物_____炭水化物(グラム)_____
食べ物_____炭水化物(グラム)_____
　　　　　　　　　　　　　　　総炭水化物(グラム)_____

土曜日
食べ物_____炭水化物(グラム)_____
食べ物_____炭水化物(グラム)_____
食べ物_____炭水化物(グラム)_____
　　　　　　　　　　　　　　　総炭水化物(グラム)_____

- 第4週のエクササイズのセッションを記録してください。
  エクササイズ_____時間(分)_____
  エクササイズ_____時間(分)_____

- 第4週の脳を活性化する活動を記録してください。
  _____

- 第4週のストレスを軽減する活動を記録してください。
  _____

- これから食べようとする、あるいはすでに食べている脳を健康に保つ軽食と食事に関する新たなアイディアを記録してください。
  朝食_____
  ランチ_____
  夕食_____
  軽食_____

- 第4週の体重を記録してください：
  _____キログラム

APT食生活—第5週

　第5週では、脳をより健康にするために、食生活の調整を続け（184ページを参照）、第4週における炭水化物の摂取状況の推移を確認してください。最良の結果を得るために、軽食と食事のための新たなアイディアだけでなく、エクササイズのセッション、脳を活性化する活動、そしてストレスを軽減する活動を記録してください。

（訳者注）
以下の記録付けの書式は、見本として掲げています。これを参考に1日の食べ物の行数を増やすなど適宜カスタマイズして使用してください。

- 外出先で食事するときの3つの課題と、それぞれの課題に対する可能性のある解決策を2つ書いてください。
  外食の課題1＿＿＿＿＿＿＿＿＿＿＿＿＿＿＿＿＿＿＿＿＿＿＿＿＿＿＿
  可能性のある解決策①＿＿＿＿＿＿＿＿＿＿＿＿＿＿＿＿＿＿＿＿＿＿
  ＿＿＿＿＿＿＿＿＿＿＿＿＿＿＿＿＿＿＿＿＿＿＿＿＿＿＿＿＿＿＿＿
  可能性のある解決策②＿＿＿＿＿＿＿＿＿＿＿＿＿＿＿＿＿＿＿＿＿＿
  ＿＿＿＿＿＿＿＿＿＿＿＿＿＿＿＿＿＿＿＿＿＿＿＿＿＿＿＿＿＿＿＿

  外食の課題2＿＿＿＿＿＿＿＿＿＿＿＿＿＿＿＿＿＿＿＿＿＿＿＿＿＿＿
  可能性のある解決策①＿＿＿＿＿＿＿＿＿＿＿＿＿＿＿＿＿＿＿＿＿＿
  ＿＿＿＿＿＿＿＿＿＿＿＿＿＿＿＿＿＿＿＿＿＿＿＿＿＿＿＿＿＿＿＿
  可能性のある解決策②＿＿＿＿＿＿＿＿＿＿＿＿＿＿＿＿＿＿＿＿＿＿
  ＿＿＿＿＿＿＿＿＿＿＿＿＿＿＿＿＿＿＿＿＿＿＿＿＿＿＿＿＿＿＿＿

  外食に対する課題3＿＿＿＿＿＿＿＿＿＿＿＿＿＿＿＿＿＿＿＿＿＿＿
  可能性のある解決策①＿＿＿＿＿＿＿＿＿＿＿＿＿＿＿＿＿＿＿＿＿＿
  ＿＿＿＿＿＿＿＿＿＿＿＿＿＿＿＿＿＿＿＿＿＿＿＿＿＿＿＿＿＿＿＿
  可能性のある解決策②＿＿＿＿＿＿＿＿＿＿＿＿＿＿＿＿＿＿＿＿＿＿
  ＿＿＿＿＿＿＿＿＿＿＿＿＿＿＿＿＿＿＿＿＿＿＿＿＿＿＿＿＿＿＿＿

用語集・日誌

- 第5週は毎日、食べ物と、その炭水化物の総量を共に記録してください。1日の炭水化物の摂取状況の動きを追跡することで、第5週目の上限である130 〜 140グラムを守ることができるでしょう。1日の終わりに、炭水化物の総量を記録してください。

  日曜日
  食べ物＿＿＿＿＿＿＿＿＿＿＿＿＿＿炭水化物（グラム）＿＿＿＿＿＿＿
  食べ物＿＿＿＿＿＿＿＿＿＿＿＿＿＿炭水化物（グラム）＿＿＿＿＿＿＿
  食べ物＿＿＿＿＿＿＿＿＿＿＿＿＿＿炭水化物（グラム）＿＿＿＿＿＿＿
  　　　　　　　　　　　　　　　　総炭水化物（グラム）＿＿＿＿＿＿＿

  月曜日
  食べ物＿＿＿＿＿＿＿＿＿＿＿＿＿＿炭水化物（グラム）＿＿＿＿＿＿＿
  食べ物＿＿＿＿＿＿＿＿＿＿＿＿＿＿炭水化物（グラム）＿＿＿＿＿＿＿
  食べ物＿＿＿＿＿＿＿＿＿＿＿＿＿＿炭水化物（グラム）＿＿＿＿＿＿＿
  　　　　　　　　　　　　　　　　総炭水化物（グラム）＿＿＿＿＿＿＿

  火曜日
  食べ物＿＿＿＿＿＿＿＿＿＿＿＿＿＿炭水化物（グラム）＿＿＿＿＿＿＿
  食べ物＿＿＿＿＿＿＿＿＿＿＿＿＿＿炭水化物（グラム）＿＿＿＿＿＿＿
  食べ物＿＿＿＿＿＿＿＿＿＿＿＿＿＿炭水化物（グラム）＿＿＿＿＿＿＿
  　　　　　　　　　　　　　　　　総炭水化物（グラム）＿＿＿＿＿＿＿

  水曜日
  食べ物＿＿＿＿＿＿＿＿＿＿＿＿＿＿炭水化物（グラム）＿＿＿＿＿＿＿
  食べ物＿＿＿＿＿＿＿＿＿＿＿＿＿＿炭水化物（グラム）＿＿＿＿＿＿＿
  食べ物＿＿＿＿＿＿＿＿＿＿＿＿＿＿炭水化物（グラム）＿＿＿＿＿＿＿
  　　　　　　　　　　　　　　　　総炭水化物（グラム）＿＿＿＿＿＿＿

  木曜日
  食べ物＿＿＿＿＿＿＿＿＿＿＿＿＿＿炭水化物（グラム）＿＿＿＿＿＿＿
  食べ物＿＿＿＿＿＿＿＿＿＿＿＿＿＿炭水化物（グラム）＿＿＿＿＿＿＿
  食べ物＿＿＿＿＿＿＿＿＿＿＿＿＿＿炭水化物（グラム）＿＿＿＿＿＿＿
  　　　　　　　　　　　　　　　　総炭水化物（グラム）＿＿＿＿＿＿＿

金曜日
食べ物＿＿＿＿＿＿＿＿＿＿＿＿＿＿炭水化物(グラム)＿＿＿＿＿＿＿
食べ物＿＿＿＿＿＿＿＿＿＿＿＿＿＿炭水化物(グラム)＿＿＿＿＿＿＿
食べ物＿＿＿＿＿＿＿＿＿＿＿＿＿＿炭水化物(グラム)＿＿＿＿＿＿＿
　　　　　　　　　　　　　　　　総炭水化物(グラム)＿＿＿＿＿＿＿

土曜日
食べ物＿＿＿＿＿＿＿＿＿＿＿＿＿＿炭水化物(グラム)＿＿＿＿＿＿＿
食べ物＿＿＿＿＿＿＿＿＿＿＿＿＿＿炭水化物(グラム)＿＿＿＿＿＿＿
食べ物＿＿＿＿＿＿＿＿＿＿＿＿＿＿炭水化物(グラム)＿＿＿＿＿＿＿
　　　　　　　　　　　　　　　　総炭水化物(グラム)＿＿＿＿＿＿＿

- 第5週のエクササイズのセッションを記録してください。
  エクササイズ＿＿＿＿＿＿＿＿＿＿＿＿＿＿＿時間(分)＿＿＿＿＿＿
  エクササイズ＿＿＿＿＿＿＿＿＿＿＿＿＿＿＿時間(分)＿＿＿＿＿＿
  エクササイズ＿＿＿＿＿＿＿＿＿＿＿＿＿＿＿時間(分)＿＿＿＿＿＿

- 第5週の脳を活性化する活動を記録してください。
  ＿＿＿＿＿＿＿＿＿＿＿＿＿＿＿＿＿＿＿＿＿＿＿＿＿＿＿＿＿＿＿＿

- 第5週のストレスを軽減する活動を記録してください。
  ＿＿＿＿＿＿＿＿＿＿＿＿＿＿＿＿＿＿＿＿＿＿＿＿＿＿＿＿＿＿＿＿

- これから食べようとする、あるいはすでに食べている脳を健康に保つ軽食と食事に関する新たなアイディアを記録してください。
  朝食＿＿＿＿＿＿＿＿＿＿＿＿＿＿＿＿＿＿＿＿＿＿＿＿＿＿＿＿＿＿
  ランチ＿＿＿＿＿＿＿＿＿＿＿＿＿＿＿＿＿＿＿＿＿＿＿＿＿＿＿＿＿
  夕食＿＿＿＿＿＿＿＿＿＿＿＿＿＿＿＿＿＿＿＿＿＿＿＿＿＿＿＿＿＿
  軽食＿＿＿＿＿＿＿＿＿＿＿＿＿＿＿＿＿＿＿＿＿＿＿＿＿＿＿＿＿＿

APT食生活―第6週

　第6週では、脳をより健康にするための調整を続け（188ページを参照）、第5週における炭水化物の摂取の推移を確認してください。最良の結果を得るために、軽食と食事のための新たなアイディアだけでなく、エクササイズのセッション、脳を活性化する活動、そしてストレスを軽減する活動を記録してください。

（訳者注）
以下の記録付けの書式は、見本として掲げています。これを参考に1日の食べ物やエクササイズの行数を増やすなど適宜カスタマイズして使用してください。

- 第6週は毎日、食べ物と、その炭水化物の総量を共に記録してください。1日の炭水化物の摂取状況を追跡することで、第6週目の上限である120〜130グラムを守ることができるでしょう。1日の終わりに、炭水化物の総量を記録してください。

  日曜日
  食べ物_____炭水化物(グラム)_____
  食べ物_____炭水化物(グラム)_____
  食べ物_____炭水化物(グラム)_____
  　　　　　　　　　　　　　　総炭水化物(グラム)_____
  月曜日
  食べ物_____炭水化物(グラム)_____
  食べ物_____炭水化物(グラム)_____
  食べ物_____炭水化物(グラム)_____
  　　　　　　　　　　　　　　総炭水化物(グラム)_____
  火曜日
  食べ物_____炭水化物(グラム)_____
  食べ物_____炭水化物(グラム)_____
  食べ物_____炭水化物(グラム)_____

　　　　　　　　　　　総炭水化物(グラム)＿＿＿＿＿＿

水曜日
食べ物＿＿＿＿＿＿＿＿＿＿炭水化物(グラム)＿＿＿＿＿＿
食べ物＿＿＿＿＿＿＿＿＿＿炭水化物(グラム)＿＿＿＿＿＿
食べ物＿＿＿＿＿＿＿＿＿＿炭水化物(グラム)＿＿＿＿＿＿
　　　　　　　　　　　総炭水化物(グラム)＿＿＿＿＿＿

木曜日
食べ物＿＿＿＿＿＿＿＿＿＿炭水化物(グラム)＿＿＿＿＿＿
食べ物＿＿＿＿＿＿＿＿＿＿炭水化物(グラム)＿＿＿＿＿＿
食べ物＿＿＿＿＿＿＿＿＿＿炭水化物(グラム)＿＿＿＿＿＿
　　　　　　　　　　　総炭水化物(グラム)＿＿＿＿＿＿

金曜日
食べ物＿＿＿＿＿＿＿＿＿＿炭水化物(グラム)＿＿＿＿＿＿
食べ物＿＿＿＿＿＿＿＿＿＿炭水化物(グラム)＿＿＿＿＿＿
食べ物＿＿＿＿＿＿＿＿＿＿炭水化物(グラム)＿＿＿＿＿＿
　　　　　　　　　　　総炭水化物(グラム)＿＿＿＿＿＿

土曜日
食べ物＿＿＿＿＿＿＿＿＿＿炭水化物(グラム)＿＿＿＿＿＿
食べ物＿＿＿＿＿＿＿＿＿＿炭水化物(グラム)＿＿＿＿＿＿
食べ物＿＿＿＿＿＿＿＿＿＿炭水化物(グラム)＿＿＿＿＿＿
　　　　　　　　　　　総炭水化物(グラム)＿＿＿＿＿＿

- 第6週のエクササイズのセッションを記録してください。
  エクササイズ＿＿＿＿＿＿＿＿＿＿時間(分)＿＿＿＿＿＿
  エクササイズ＿＿＿＿＿＿＿＿＿＿時間(分)＿＿＿＿＿＿
  エクササイズ＿＿＿＿＿＿＿＿＿＿時間(分)＿＿＿＿＿＿

- 第6週の脳を活性化する活動を記録してください。
  ＿＿＿＿＿＿＿＿＿＿＿＿＿＿＿＿＿＿＿＿＿＿＿＿＿＿

- 第6週のストレスを軽減する活動を記録してください。
  _____

- これから食べようとする、あるいはすでに食べている脳を健康に保つ軽食と食事に関する新たなアイディアを記録してください。
  朝食_____
  ランチ_____
  夕食_____
  軽食_____

APT食生活—第7週

　第7週では、脳をより健康にするために、食生活の調整を続け（192ページを参照）、第6週における炭水化物の摂取の推移を確認してください。最良の結果を得るために、軽食と食事のための新たなアイディアだけでなく、エクササイズのセッション、脳を活性化する活動、そしてストレスを軽減する活動を記録してください。この週の終わりに、理想を言えばあなたがこの食生活を始めたときと第4週で使用したのと同じ体重計を使って、再度体重を記録してください。

（訳者注）
以下の記録付けの書式は、見本として掲げています。これを参考に1日の食べ物やエクササイズの行数を増やすなど適宜カスタマイズして使用してください。

- 第7週は毎日、食べ物と、その炭水化物の総量を共に記録してください。1日の炭水化物の摂取状況を追跡することで、第7週目の上限である120〜130グラムを守ることができるでしょう。1日の終わりに、炭水化物の総量を記録してください。

　日曜日
　食べ物_____炭水化物（グラム）_____
　食べ物_____炭水化物（グラム）_____
　食べ物_____炭水化物（グラム）_____
　　　　　　　　　　　総炭水化物（グラム）_____

　月曜日
　食べ物_____炭水化物（グラム）_____
　食べ物_____炭水化物（グラム）_____
　食べ物_____炭水化物（グラム）_____
　　　　　　　　　　　総炭水化物（グラム）_____

　火曜日
　食べ物_____炭水化物（グラム）_____

食べ物_____炭水化物(グラム)_____
食べ物_____炭水化物(グラム)_____
　　　　　　　　　　　　　　　　総炭水化物(グラム)_____

水曜日
食べ物_____炭水化物(グラム)_____
食べ物_____炭水化物(グラム)_____
食べ物_____炭水化物(グラム)_____
　　　　　　　　　　　　　　　　総炭水化物(グラム)_____

木曜日
食べ物_____炭水化物(グラム)_____
食べ物_____炭水化物(グラム)_____
食べ物_____炭水化物(グラム)_____
　　　　　　　　　　　　　　　　総炭水化物(グラム)_____

金曜日
食べ物_____炭水化物(グラム)_____
食べ物_____炭水化物(グラム)_____
食べ物_____炭水化物(グラム)_____
　　　　　　　　　　　　　　　　総炭水化物(グラム)_____

土曜日
食べ物_____炭水化物(グラム)_____
食べ物_____炭水化物(グラム)_____
食べ物_____炭水化物(グラム)_____
　　　　　　　　　　　　　　　　総炭水化物(グラム)_____

- 第7週のエクササイズのセッションを記録してください。
　エクササイズ_____時間(分)_____
　エクササイズ_____時間(分)_____
　エクササイズ_____時間(分)_____

- 第 7 週の脳が活性化する活動を記録してください。
  _____

- 第 7 週のストレスを軽減する活動を記録してください。
  _____

- これから食べようとする、あるいはすでに食べている脳を健康に保つ軽食と食事に関する新たなアイディアを記録してください。
  朝食_____
  ランチ_____
  夕食_____
  軽食_____

- 第 7 週の体重を記録してください：
  _____キログラム

APT食生活—第8週

　第8週では、食生活がより脳の健康に良くなるための調整を続け(196ページの詳細を参照)、第7週を通してずっと行った炭水化物の摂取の推移を確認してください。最良の結果を得るために、軽食と食事のための何か新たなアイディアだけでなく、エクササイズのセッション、脳が関わる活動、そしてストレスを軽減する活動を記録してください。

(訳者注)
以下の記録付けの書式は、見本として掲げています。これを参考に1日の食べ物やエクササイズの行数を増やすなど適宜カスタマイズして使用してください。

- 第8週は毎日、食べ物と、その炭水化物の総量を共に記録してください。1日の炭水化物の摂取状況を追跡することで、第3週目の上限である110〜120グラムを守ることができるでしょう。1日の終わりに、炭水化物の総量を記録してください。

　日曜日
　食べ物_____炭水化物(グラム)_____
　食べ物_____炭水化物(グラム)_____
　食べ物_____炭水化物(グラム)_____
　　　　　　　　　　　　　　　　総炭水化物(グラム)_____

　月曜日
　食べ物_____炭水化物(グラム)_____
　食べ物_____炭水化物(グラム)_____
　食べ物_____炭水化物(グラム)_____
　　　　　　　　　　　　　　　　総炭水化物(グラム)_____

　火曜日
　食べ物_____炭水化物(グラム)_____
　食べ物_____炭水化物(グラム)_____
　食べ物_____炭水化物(グラム)_____

　　　　　　　　　　　総炭水化物（グラム）＿＿＿＿＿＿

水曜日
食べ物＿＿＿＿＿＿＿＿＿＿＿炭水化物（グラム）＿＿＿＿＿＿
食べ物＿＿＿＿＿＿＿＿＿＿＿炭水化物（グラム）＿＿＿＿＿＿
食べ物＿＿＿＿＿＿＿＿＿＿＿炭水化物（グラム）＿＿＿＿＿＿
　　　　　　　　　　　総炭水化物（グラム）＿＿＿＿＿＿

木曜日
食べ物＿＿＿＿＿＿＿＿＿＿＿炭水化物（グラム）＿＿＿＿＿＿
食べ物＿＿＿＿＿＿＿＿＿＿＿炭水化物（グラム）＿＿＿＿＿＿
食べ物＿＿＿＿＿＿＿＿＿＿＿炭水化物（グラム）＿＿＿＿＿＿
　　　　　　　　　　　総炭水化物（グラム）＿＿＿＿＿＿

金曜日
食べ物＿＿＿＿＿＿＿＿＿＿＿炭水化物（グラム）＿＿＿＿＿＿
食べ物＿＿＿＿＿＿＿＿＿＿＿炭水化物（グラム）＿＿＿＿＿＿
食べ物＿＿＿＿＿＿＿＿＿＿＿炭水化物（グラム）＿＿＿＿＿＿
　　　　　　　　　　　総炭水化物（グラム）＿＿＿＿＿＿

土曜日
食べ物＿＿＿＿＿＿＿＿＿＿＿炭水化物（グラム）＿＿＿＿＿＿
食べ物＿＿＿＿＿＿＿＿＿＿＿炭水化物（グラム）＿＿＿＿＿＿
食べ物＿＿＿＿＿＿＿＿＿＿＿炭水化物（グラム）＿＿＿＿＿＿
　　　　　　　　　　　総炭水化物（グラム）＿＿＿＿＿＿

- 第8週のエクササイズのセッションを記録してください。
　エクササイズ＿＿＿＿＿＿＿＿＿＿＿時間(分)＿＿＿＿＿＿
　エクササイズ＿＿＿＿＿＿＿＿＿＿＿時間(分)＿＿＿＿＿＿
　エクササイズ＿＿＿＿＿＿＿＿＿＿＿時間(分)＿＿＿＿＿＿

- 第8週の脳を活性化する活動を記録してください。
　＿＿＿＿＿＿＿＿＿＿＿＿＿＿＿＿＿＿＿＿＿＿＿＿＿＿＿

- 第8週のストレスを軽減する活動を記録してください。
  _____

- これから食べようとする、あるいはすでに食べている脳を健康に保つ軽食と食事に関する新たなアイディアを記録してください。
  朝食_____
  ランチ_____
  夕食_____
  軽食_____

APT食生活―第9週

　第9週では、APT食生活の最後の調整をします（200ページを参照）。最終となるこの週に、毎日の炭水化物の摂取の推移を確認し、1日の終わりにそれらを合計します。これまでの週と同じく、軽食と食事のための新たなアイディアだけでなく、エクササイズのセッション、脳を活性化する活動、そしてストレスを軽減する活動を記録してください。あなたが過去数週間もっとも楽しめた軽食と食事の一覧表を作りましょう。これは、脳を健康に保つ食生活の実践を続けるなかで、メニューのアイディアを考えるときの参考にすることができます。

（訳者注）
以下の記録付けの書式は、見本として掲げています。これを参考に1日の食べ物やエクササイズの行数を増やすなど適宜カスタマイズして使用してください。

好みの軽食（10種類）

1.＿＿＿＿＿＿＿＿＿＿＿　　2.＿＿＿＿＿＿＿＿＿＿＿
3.＿＿＿＿＿＿＿＿＿＿＿　　4.＿＿＿＿＿＿＿＿＿＿＿
5.＿＿＿＿＿＿＿＿＿＿＿　　6.＿＿＿＿＿＿＿＿＿＿＿
7.＿＿＿＿＿＿＿＿＿＿＿　　8.＿＿＿＿＿＿＿＿＿＿＿
9.＿＿＿＿＿＿＿＿＿＿＿　　10.＿＿＿＿＿＿＿＿＿＿

好みの食事（10種類）

1.＿＿＿＿＿＿＿＿＿＿＿　　2.＿＿＿＿＿＿＿＿＿＿＿
3.＿＿＿＿＿＿＿＿＿＿＿　　4.＿＿＿＿＿＿＿＿＿＿＿
5.＿＿＿＿＿＿＿＿＿＿＿　　6.＿＿＿＿＿＿＿＿＿＿＿
7.＿＿＿＿＿＿＿＿＿＿＿　　8.＿＿＿＿＿＿＿＿＿＿＿
9.＿＿＿＿＿＿＿＿＿＿＿　　10.＿＿＿＿＿＿＿＿＿＿

- 第9週は毎日、食べ物と、その炭水化物の総量を共に記録してくだ

さい。1日の炭水化物の摂取状況を追跡することで、第3週目の上限である100〜120グラムを守ることができるでしょう。1日の終わりに、炭水化物の総量を記録してください。

日曜日
食べ物_____炭水化物(グラム)_____
食べ物_____炭水化物(グラム)_____
食べ物_____炭水化物(グラム)_____
　　　　　　　　　　　　　総炭水化物(グラム)_____

月曜日
食べ物_____炭水化物(グラム)_____
食べ物_____炭水化物(グラム)_____
食べ物_____炭水化物(グラム)_____
　　　　　　　　　　　　　総炭水化物(グラム)_____

火曜日
食べ物_____炭水化物(グラム)_____
食べ物_____炭水化物(グラム)_____
食べ物_____炭水化物(グラム)_____
　　　　　　　　　　　　　総炭水化物(グラム)_____

水曜日
食べ物_____炭水化物(グラム)_____
食べ物_____炭水化物(グラム)_____
食べ物_____炭水化物(グラム)_____
　　　　　　　　　　　　　総炭水化物(グラム)_____

木曜日
食べ物_____炭水化物(グラム)_____
食べ物_____炭水化物(グラム)_____
食べ物_____炭水化物(グラム)_____
　　　　　　　　　　　　　総炭水化物(グラム)_____

金曜日

食べ物_____炭水化物(グラム)_____
食べ物_____炭水化物(グラム)_____
食べ物_____炭水化物(グラム)_____
　　　　　　　　　　　　　　総炭水化物(グラム)_____

土曜日
食べ物_____炭水化物(グラム)_____
食べ物_____炭水化物(グラム)_____
食べ物_____炭水化物(グラム)_____
　　　　　　　　　　　　　　総炭水化物(グラム)_____

- 第9週のエクササイズのセッションを記録してください。
  エクササイズ_____時間(分)_____
  エクササイズ_____時間(分)_____
  エクササイズ_____時間(分)_____

- 第9週の脳を活性化する活動を記録してください。
  _____

- 第9週のストレスを軽減する活動を記録してください。
  _____

- これから食べようとする、あるいはすでに食べている脳を健康に保つ軽食と食事に関する新たなアイディアを記録してください。
  朝食_____
  ランチ_____
  夕食_____
  軽食_____

参考文献

Annweiler, C, DJ Llewellyn, and O Beauchet. "Low serum vitamin D concentra- tions in Alzheimer's disease: a systematic review and meta-analysis." *J Alzheimers Dis*. 2013; 33(3): 659–674.

Apelt, J, G Mehlhorn, and R Schliebs. "Insulin-sensitive GLUT4 glucose transporters are colocalized with GLUT3-expressing cells and demonstrate a chemically distinct neuron-specific localization in rat brain." *J Neurosci Res*. Sep 1999; 57(5): 693–705.

Avena, NM, P Rada, and BG Hoebel. "Sugar and fat bingeing have notable differences in addictive-like behavior." *J Nutr*. Mar 2009; 139(3): 623–628.

Barrios, D, C Greer, RS Isaacson, and CN Ochner. "Evidence surrounding the relation between coffee and cognitive function." *J Food Nutrition*. 2014; 1(1): 002.

Bayer-Carter, JL, et al. "Diet intervention and cerebrospinal fluid biomarkers in amnestic mild cognitive impairment." *Arch Neurol*. Jun 2011; 68(6): 743–752.

Beck, ME. "Dinner preparation in the modern united States." *British Food Journal*. 2007; 109(7): 531–547.

Bherer, L, KI Erickson, and T Liu-Ambrose. "A review of the effects of physical activity and exercise on cognitive and brain functions in older adults." *J Aging Res*. 2013; 2013: 657508.

Buchman, AS, et al. "Total daily physical activity and the risk of AD and cognitive decline in older adults." *Neurology*. Apr 2012; 78(17): 1323–1329.

Cao, C, et al. "Caffeine suppresses amyloid-beta levels in plasma and brain of Alzheimer's disease transgenic mice." *J Alzheimers* Dis. 2009; 17(3): 681–697.

Cao, C, et al. "High blood caffeine levels in MCI linked to lack of progression to dementia." *J Alzheimers Dis*. 2012; 30(3): 559–572.

Chapman, MJ, et al. "Effect of high-dose pitavastatin on glucose homeostasis in patients at elevated risk of new-onset diabetes: insights from the CAPITAIN and PREVAIL-US studies." *Curr Med Res Opin*. May 2014; 30(5): 775–784.

Connelly, PJ, et al. "A randomised double-blind placebo-controlled trial of folic acid supplementation of cholinesterase inhibitors in Alzheimer's disease." *Int J Geriatr Psychiatry*. Feb 2008; 23(2): 155–160.

Cotman, CW, NC Berchtold, and LA Christie. "Exercise builds brain health: key roles of growth factor cascades and inflammation." *Trends Neurosci.* Sep 2007; 30(9): 464–472.

Cummings, JL, RS Isaacson, FA Schmitt, and DM Velting. "A practical algorithm for managing Alzheimer's disease: what, when, and why?" *Ann Clin Transl Neurol.* Mar 2015; 2(3): 307–323.

Davangere, D, et al. "Olfactory identification deficits predict the transition from MCI to AD in a multi-ethnic community sample." *Alzheimers Dement.* July 2014; 10(4): P803.

de Jager, CA, et al. "Cognitive and clinical outcomes of homocysteine-lowering B-vitamin treatment in mild cognitive impairment: a randomized controlled trial." *Int J Geriatr Psychiatry.* June 2012; 27(6): 592–600.

de Villers-Sidani, E, et al. "Recovery of functional and structural age-related changes in the rat primary auditory cortex with operant training." *Proc Natl Acad Sci U S A.* Aug 2010; 107(31): 13900–13905.

DeSalvo, KB, R Olson, and KO Casavale. "Dietary guidelines for Americans." *JAMA.* Feb 2016; 315(5): 457–458.

Desideri, G, et al. "Benefits in cognitive function, blood pressure, and insulin resistance through cocoa flavanol consumption in elderly subjects with mild cognitive impairment: the Cocoa, Cognition, and Aging (CoCoA) study." *Hypertension.* Sep 2012; 60(3): 794–801.

Deters, F, and MR Mehl. "Does posting Facebook status updates increase or decrease loneliness? An online social networking experiment." *Social Psychological and Personality Science.* Sep 2013; 4(5): 579–586.

Devore, EE, et al. "Dietary intakes of berries and flavonoids in relation to cognitive decline." *Annal Neurol.* July 2012; 72(1): 135–143.

Douaud, G, et al. "Preventing Alzheimer's disease-related gray matter atrophy by B-vitamin treatment." *Proc Natl Acad Sci U S A.* June 2013; 110(23): 9523–9528.

Erickson, KI, et al. "The brain-derived neurotrophic factor Val^{66}Met polymorphism moderates an effect of physical activity on working memory performance." *Psychol Sci.* Sep 2013; 24(9): 1770–1779.

Erickson, KI, et al. "Exercise training increases size of hippocampus and improves memory." *PNAS.* Jan 2011; 108(7): 3017–3022.

Fahnestock, M, et al. "BDNF increases with behavioral enrichment and an antioxidant diet in the aged dog." *Neurobiol Aging*. Mar 2012; 33(3): 546–554.

Fishel, MA, et al. "Hyperinsulinemia provokes synchronous increases in central inflammation and beta-amyloid in normal adults." *Arch Neurol*. Oct 2005; 62(10): 1539–1544.

Freund-Levi, Y, et al. "Omega-3 fatty acid treatment in 174 patients with mild to moderate Alzheimer disease: OmegAD study: a randomized double-blind trial." *Arch Neurol*. Oct 2006; 63(10): 1402–1408.

Fritsch, T, et al. "Cognitive functioning in healthy aging: the role of reserve and lifestyle factors early in life." *Gerontologist*. June 2007; 47(3): 307–322.

Gardener, SL, SR Rainey-Smith, and RN Martins. "Diet and inflammation in Alzheimer's disease and related chronic diseases: a review." *J Alzheimers Dis*. Dec 2015; 50(2): 301–334.

Glazer, H, C Greer, D Barrios, C Ochner, J Galvin, and R Isaacson. "Evidence on diet modification for Alzheimer's disease and mild cognitive impairment." *Neurology*. Apr 2014; 82(10): P5.224.

Green, RC, et al. "Disclosure of APOE genotype for risk of Alzheimer's disease." *N Engl J Med*. July 2009; 361(3): 245–254.

Growdon, ME, et al. "Odor identification and Alzheimer disease biomarkers in clinically normal elderly."*Neurology*. May 2015; 84(21): 2153–2160.

Gruen, I, et al. "Determination of cocoa flavor in chocolate ice creams by descriptive sensory analysis and SPME-GC volatile analysis." *Abstr Pap Am Chem Soc*. 1999; 218: U51.

Gutierrez, J, and R Isaacson. "Prevention of Cognitive Decline." *Handbook on the Neuropsychology of Aging and Dementia*. Ed. Lisa D. Ravdin and Heather L. Katzen. Springer Science & Business Media, LLC, 2013. 167–192. Print.

Hanna-Pladdy, B, and B gajewski. "Recent and past musical activity predicts cognitive aging variability: direct comparison with general lifestyle activities." *Front Hum Neurosci*. July 2012; 6:198.

Hanson, AJ, et al. "Effect of apolipoprotein E genotype and diet on apolipoprotein E lipidation and amyloid peptides: randomized clinical trial." *JAMA Neurol*. Aug 2013; 70(8): 972–980.

Head, D, et al. "Exercise engagement as a moderator of the effects of APOE genotype on amyloid deposition." *Arch Neurol*. May 2012; 69(5): 636–643.

Henderson, ST, et al. "Study of ketogenic agent AC-1202 in mild to moderate Alzheimer's disease: a randomized, double-blind, placebo-controlled, multi-center trial." *Nutr Metab*. Aug 2009; 6: 31.

Hites, R, et al. "Global assessment of organic contaminants in farmed salmon." *Science*. Jan 2004; 303(5655): 226-229.

Hye, A, et al. "Plasma proteins predict conversion to dementia from prodromal disease." *Alzheimers Dement*. Nov 2014; 10(6): 799-807.

Ifland, JR, et al. "Refined food addiction: a classic substance use disorder." *Med Hypotheses*. May 2009; 72(5): 518-526.

Isaacson, RS, N Haynes, A Seifan, D Larsen, S Christiansen, JC Berger, JE Safdieh, AM Lunde, A Luo, M Kramps, M Mcinnis, and CN Ochner. "Alzheimer's prevention education: if we build it, will they come?" *J Prev Alz Dis*. Sep 2014; 1(2): 91-98.

Isaacson, RS, RD Khan, and CN Ochner. "Alzheimer's diet modification: a web-based nutrition tracking system for patient management and outcomes research." *J Nutrition Health & Aging*. Nov 2012; 16(9).

Jernerén, F, et al. "Brain atrophy in cognitively impaired elderly: the importance of long-chain w-3 fatty acids and B vitamin status in a randomized controlled trial." *Am J Clin Nutr*. July 2015; 102(1): 215-221.

Kanai, R, et al. "Online social network size is reflected in human brain structure." *Proc Biol Sci*. Apr 2012; 279(1732): 1327-1334.

Kerbage, Charles, et al. "Detection of ligand bound to beta amyloid in the lenses of human eyes." *Alzheimers Dement*. July 2014; 10(4): P173.

Kim, SY, J Karlawish, and BE Berkman. "Ethics of genetic and biomarker test disclosures in neurodegenerative disease prevention trials." *Neurology*. Apr 2015; 84(14): 1488-1494.

Kivipelto, M, et al. "The Finnish Geriatric intervention Study to Prevent Cognitive Impairment and Disability (FINGER): study design and progress." *Alzheimers Dement*. Nov 2013; 9(6): 657-665.

Kliegel, M, D Zimprich, and C Rott. "Life-long intellectual activities mediate the predictive effect of early education on cognitive impairment in centenarians: a retrospective study." *Aging Ment Health*. Sep 2004; 8(5): 430-437.

Kraus, N. "Biological impact of music and software-based auditory training." *J Commun

Disord. Nov–Dec 2012; 45(6): 403–410.

Krikorian, R, et al. "Dietary ketosis enhances memory in mild cognitive impairment." *Neurobiol Aging.* Feb 2012; 33(2): 425.e19–27.

Leckie, RL, et al. "Potential moderators of physical activity on brain health." *J Aging Res.* 2012; 2012:948981.

Littlejohns, TJ, et al. "Vitamin D and dementia." *J Prev Alz Dis.* 2016; 3(1): 43–52.

Martin, B, MP Mattson, and S Maudsley. "Caloric restriction and intermittent fasting: two potential diets for successful brain aging." *Ageing Res Rev.* Aug 2006; 5(3): 332–353.

Mattson, MP, et al. "Meal frequency and timing in health and disease." *Proc Natl Acad Sci U S A.* Nov 2014; 111(47): 16647–16653.

Milgram, NW, et al. "Learning ability in aged beagle dogs is preserved by behavioral enrichment and dietary fortification: a two-year longitudinal study." *Neurobiol Aging.* Jan 2005; 26(1): 77–90.

Morris, MC, et al. "Association of seafood consumption, brain mercury level, and APOEε4 status with brain neuropathology in older adults." *JAMA.* Feb 2016; 315(5): 489–497.

Morris, MC, et al. "MIND diet associated with reduced incidence of Alzheimer's disease." *Alzheimers Dement.* Sep 2015; 11(9): 1007–1014.

Morris, MC, et al. "MIND diet slows cognitive decline with aging." *Alzheimers Dement.* Sep 2015; 11(9): 1015–1022.

Mosconi, L, and PF McHugh. "Let food be thy medicine: diet, nutrition, and biomarkers' risk of Alzheimer's disease." *Curr Nutr Rep.* June 2015; 4(2): 126–135.

Naderali, EK, SH Ratcliffe, and MC Dale. "Obesity and Alzheimer's disease: a link between body weight and cognitive function in old age." *Am J Alzheimers Dis Other Demen.* Dec 2009–Jan 2010; 24(6): 445–449.

Neafsey, EJ, and MA Collins. "Moderate alcohol consumption and cognitive risk." *Neuropsychiatr Dis Treat.* 2011; 7: 465–484.

Ngandu, T, et al. "A 2 year multidomain intervention of diet, exercise, cognitive training, and vascular risk monitoring versus control to prevent cognitive decline in at-risk elderly people (FINGER): a randomised controlled trial." *Lancet.* June 2015; 385(9984): 2255–2263.

Norton, S, et al. "Potential for primary prevention of Alzheimer's disease: an analysis of population-based data." *Lancet Neurology*. Aug 2014; 13(8): 788–794.

Oboudiyat, C, H Glazer, A Seifan, C greer, and RS Isaacson. "Alzheimer's disease." Semin Neurol. Sep 2013; 33(4): 313–329.

Padilla, C, and R Isaacson. "Genetics of dementia." *Continuum*. Apr 2011; 17(2 Neurogenetics): 326–342.

Paganini-Hill, A, CH Kawas, and MM Corrada. "Lifestyle factors and dementia in the oldest-old: The 90+ Study." *Alzheimer Dis Assoc Disord*. Mar 2015.

Pasinetti, FM, et al. "Roles of resveratrol and other grape-derived polyphenols in Alzheimer's disease prevention and treatment." *Biochim Biophys Acta*. June 2015; 1852(6): 1202–1208.

Patterson, CE, SA Todd, and AP Passmore. "Effect of apolipoprotein E and butyrylcholinesterase genotypes on cognitive response to cholinesterase inhibitor treatment at different stages of Alzheimer's disease." *Pharmacogenomics J*. Dec 2011; 11(6): 444–450.

Pop, V, et al. "Synergistic effects of long-term antioxidant diet and behavioral enrichment on beta-amyloid load and non-amyloidogenic processing in aged canines." *J Neurosci*. July 2010; 30(29): 9831–9839.

Quinn, JF, et al. "A clinical trial of docosahexanoic acid (DHA) for the treatment of Alzheimer's disease." *Alzheimers Dement*. July 2009; 5(4): P84.

Quinn, JF, et al. "Docosahexaenoic acid supplementation and cognitive decline in Alzheimer disease: a randomized trial." *JAMA*. Nov 2010; 304(17): 1903–1911.

Rada, P, NM Avena, and BG Hoebel. "Daily bingeing on sugar repeatedly releases dopamine in the accumbens shell." *Neuroscience*. 2005; 134(3): 737–744.

Read, S, P Wu, and M Biscow. "Sustained 4-year cognitive and functional response in early Alzheimer's disease with pioglitazone." *J Am Geriatr Soc*. Mar 2014; 62(3): 584–586.

Reas, ET, et al. "Moderate, regular alcohol consumption is associated with higher cognitive function in older community-dwelling adults." *J Prev Alz Dis*. 2016; 3(1).

Reed, BR, et al. "Cognitive activities during adulthood are more important than education in building reserve." *J Int Neuropsychol Soc*. July 2011; 17(4): 615–624.

Reger, MA, et al. "Effects of beta-hydroxybutyrate on cognition in memory-impaired adults." *Neurobiol Aging*. Mar 2004; 25(3): 311–314.

Richardson, JR, et al. "Elevated serum pesticide levels and risk for Alzheimer disease."

JAMA Neurol. Mar 2014; 71(3): 284-290.

Ringman, JM, et al. "Oral curcumin for Alzheimer's disease: tolerability and efficacy in a 24-week randomized, double blind, placebo-controlled study." *Alzheimers Res Ther.* Oct 2012; 4(5): 43.

Roberts, RO, et al. "Relative intake of macronutrients impacts risk of mild cognitive impairment or dementia." J Alzheimers Dis. Jan 2012; 32(2): 329-339.

Rouch, L, et al. "Antihypertensive drugs, prevention of cognitive decline and dementia: a systematic review of observational studies, randomized controlled trials and meta-analyses, with discussion of potential mechanisms." *CNS Drugs.* Feb 2015; 29(2): 113-130.

Ssrkämö, T, et al. "Cognitive, emotional, and social benefits of regular musical activities in early dementia: randomized controlled study." *Gerontologist.* Aug 2014; 54(4): 634-650.

Satizabal, CL, et al. "Temporal trends in dementia incidence in the Framingham study." *Alzheimers Dement.* July 2014; 10(4): P296.

Scarmeas, N, et al. "Mediterranean diet and mild cognitive impairment." *Arch Neurol.* Feb 2009; 66(2): 216-225.

Seifan, A, and RS Isaacson. "The Alzheimer's Prevention Clinic at Weill Cornell Medicine and Newyork-Presbyterian: risk stratification and personalized early intervention." *J Prev Alz Dis.* Oct 2015; 2(4): 254-266.

Smith, AD, and K yaffe. "Dementia (including Alzheimer's disease) can be prevented: statement supported by international experts." *J Alzheimers Dis.* 2014; 38(4): 699-703.

Smith, AD, et al. "Homocysteine-lowering by B vitamins slows the rate of accelerated brain atrophy in mild cognitive impairment: a randomized controlled trial." *PLoS One.* Sep 2010; 5(9): e12244.

Smith, JC, et al. "Physical activity reduces hippocampal atrophy in elders at genetic risk for Alzheimer's disease." *Front Aging Neurosci.* 2014; 6: 61.

Smith, PJ, and JA Blumenthal. "Dietary factors and cognitive decline." *J Prev Alz Dis.* 2016; 3(1): 53-64.

Sparks, DL, et al. "Circulating cholesterol levels, apolipoprotein E genotype and dementia severity influence the benefit of atorvastatin treatment in Alzheimer's disease: results of the Alzheimer's Disease Cholesterol-Lowering Treatment

(ADCLT) trial." *Acta Neurol Scand Suppl.* 2006; 185: 3-7.

Sperling, R, E Mormino, and K Johnson. "The evolution of preclinical Alzheimer's disease: implications for prevention trials." *Neuron.* Nov 2014; 84(3): 608-622.

Sperling, RA, et al. "Toward defining the preclinical stages of Alzheimer's disease: recommendations from the National Institute on Aging-Alzheimer's Association workgroups on diagnostic guidelines for Alzheimer's disease." *Alzheimers Dement.* May 2011; 7(3): 280-292.

US Department of Health and Human Services. "2015-2020 Dietary guidelines for Americans, 8th edition." Office of Disease Prevention and Health Promotion. Dec 2015. www.health.gov/DietaryGuidelines/2015/Guidelines.

Vellas, B, et al. "Long-term use of standardised Ginkgo biloba extract for the prevention of Alzheimer's disease (GuidAge): a randomised placebo-controlled trial." *Lancet Neurol.* Oct 2012; 11(10): 851-859.

Vellas, B, et al. "MAPT (multi-domain Alzheimer's prevention trial): clinical, biomarkers results and lessons for the future." *J Prev Alz Dis.* 2015; 2(4) 292-293.

Wang, J, et al. "Cocoa extracts reduce oligomerization of amyloid-β: implications for cognitive improvement in Alzheimer's disease." *J Alzheimers Dis.* 2014; 41(2): 643-650.

Wells, RE, et al. "Meditation's impact on default mode network and hippocampus in mild cognitive impairment: a pilot study." *Neurosci Lett.* Nov 2013; 27(556): 15-19.

Whitmer, RA, et al. "Central obesity and increased risk of dementia more than three decades later." *Neurology.* Sep 2008; 71(14): 1057-1064.

Williams, JW, et al. "Preventing Alzheimer's disease and cognitive decline." *Evidence Reports/Technology Assessments.* Apr 2010; 193: 1-727.

Witte, AV, et al. "Effects of resveratrol on memory performance, hippocampal functional connectivity, and glucose metabolism in healthy older adults." *J Neurosci.* June 2014; 34(23): 7862-7870.

World Health Organization. "Q&A on the carcinogenicity of the consumption of red meat and processed meat." online Q&A. october 2015.

Yurko-Mauro, K, et al. "Beneficial effects of docosahexaenoic acid on cognition in age-related cognitive decline." *Alzheimers Dement.* Nov 2010; 6(6): 456-464.

著者のプロフィール

リチャード・S・イサクソン博士（Richard S. Isaacson, MD）

　ミズーリ州立大学カンザスシティ医科大学から学士号と医学博士号を授与された。ベス・イスラエル・ディーコネス医療センター／ハーバード医科大学で神経学、またフロリダ州マイアミビーチのマウント・シナイ医療センターで医学研修期間を終えた。

　フロリダ州マウント・シナイ医療センターの、アルツハイマー病と記憶障害のためのウィーンセンターで准医療ディレクターとして、またマイアミミラー医科大学で神経学講座の臨床准教授、マックナイト脳研究所教育担当副委員長、教育担当ディレクターとして勤務した。ウイルコーネル医学およびニューヨーク長老派病院アルツハイマー病予防クリニックの創設者兼ディレクターであり、現在は神経学の准教授と神経学研修医トレーニングプログラムのディレクターとして勤務している。

　イサクソン博士は、もっぱらアルツハイマー病のリスク削減と治療、アルツハイマー病による軽度認知障害、発症前のアルツハイマー病を専門に研究している。研究は主にアルツハイマー病治療に対する食事介入に関する栄養学、実践、評価が中心。最近の取り組みは、ウェブサイト「Alzheimer's Universe」（www.alzu.org）で、一般に公開されているアルツハイマー病予防と治療に関する大掛かりなオンライン教育ポータルサイトを開発している。alzu.orgは「Journal of Preventation of Alzheimer's disease」で発表された成果をもとにアルツハイマー病に関する知識を大いに向上することで知られ、36カ国で15万人以上が利用している。『Alzheimer's Treatment Alzheimer's Preventaion: A Patient and Famly Guide』の著者でもある。

クリストファー・N・オクナー博士（Christopher N. Ochner, PhD）

　ニューヨーク州コロンビア大学で心理学と生物統計学の修士過程を修

了し、ペンシルベニア州フィラデルフィアのドレクセル大学で臨床心理学の博士号を取得。その後、NIH（アメリカ立衛生研究所）から助成金を受け、コロンビア大学人間栄養学研究所/ニューヨーク肥満栄養学リサーチセンターにおいてもっとも大きな臨床研究室を管理・運営し、フェローシップを修了した。

　2009年、NIH研究キャリア開発賞を受賞、コロンビア大学の内科および外科の教員に昇進した。彼は独立した研究室を組織して運営するもっとも若い教員となり、栄養学に関係する審査のある論文を数多く発表した。その後、研究開発ディレクターとしてマウント・シナイのアイカーン医科大学に移り、栄養学に基づく臨床調査研究のポートフォリオを確立・指揮した。現在、栄養学における実験的研究を促進し、資金を供給する非営利団体栄養科学イニシアチブの会長兼最高経営責任者（CEO）である。

　オクナー博士は国際的によく知られた栄養学のエキスパートであり、世界各国で講演している。また「ニューヨークタイムス」「ウォールストリートジャーナル」「USトゥデー」「グッドモーニング・アメリカ」などのメディアに広く登場している。彼はまた「International Journal of Nutrition」の編集主幹を務め、「Lancet Diabetes & Endocrinology」の国際諮問委員会メンバーでもある。

テーマ別・用語別 索引

1人分の量の歪み　　　　　　　　74
90プラス研究 →「研究」を参照
Alzheimer's Universe　　　45, 138
APOE遺伝子　　　　　　46-47, 52
APT食生活
　〜で推奨される食べ物　167-170
　〜の概要　　　　　140, 146-147
　〜の最終的な目標　　　147-153
　〜の進捗状況を追跡する　137-138
　〜のためのサンプルメニュー
　　　　　　　　　　　　205-216
　〜のライフスタイルの目標　154-157
　カロリーについての考察　139-140
　脳を健康に保つ軽食　　　161-162
APT食生活のガイドライン
　揚げ物 →「APT食生活のガイドライン・ファーストフード」を参照
　アルコール　　　　　　　　152
　牛肉　　　　　　　108, 109, 148
　果物（果実）　　　　　　　150
　コーヒー、紅茶、ココア　151, 152
　穀類　　　　　　　　　　　150
　菜食主義者　　　　　　　　149
　魚　　　　　　　　　　147-148
　砂糖　　　　　　　　　150-151
　脂肪（食物）　　　　　149-150
　睡眠　　　　　　　　　　　155
　絶食　　　　　　　　　　　153
　第1週　　　　　159-160, 162-165
　第2週　　　　　　　　166, 171-174
　第3週　　　　　　　　　175-178
　第4週　　　　　179-180, 182-183
　第5週　　　　　　　　　184-187
　第6週　　　　　　　　　188-191
　第7週　　　　　　　　　192-195
　第8週　　　　　　　　　196-199
　第9週　　　　　　200, 203-204
　体重測定　　　　　　　　　193
　卵　　　　　　　　　　　　148
　タンパク質　　　106-111, 147-149
　鶏肉　　　　　　　　　108, 147
　乳製品　　　　　　　　109, 148
　ファーストフード（と揚げ物）　151
　豚肉　　　　　　　　108-109, 148
　飽和脂肪酸　　　　　　　　149
　野菜　　　　　　　　　　　150
　ヨーグルト　　　　　　　　169
BMI →「肥満度指数」を参照
DHA（ドコサヘキサエン酸）
　　　　　　　　　　118, 230-232
EPA（エイコサペンタエン酸）
　　　　　　　　　　118, 231-232
FTO →「肥満関連遺伝子」を参照
HDL →「コレステロール」を参照
GI →「グリセミック指数」を参照
GL →「グリセミック負荷」を参照
L-トリプトファン　　　　　　72
LDL →「コレステロール」を参照
MCI →「軽度認知障害」を参照
MCTs（中鎖トリグリセリド）
　ケトンを産生する手段として　87
　ココナッツオイル　　　233-234
MIND食 →「脳にとって有益な食事」を参照
MMSE　　　　　　　　　62-63
PBA →「情動調節障害」を参照
アイスクリーム　　　　　　　151
揚げ物 →「APT食生活のガイドライン・ファーストフード」を参照
アセチルコリン　　　　　54, 269
アディポネクチン　　　　　　77
アボカド（一価不飽和脂肪酸の供給源と

　　　　して）　　　　　　　　　149
アミノ酸　　　　　　　　107-109
アルツハイマー病（原因・治療）
　〜に関連する食事の問題　257-266
　〜の医薬品　　　　266, 268-276
　〜の原因　　　　　　　　　40-41
　〜の診断　　　　　　　62-65, 68
　〜の治療　　　　　　　　　65, 67
　〜の定義　　　　　　　　　　20
　〜のバイオマーカー
　　　　26, 28-29, 31, 35-36, 63-64
　〜の保護因子　　　　　　　60-62
　〜の予防　　　　　　　　　67-68
　栄養摂取と関係する疾患
　　　　　　　　　72-75, 78-83
　過剰な体脂肪　　　　73-75, 78-79
　家族性（早期発症）アルツハイマー病
　　　　　　　　　　　　　　40
　カロリーについての考察　139-140
　食事の効果　　　　　　　　70-93
　ステージ0　　　　　　　　　23
　ステージ1　　23, 25-26, 28-29, 31
　ステージ2　　　　　　　31, 35-36
　ステージ3　　　　　　　36, 38-39
　ステージと症状　　21, 23, 25-26,
　　　　　　28-29, 31, 35-36, 38-39
アルツハイマー病の介護
　アルツハイマー病に関連する食事の問
　　題　　　　　　　　　257-266
　介護する家族に対する助言　277-280
　燃え尽きの危険信号　　　　　281
アルツハイマー病の診断テスト　62-65
アルツハイマー病の世界（ウェブサイト）
　　→「Alzheimer's Universe」を
　　参照
アルツハイマー病の薬物療法
　NMDA拮抗薬　　　　　272-273
　抗精神病薬　　　　　　　　　275
　行動上の変化に対する薬物療法　274

コリンエステラーゼ阻害剤　269-272
　その他の薬剤　　　　　　273-276
　不眠治療　　　　　　　　　276
アルツハイマー病の予防と治療のための
　食生活→「APT食生活」を参照
アルツハイマー病のリスクファクター
　遺伝的特性　　　　　　　　46-47
　運動不足　　　　　　　　　55-56
　家族歴　　　　　　　　　　43, 46
　喫煙　　　　　　　　　　　　56
　血圧の問題　　　　　　　　54-55
　高コレステロール　　　　　50-52
　殺虫剤（または農薬）への曝露　58
　性別（ジェンダー）　　　　　47-48
　重金属曝露　　　　　　　　57-58
　修正可能なリスクファクター　　42
　修正不可能なリスクファクター　42
　循環器疾患とその関連疾患　　48-50
　人種と民族性　　　　　　　　48
　睡眠障害　　　　　　　　　58-59
　中年期における肥満　　　　　52-53
　糖尿病　　　　　　　　　　53-54
　頭部外傷　　　　　　　　　56-57
　突然変異　　　　　　　　　64-65
　年齢　　　　　　　　　　　　43
　肥満　　　　　　　　　　　52-53
アルツハイマー病予防クリニック
　（APC）　　　　　　　　　44-45
一価不飽和脂肪酸→「脂肪」を参照
遺伝子
　〜検査　　　　　　　　　　64-65
　〜の重要性　　　　　　　　89-91
　突然変異とアルツハイマー病　64-65
　リスクファクター　42-43, 46-60
インスリン
　〜抵抗性　　　　　　　53-54, 79-81
　〜の機能　　　　　　　　　　53
　IDE（〜分解酵素）　　　　　80-81
ウエイトトレーニング→「筋力トレーニ

343

ング」を参照
魚（うお）→魚（さかな）
エイコサペンタエン酸→「EPA」を参照
栄養ゲノム情報科学　　　　　　89-91
栄養摂取と活動日誌　　　　　305-331
栄養摂取と関係する疾患とアルツハイマー病　　　　　　　72-75, 78-83
栄養補助食品→「サプリメント」を参照
エクササイズ
　〜のための計画を作成する
　　　　　　　164-165, 239-242, 244-246
　〜の有益性　　　239-242, 244-246
　インターバルトレーニング
　　　　　　　　　　　　242, 244-245
　筋力トレーニング（ウエイトトレーニング）　　　　　　　　　　242-244
　心臓血管系〜（有酸素運動）241-245
　定期的に必要　　　　　　　154-155
沖縄の100歳以上の人の研究→「研究」を参照
オメガ-3脂肪酸
　〜とビタミンBサプリメント　228
　〜の食物供給源　　　　　　116-118
　〜の有益性　　　　　　　　116-118
　サプリメントとして　　　　230-232
オメガ-6脂肪酸　　　　　　　116-117
オリーブオイル（1回の分量）　149
海馬
　〜とインスリン抵抗性　　　　　54
　〜に及ぼすエクササイズの影響
　　　　　　　　　　　　　　　　240
　〜に及ぼす言語学習の影響　　247
　〜に及ぼすストレスの影響　　252
　〜の萎縮　　　　　　　　　75, 156
果実→「果物」を参照
家族性アルツハイマー病　　　　　40
カフェイン→「コーヒー」を参照
加齢に伴う認知低下　　　　　　33-35

カロリー制限食→「脳にとって有益な食事」を参照
甘味料
　アガベシロップ　　　　　　　　151
　砂糖を選択するためのガイドライン
　　　　　　　　　　　　　　150-151
　人工甘味料　　　　　　　　　　153
牛肉
　〜を選択するためのガイドライン
　　　　　　　　　　　　108-109, 148
　1回の分量　　　　　　　　　　148
　推奨されるタンパク質一覧　168-169
　推奨される量　　　　　　　　　108
筋力トレーニング（ウエイトトレーニング）
　〜の恩恵　　　　　　　　　　　242
　〜の例　　　　　　　　　　243-244
果物（果実）
　〜を選択するためのガイドライン
　　　　　　　　　　　　　　　　150
　1回の分量　　　　　　　　　　150
　推奨される一覧表　　　　　　　168
クリーム　　　　　　　　　　　　149
グリセミック指数（GI）　100-104, 106
グリセミック負荷（GL）　102-104, 106
グルコース
　〜産生と炭水化物摂取　　　　96-104
　〜代謝低下（糖代謝低下, ブドウ糖代謝低下）　　　　　　　　　25, 40-41
グルテン　　　　　　　　　　105-106
軽食（スナック）の一覧　　　161-162
軽度認知障害（MCI）　　　　31, 35-36
血液－脳関門　　　　　　　　　71-72
血管性認知症　　　　　　　　　　77
ケトアシドーシス　　　　　　　　137
ケトン（ケトン体）
　〜対グルコース（炭水化物）　86-89
　代替脳燃料として　　　　　　86-89
ケトン食 →「脳にとって有益な食事」

を参照
研究（試験）
　90 プラス～　　　　　　　　　55
　DHA による記憶改善に関する～
　　（MIDAS）　　　　　　　118
　PREDIMED-NAVARRA ～　90
　沖縄の 100 歳以上の人の～　84-85
　フィンガー（FINGER）～
　　　　　　　　　129-130, 133
言語の習得　　　　　　　　　247
コーヒー（カフェイン、脳の健康をサ
　ポートする）　　　　　　　189
高血糖　　　　　　　　　　79-81
抗酸化物　　　　　　　　　　152
紅茶→「APT 食生活のガイドライン」
　「コーヒー・紅茶・ココア」を参照
穀類
　～を選択するためのガイドライン
　　　　　　　　　　　　　150
　1 回の分量　　　　　　　　150
　推奨される一覧表　　　　　168
ココアパウダー　　　232, 234-235
コレステロール
　～と食物脂肪　　　　　111-112
　HDL（高比重リポ蛋白）　　　51
　LDL（低比重リポ蛋白）　　50-51
菜食主義
　～のためのガイドライン　　149
　～のタンパク質
　　　　　　109-111, 149, 169
魚
　～を選択するためのガイドライン
　　　　　　　　　　　147-148
　1 回の分量　　　　　　　　148
　推奨される一覧表　　　　　169
　推奨される量　　　　108-109
ザナックス（一般名：アルプラゾラム）
　　　　　　　　　　　　　276
サプリメント（栄養補助食品）

αリポ酸　　　　　　　　　　237
アシュワガンダ　　　　　　　237
イチョウ　　　　　　　　　　237
オメガ -3 脂肪酸　　　　230-232
カルニチン　　　　　　　　　237
魚油サプリメント→「オメガ -3 脂肪
　酸」を参照
ココアパウダー　　　232, 234-235
ココナッツオイル　　　　233-234
クルクミン　　　　　　　235-236
総合ビタミン剤　　　　　223-224
ビタミン B 群　　　　224, 227-228
ビタミン C　　　　　　　　　237
ビタミン D_3　　　　　　228-230
ビタミン E　　　　　　　　　237
フィセチン　　　　　　　　　237
フラーレン C_{60}　　　　　　　237
マグネシウム　　　　　　　　237
メラトニン　　　　　　　　　237
リチウム　　　　　　　　　　237
レスベラトロール　　236, 238-239
実行機能　　　　　　　　　　24
失行症　　　　　　　　　　　24
失語症　　　　　　　　　　　24
失認症　　　　　　　　　　　24
脂肪（食物）
　→「主要栄養素」も参照
　～の高カロリーの内容　　　118
　～の重要性　　　　　　　　111
　～を選択するためのガイドライン
　　　　　　　　　　　149-150
　一価不飽和脂肪酸　　　　　116
　オメガ -3 脂肪酸　　　　116-118
　オメガ -6 脂肪酸　　　　116-117
　コレステロール　　　　111-112
　多価不飽和脂肪酸　　　　　116
　トランス脂肪酸　　　　112-114
　不飽和脂肪酸　　　　　116-118
　飽和脂肪酸　　　　　　114-115

345

脂肪（身体）→「体脂肪」も参照
 筋肉内〜　　　　　　　　　　77
 内臓〜　　　　　　　　　　77-78
 皮下〜　　　　　　　　　　77-78
社会的活動（社会的アクティビティ）
 〜の有益性　　　　　　　248-249
 〜の例　　　　　　　　　249-251
主要栄養素
 〜の定義　　　　　　　　　　96
 脂肪　　　　　　　　　　111-118
 炭水化物　　　　　　96-104, 106
 タンパク質　　　　　　　106-111
情動調節障害（PBA）の薬物療法　274
食事
 〜の問題　　　　　　　　257-266
 栄養摂取と関係する疾患
  　　　　　　　　72-75, 78-83
 摂食困難の最小化　　　　259-262
神経伝達物質
 〜とアミノ酸　　　　　　　　107
 〜の定義　　　　　　　　　　72
 〜への食物による刺激　　　　72
人工甘味料　　　　　　　　　　　153
心臓血管系エクササイズ（有酸素運動）
 〜の効果　　　　　　　　　　241
 〜の例　　　　　　　　　　　243
 エクササイズのプログラム　244-245
睡眠障害（不眠）
 〜のたのめガイドライン　　　155
 〜の薬物治療　　　　　　　　276
 アルツハイマー病のリスクファクター
  　　　　　　　　　　　58-59
ストレス
 〜の脳損傷作用　　　156-157, 251-252
 〜を軽減するための方法
  　　　　　　157, 181, 251-252
 イメージングによる〜の軽減　181
 深呼吸　　　　　　　　　　　181

絶食（終夜の）の有益性　　　131-132
セリアック病　　　　　　　　　　105
セロトニン　　　　　　　　　72, 274
 →「神経伝達物質」も参照
早期発症アルツハイマー病→「家族性アルツハイマー病」を参照
ダークココアパウダー　　　　151-152
体脂肪
 〜のタイプ　　　　　　　　77-78
 〜の分布　　　　　　　　　　77
 過剰な〜　　　　　　73-75, 78-79
体脂肪率
 〜測定　　　　　　　　　139-140
 〜の望ましい範囲　　　　　　77
 体重状態の指標として　　　76-78
体重減少　　　　　　　　　　262-264
 プロテインシェーク　　　　　261
体重増加　　　　　　　　　　265-266
体重測定　　　　　　　　　　　　193
体組成分析　　　　　　　　　　　77
代替食品　　　　　　　　　　201-203
タウタングル　　　　　　　23, 25, 40
多価不飽和脂肪酸　　　　　　　　116
多重ドメインアルツハイマー予防試験
 （MAPT試験）　　　　　　230-231
卵（推奨される量）　　　　　109, 148
炭水化物
 →「主要栄養素」も参照
 〜とグリセミック指数　100-104, 106
 〜とグリセミック負荷　102-104, 106
 〜と糖尿病　　　　　　　　79-83
 〜の質を上げる　　　　98-104, 106
 〜の制限（APT食生活）　　81-83
 〜の制限（ケトン産生の手段として）
  　　　　　　　　　　　86-89
 〜を選択するためのガイドライン
  　　　　　　　　　　150-151
 単〜　　　　　　　　　　99-101
 複合〜　　　　　　　　　99-101

タンパク質
　→「主要栄養素」も参照
　〜とアミノ酸　　　　　　　　　107
　〜の減少（調理による）　　　　206
　完全な〜　　　　　　　　　　　108
　菜食主義者の〜
　　　　　　　　109-111, 145, 149, 169
　推奨される量　　　　107, 147-149
　乳製品　　　　　　　　　　　　109
　非菜食主義者　　　　　　　　　145
チーズ→「乳製品」も参照
　推奨される一覧表　　　　　169-170
チキン→「鶏肉」を参照
地中海食→「脳にとって有益な食事」を参照
知的活動
　〜の有益性　　　　　　　　246-247
　〜の例　　　　　　　　　　247-248
中鎖トリグリセリド→「MCTs」を参照
腸管（腸内）微生物叢（消化管マイクロバイオーム）　　　　　　　　91-93
腸−脳アクシス（軸）　　　　　　91
チョコレート（神経伝達物質の供給源として）　　　　　　　　　　　　72
低比重リポ蛋白（LDL）→「コレステロール」を参照
糖代謝→「グルコース」を参照
糖分（糖類）
　〜の危険性　　　　　　　　　79-83
　〜を選択するためのガイドライン
　　　　　　　　　　　　　　150-151
糖尿病
　〜と炭水化物　　　　　　　　79-83
　〜とベータアミロイド蛋白　　80-81
　〜の治療薬　　　　　　　　273-274
　アルツハイマー病のリスクファクター
　　　　　　　　　　　　53-54, 80-83
ドコサヘキサエン酸→「DHA」を参照

鶏肉
　〜を選択するためのガイドライン
　　　　　　　　　　　　　　108, 147
　推奨される一覧表　　　　　　　169
　推奨される量　　　　　　　　　108
ナッツ類
　推奨される一覧表　　　　　　　170
　1回の分量　　　　　　　　　　149
　一価不飽和脂肪酸の供給源として
　　　　　　　　　　　　　　　　116
ニューロン
　〜間の情報伝達　　　　　　269, 272
　〜に及ぼす社会的活動の影響　　249
　〜に及ぼす知的活動の影響　　　246
　〜の死滅（アルツハイマー病における）　　　　　　　　　　　　　20
　〜の老化　　　　　　　　　　　 27
乳製品
　1回の分量　　　　　　　　　　148
　推奨される一覧表　　　　　169-170
　選択するためのガイドライン
　　　　　　　　　　　　　　109, 148
認知予備力→(「アルツハイマー病（原因・治療）・「保護因子」）も参照　　61
脳
　〜における典型的な特徴　　23, 25
　〜に対する栄養摂取の重要性　71-72
　〜の「正常な」加齢　　　　　27-28
　〜の燃料としての食べ物　　 71-72
　〜を健康に保つ軽食の一覧　161-162
　海馬→「ニューロン」を参照
　ブドウ糖代謝低下と〜　　　　　 25
　年齢による損傷　　　　　　　　 43
脳にとって有益な食事
　APT食生活の概要　　　　　133-134
　カロリー制限食　　　　　　128-129
　ケトン食　　　　　　　86, 124, 126
　地中海風の食事　　　　　　123-124
　フィンガー（FINGER）研究

	129-130, 220
マインド（MIND）食	127-128
脳由来神経栄養因子（BDNF）	240
バイオマーカー→「アルツハイマー病（原因・治療）」を参照	
バター	149
ビタミンB群→「サプリメント」も参照	90, 224, 227-228
肥満関連（FTO）遺伝子	52, 75
肥満度指数（BMI）	
〜とアルツハイマー病のリスク	52
〜の計算	76
豚肉	
〜を選択するためのガイドライン	109, 148
1回の分量	148
推奨される肉の一覧表	169
推奨される量	148
ブドウ糖代謝→「グルコース代謝低下」を参照	
不飽和脂肪酸→「脂肪」を参照	
フラボノール→「ココアパウダー」を参照	
プレバイオティクス	92-93
プロテイン	
〜バー	201-203
〜パウダー	110
〜シェーク	110, 111, 201-203
プロバイオティクス	92-93
ペイストリー	151
飽和脂肪酸→「脂肪」を参照	
ホモシステイン（レベルの上昇）	224, 227-228
マインド（MIND）食→「脳にとって有益な食事」を参照	
豆類	
1回の分量	149
菜食主義者のタンパク質供給源として	149
推奨される一覧表	170
マヨネーズ	149
ミトコンドリア	
〜の機能改善（ケトンによる）	126
〜の機能不全（ブドウ糖代謝低下における）	41
ミニメンタルステート検査→「MMSE」を参照	
メラトニン	
〜の産生の減少（加齢による）	59
サプリメント→「睡眠障害」を参照	
野菜	
〜を選択するためのガイドライン	150
1回の分量	150
推奨される一覧表	167
有酸素運動→「心臓血管系エクササイズ」を参照	
油脂（部分的に水素化された）	113
ヨーグルト	
〜を選択するためのガイドライン	148, 169
1回の分量	148
最良のものを選択する	197
プロバイオティクスの供給源として	92
葉酸（ビタミンB_9）	90, 224, 227-228, 272
ラベル（栄養成分表）	141-146
リスクファクター→「アルツハイマー病のリスクファクター」を参照	

諸治 隆嗣（もろじ たかし）

昭和11年3月、金沢市生まれ。北海道大学大学院医学研究科（精神医学専攻）修了。医学博士。同大学講師、(財)東京都精神医学総合研究所精神薬理部門参事研究員を経て特定医療法人 慶愛会 札幌花園病院院理事長。退任後、茨城県内での臨床を経て、医療法人寿鶴会 菅野病院 非常勤顧問として臨床に携わり現在に至る。認知症の鑑別診断、療養計画書作成、治療が中心の臨床になっている。自ら立ち上げた「つくば精神薬理懇話会」で神経生物学や精神医学の基礎と臨床に関連したレクチャーを続けている。精神医学、精神薬理学に関連した研究論文や共著書多数。翻訳書に『メイヨークリニック アルツハイマー病』（法研）などがある。

編集協力：岩石隆光／山下青史
装　　丁：林 健造

アルツハイマー病を防ぐ食事　最先端の手引き

平成31年4月22日　第1刷発行

著　者	リチャード・イサクソン クリストファー・オクナー
訳　者	諸治隆嗣
発行者	東島　俊一
発行所	**株式会社 法研** 東京都中央区銀座1-10-1（〒104-8104） 販売　03(3562)7671 ／編集　03(3562)7674 http://www.sociohealth.co.jp
印刷製本	研友社印刷株式会社　　　　　　　　　　0102

小社は(株)法研を核に「SOCIO HEALTH GROUP」を構成し、相互のネットワークにより、"社会保障及び健康に関する情報の社会的価値創造"を事業領域としています。その一環としての小社の出版事業にご注目ください。

© HOUKEN 2019 Printed in Japan
ISBN 978-4-86513-552-7　定価はカバーに表示してあります。
乱丁本・落丁本は小社出版事業課あてにお送りください。
送料小社負担にてお取り替えいたします。

〈JCOPY〉〈(社)出版者著作権管理機構 委託出版物〉
本書の無断複製は著作権法上での例外を除き禁じられています。複製される場合は、そのつど事前に、(社)出版者著作権管理機構（電話 03-3513-6969、FAX 03-3513-6979、e-mail: info@jcopy.or.jp）の許諾を得てください。